Das große Buch vom

Krafttraining

JAN PAULS

Das große Buch vom
Krafttraining

1 Was ist Kraft? • 2 Welche Wirkungen hat Krafttraining auf den Organismus? • 3 Zur Geschichte von Krafttraining und Kräftigungsgymnastik • 4 Die modernen Kraftsportarten • 5 Trainingswissenschaftliche Grundlagen des Krafttrainings • 6 Die Zielsetzung und ihre Trainingsmethodik • 7 Die zeitliche und inhaltliche Planung des Krafttrainings • 8 Methodik für das Training mit unterschiedlichen Zielgruppen • 9 Krafttraining bei verschiedenen Erkrankungen • 10 Die Übungen • 11 Die Geräte • 12 Verletzungen und Überlastungsschäden

COPRESS SPORT

... für Jeannette, Leon, Linus und Lysander ...

DTP-Produktion und Layout:
Verlagsservice Peter Schneider /
EDV-Fotosatz Huber, Germering

Umschlaggestaltung: Stiebner Verlag

Bibliografische Information
der Deutschen Nationalbibliothek
Die Deutsche Nationalbibliothek verzeichnet diese Publikation in der Deutschen Nationalbibliografie; detaillierte bibliografische Daten sind im Internet über http://dnb.d-nb.de abrufbar.

Gesamtherstellung: Stiebner, München
Printed in Germany
ISBN 978-3-7679-1062-1

www.copress.de

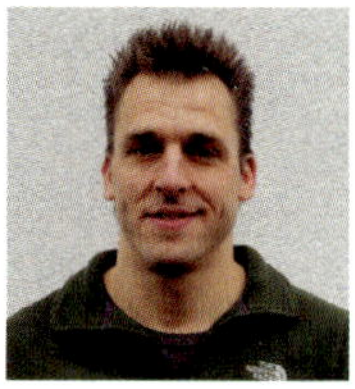

Jan Pauls arbeitet als Sportwissenschaftler in der Trainingstherapie eines ambulanten Rehabilitationszentrums und war Lehrbeauftragter am Sportinstitut der Uni Göttingen. Seit seiner Jugend trainiert er selbst mit Gewichten und verfügt über langjährige Erfahrung als Trainer im Breitensport.

Inhalt

Zu diesem Buch 8

1 Was ist Kraft? 11

1.1 Wie wird Muskelkraft gemessen? 13

1.2 Ermittlung der Kraftfähigkeit zur Festlegung der Trainingslast ... 18

2 Welche Wirkungen hat Krafttraining auf den Organismus? 21

2.1 Die Wirkung auf die Muskulatur 21

2.2 Die Wirkung auf Knochen, Sehnen und Gelenke 24

2.3 Die Wirkung auf das Herz-Kreislauf-System 26

2.4 Die Wirkung auf das Gehirn ... 28

2.5 Die Wirkung auf die Beweglichkeit 28

2.6 Die Wirkung auf Koordination und Körperbeherrschung 29

2.7 Krafttraining und äußere Erscheinung 30

2.8 Krafttraining und Psyche 32

2.9 Krafttraining in der Therapie körperlicher Erkrankungen 32

3 Zur Geschichte von Krafttraining und Kräftigungsgymnastik 35

3.1 Frühzeit und Antike 35

3.2 Mittelalter 38

3.3 Frühe Neuzeit 39

3.4 Das 19. Jahrhundert 40

3.4.1 *Sandow und Hackenschmidt: Archetypen der »Kraftmenschen«* 44

3.5 Die Kraft- und Muskeltrainingskultur im 20. Jahrhundert 46

4 Die modernen Kraftsportarten 51

4.1 Das Bodybuilding 51

4.2 Das Gewichtheben 52

4.3 Der Kraft-Dreikampf 58

4.4 Andere Kraftsportarten 62

5 Trainingswissenschaftliche Grundlagen des Krafttrainings 65

5.1 Aufbau und Funktion der Skelettmuskulatur 65

5.1.1 *Muskelfasertypen* 67

5.2 Grundprinzipien des Trainings . 68

5.3 Die Belastungsnormative: Intensität, Wiederholungszahl, Serien und Pausen 71

5.3.1 *Optimale Anzahl der Serien im Krafttraining* 72

5.4 Die Organisationsformen des Krafttrainings 73

6 Die Zielsetzung und ihre Trainingsmethodik 75

6.1 Das Trainingsziel Maximalkraft 75

6.1.1 *Das Muskelaufbautraining* 76

6.1.2 *Das Innervationstraining* 77
6.1.3 *Intensivtechniken im Muskelaufbautraining* 78
6.2 Das Trainingsziel Kraftausdauer 81
6.3 Trainingsziel Schnellkraft und Reaktivkraft 82
6.3.1 *Schnellkraftmethoden* 83
6.3.2 *Reaktivkraftmethoden (Plyometrisches Training)* 84
6.4 Methodische Sonderformen des Krafttrainings 88
6.4.1 *Sensomotorisches Krafttraining* .. 88
6.4.2 *Isometrisches Krafttraining* 91
6.4.3 *Exzentrisches Krafttraining* 94
6.4.4 *Pyramidentraining* 95

7 Die zeitliche und inhaltliche Planung des Krafttrainings 99
7.1 Der Aufbau einer Trainingseinheit 99
7.2 Die Trainingshäufigkeit pro Woche 102
7.3 Periodisierung im Krafttraining 103

8 Methodik für das Training mit unterschiedlichen Zielgruppen 109
8.1 Das Training im Bodybuilding .. 109
8.2 Das Training im Gewichtheben 111
8.3 Das Training im Kraft-Dreikampf 114
8.4 Das Krafttraining im Fitnessbereich 115
8.4.1 *Sanftes Krafttraining* 116
8.4.2 *Das ILB-Trainingssystem* 117
8.4.3 *Die Standardmethode* 119
8.4.4 *Fitness-Krafttraining für Frauen* .. 120
8.5 Krafttraining bei Kindern und Jugendlichen 122
8.5.1 *Krafttraining im Vorschulalter* ... 124
8.5.2 *Krafttraining im Schulkindalter* ... 125
8.5.3 *Krafttraining im Jugendalter* 126
8.6 Krafttraining im höheren Lebensalter 129
8.6.1 *Krafttraining im jüngeren Seniorenalter* 129
8.6.2 *Krafttraining mit Hochaltrigen (> 80 Jahre)* 131
8.7 Krafttraining in der Schwangerschaft 133

9 Krafttraining bei verschiedenen Erkrankungen 137
9.1 Krafttraining bei Herz- und Kreislauferkrankungen 137
9.2 Krafttraining nach Verletzungen und Operationen am Bewegungsapparat 139
9.3 Krafttraining bei Rückenschmerzen 145
9.3.1 *Krafttraining bei stark chronifizierten Rückenschmerzen* 146
9.4 Krafttraining bei Diabetes mellitus Typ II 148
9.5 Krafttraining bei Osteoporose 149
9.6 Krafttraining bei Übergewicht und Adipositas ... 150

10 Die Übungen 155
10.1 Die Kniebeuge 155
10.2 Der Liegestütz 159
10.3 Der Klimmzug 162
10.4 Effektive Übungen mit unterschiedlicher Zielsetzung .. 164
10.4.1 *Sieben wichtige Grundübungen* .. 164
10.4.2 *Sieben wichtige Übungen zur Gelenkstabilisation* 166
10.4.3 *Sieben wichtige Übungen ohne Geräte* 169

11 Die Geräte 173
11.1 Die Hantel 173
11.2 Krafttrainingsmaschinen 174
11.2.1 *Maschinentraining oder Freihantelübungen?* 177

11.3 Die Seilzugmaschine 178
11.4 Elastische Widerstände: Therabänder und Expander.... 179
11.5 Zusatzgewichte am Körper 180
11.6 Besondere Geräte und Hilfsmittel 181
11.7 Die Turnhallenausstattung 183

12 Verletzungen und Überlastungsschäden 185
12.1 Welche Verletzungen/ Überlastungsschäden kommen vor? 186
12.1.1 *Verletzungen* 188
12.1.2 *Verletzungsprophylaxe durch Hebergürtel?* 190
12.1.3 *Überlastungsschäden* 191
12.1.4 *Muskelkater* 193

Anhang 195
Verzeichnis der zitierten Quellen..... 195
Literatur 195
Elektronische Quellen (Internet)........ 204
Danksagung........................ 205
Bildnachweis 205
Schlagwortverzeichnis 206

Zu diesem Buch

Krafttraining ist keine Randerscheinung in unserer Gesellschaft mehr. Die Ausbreitung eines bewegungsarmen Lebensstils und von Zivilisationskrankheiten einerseits, von immer differenzierteren Trainingsplänen im Hochleistungssport andererseits sowie die deutlich gestiegene Lebenserwartung und schließlich die Idealisierung eines schlanken und muskulösen Körpers durch die Medien machen Krafttraining mittlerweile zu einem unverzichtbaren Bestandteil unserer modernen Lebenskultur. Menschen jeden Alters, ob gesund oder krank, ob Sportler oder Nichtsportler, profitieren von den positiven Effekten eines gezielten Muskeltrainings.

Die Medizin hat seit längerer Zeit schon die heilsame Wirkung kräftigender Übungen für viele Erkrankungen (wieder-) entdeckt, und die Anzahl der therapeutischen Bereiche, in denen ein solches Training erfolgreich angewendet wird, erweitert sich mit jedem Jahr.

Krafttraining bietet derart vielfältige Bewegungs- und Belastungsreize, dass bereits ein zweimaliges Training pro Woche für die Gesunderhaltung und alltagsrelevante Fitness des Körpers ausreicht, wenn es durch regelmäßige Ausdaueraktivitäten ergänzt wird. Aus dem Leistungssport ist Krafttraining schon seit Jahrzehnten nicht mehr wegzudenken. Neben den Kraft- und Kampfsportlern betreiben auch Athleten zahlreicher anderer Sportarten Krafttraining, ob Spielsportler, Schützen, Turner, Leichtathleten, Ruderer oder Schwimmer.

Der moderne Trainer im Fitness- und Gesundheitssport sieht sich häufig mit Kunden oder Patienten konfrontiert, die sehr spezielle Vorstellungen, Wünsche und Trainingsziele verfolgen, auf die er differenziert reagieren muss. Ein breit gefächertes Wissen über die unterschiedlichen Trainingsmethoden und deren praktische Umsetzung ist dabei für eine individuelle Trainingsplanung unerlässlich. Fragen, die sich diesbezüglich ergeben, können u.a. folgende sein:

- Welche Trainingsmethoden bringen optimalen Muskelaufbau?
- Was ist beim Training mit Herzpatienten zu berücksichtigen?
- Wie kann ein Sportler seine Sprungkraft verbessern?
- Sollte ein Rückenpatient wie ein Bodybuilder trainieren?
- Worauf ist im Training mit Kindern und Jugendlichen zu achten?
- Wie verbessert man seine maximale Leistung im Bankdrücken oder Kreuzheben?

- Sollte ein alter Mensch Maximalkrafttraining machen?
- Wie sollte ein Training in der Schwangerschaft gestaltet werden?

Das Thema Krafttraining ist komplex und diese Komplexität kulminiert nicht zuletzt in der Trendsportart ***Crossfit***, die unterschiedlichste Trainingsmethoden und Übungen kombiniert, um eine ganzheitliche, alltagstaugliche Fitness zu erreichen.

Dieses Buch versetzt Trainer, Übungsleiter und Trainierende in die Lage, eine differenzierte Trainingsplanung für die unterschiedlichsten Ziele zu erstellen, die theoretischen Hintergründe zu verstehen und das Training variabel und abwechslungsreich zu gestalten. Ein Abschnitt über die Vermeidung von Verletzungen im Training komplettiert das methodische Basiswissen und ein historischer Rückblick vermittelt das Wachsen und Werden des Widerstandstrainings in Sport, Showbusiness und Medizin von den Anfängen bis heute.

Gewinnen Sie einen Einblick in die Methodenvielfalt von Muskeltraining und Kraftsport, damit Anregungen für die Anleitung Ihrer Trainingsschützlinge oder für das eigene Trainieren gewonnen werden können. Wenn Sie Krafttraining als therapeutisches Mittel bei ernsthaften Erkrankungen einsetzen möchten, sollte vor der Aufnahme des Trainings ein Arzt zu Rate gezogen werden.

Viel Spaß beim Lesen und Erfolg
beim Trainieren

wünscht Ihnen
Jan Pauls

Quellenverweise im Text sind in eckigen Klammern ausgewiesen und werden jeweils im Anhang erläutert.

1 Was ist Kraft?

Das Hauptziel eines Krafttrainings, so geht es aus dem Wort hervor, ist in der Regel die Entwicklung der Muskelkraft. Während Kraft im physikalischen Sinne als Masse x Beschleunigung beschrieben ist, kann als sportwissenschaftliche Definition die folgende dienen:

> Kraft ist die Fähigkeit, Widerstände zu überwinden oder ihnen durch Muskelarbeit entgegenzuwirken.

Hierfür nutzen wir die Fähigkeit unserer Muskeln sich zusammenzuziehen und durch diese so genannte Kontraktion die Stellung und Bewegung unserer Knochen zu bestimmen. Wir können unseren Körper oder Gegenstände gezielt bewegen oder in bestimmten Stellungen gegen die Wirkung der Schwerkraft stabilisieren. Man unterscheidet dabei eine konzentrische, isometrische (= statische) und exzentrische Muskelarbeit. Bei der ***konzentrischen Muskelarbeit*** verkürzt sich der Muskel kontinuierlich, um eine Bewegung zu erzeugen. Dabei nähern sich die Knochen, an denen er befestigt ist, einander an. Ein Beispiel ist das Hochheben einer Trinkflasche zum Mund wobei Armbeuger und Schultermuskeln sich verkürzen. Bei der ***isometrischen Muskelarbeit*** findet eine Kontraktion ohne Bewegung der Knochen statt. Die Knochenstellung wird durch die Muskelkraft fixiert. In unserem Beispiel entspricht dies dem Halten der Flasche am Mund während des Trinkens. Bei der ***exzentrischen Muskelarbeit*** gibt der Muskel einer von außen wirkenden Kraft kontinuierlich nach. Die Knochen, an denen er befestigt ist, entfernen sich voneinander. In unserem Beispiel entspricht dies dem Absetzen der Flasche nach dem Trinken.

Was wir an Kraftleistungen im Alltag oder im Sport beobachten, ist das Ergebnis eines Zusammenwirkens der inter- und intramuskulären Koordination, der Muskelmasse und ihrer Binnenstruktur (Myofibrillendichte, Muskelfasertypen) sowie der psychischen Mobilisationsprozesse (Motivation und Leistungswillen) des Menschen, der die Kraftleistung vollbringt.

In der Wissenschaft spricht man allerdings erst von Kraftbeanspruchungen im eigentlichen Sinne, wenn mindestens 30% der höchstmöglichen Kraft eines Muskels notwendig sind, um einen Gegenstand bzw. den Körper zu bewegen [20, 148]. Erst ab dieser Belastungsintensität spielt auch die Maximalkraft, also die höchstmögliche Kraft, die ein Muskel willkürlich zu erzeugen vermag, eine Rolle. Aufgrund der besonderen Stoffwechselsituation und der speziellen Anpassungserscheinungen kann man es allerdings auch für angemessen halten, erst ab einem Krafteinsatz von über 50% der maximalen Kraft der Muskulatur von Kraftleistungen zu sprechen [83].

Man unterscheidet in der Trainingslehre verschiedene Arten der Kraft: die Maximalkraft, die Kraftausdauer, die Schnellkraft und die Reaktivkraft. Die ***Maximalkraft*** ist gefordert, wenn man sehr schwere Gewichte bewegen muss. Man kann sie vielleicht vereinfacht als die »grobe Kraft« bezeichnen. Es geht darum, wenige Sekunden lang eine große Anstrengung einzugehen. Typische Maximalkraftbelastungen sind das Olympische Gewichtheben oder das Anheben sehr schwerer Lasten im Alltag, z.B. Waschmaschinen, Möbelstücke oder ähnliches. Die Maximalkraft ist abhängig von der Dicke des Muskels (Querschnitt) und von der Fähigkeit die vorhandenen Muskelfasern optimal anzuspannen. Ein untrainierter Mensch kann nur etwa 70% seines Kraftpotentials willentlich nutzen, ein speziell trainierter Sportler dagegen bis zu 95% [83]. Die Maximalkraft wird als »zentrale Basisgröße« der Kraft bezeichnet, da sie maßgeblich die Ausprägung von Kraftausdauer und Schnellkraft beeinflusst [190]. So zieht eine Verbesserung der Maximalkraft in der Regel auch Steigerungen in Kraftausdauer und Schnellkraft nach sich.

In Abgrenzung zur Maximalkraft ist die ***Kraftausdauer*** gefordert, wenn mittlere Widerstände eine längere Zeit bewegt oder gehalten werden müssen. Bei Kraftausdauerleistungen im Sport geht es meist darum, innerhalb eines bestimmten Zeitraumes möglichst viele Kraftstöße, also Bewegungsimpulse, erzeugen zu können, ohne dass die Intensität dieser Kraftstöße nennenswert nachlässt. Beispiele für solche dynamischen Kraftausdauerbeanspruchungen sind Rudern, Kanu fahren und Schwimmen. Häufig geht es allerdings auch darum, bestimmte Körperhaltungen und Gelenkwinkelstellungen über eine längere Zeit zu fixieren. Dies beansprucht die isometrische Kraftausdauer. Beispiele hierfür sind im Alpinski, im Kunstturnen und in der Akrobatik zu finden. Im Alltag erfordert beispielsweise das Tragen schwerer Gegenstände, intensives Treppe steigen oder das Fahrradfahren bergauf eine gut entwickelte Kraftausdauer. Bei intensiven Kraftausdauerleistungen spürt man, wie der Muskel mit zunehmender Dauer der Belastung müder wird bzw. anfängt schmerzhaft zu ziehen und zu brennen. Dies geschieht, wenn der Muskel nicht ausreichend Sauerstoff bekommt und in einen glykolytischen Stoffwechsel schalten muss, bei dem sich Milchsäure (Laktat) bildet. Mit zunehmender Belastung steigt die Milchsäurekonzentration stetig an und verursacht diese unangenehmen aber ungefährlichen Begleiterscheinungen. Wenn ein Muskel mit über 50% seiner Kraft arbeiten muss, ist die Blutzufuhr von außen fast vollständig unterbrochen. Daher kommt es bei intensiven Belastungen schnell zu einem Sauerstoffmangel und somit zur Laktatbildung, da Sauerstoff der Muskelzelle über das Blut zugeführt wird. Die Kraftausdauer ist also abhängig von der Fähigkeit der Muskulatur auch unter Sauerstoffmangel noch gut und lange arbeiten zu können. Dies wird durch eine Steigerung bestimmter Enzymaktivitäten und durch eine verbesserte Energiespeicherung sowie durch eine erhöhte Toleranz hoher Milchsäurekonzentrationen in der Muskelzelle erreicht [83].

Die ***Schnellkraft*** ist eine Fähigkeit, die vor allem bei sportlichen Bewegungen relevant ist. Es bedeutet, dass der Muskel in kurzer Zeit eine sehr hohe Kraft entwickeln muss, um den Körper, Körperteile oder Gegenstände zu beschleunigen, z.B. beim Kugelstoßen, beim Abwurf des Speers oder beim Boxen. Auch das Gewichtheben ist eine Schnellkraftsportart. Die Schnellkraft ist abhängig von der Maximalkraft der Muskulatur, insbesondere von der Fähigkeit des Nervensystems, möglichst viele Muskelfasern synchron und in kurzer bzw. kürzester Zeit zu aktivieren.

Je nach Zielbewegung steht für die Kraftentwicklung unterschiedlich viel Zeit zur Verfügung. Kommt es auf die blitzschnelle Einleitung eines Kraftstoßes an (z.B. Ausstoß des Armes beim Boxen) spielt die so genannte ***Startkraft*** eine entscheidende Rolle. Muss eine möglichst hohe Kraft in kurzer Zeit (< 200 Millisekunden) realisiert werden, ist als Teilbereich der Schnellkraft vor allem die so genannte ***Explosivkraft*** gefordert. Diese zeigt sich in einem steilen Kraftanstieg in den ersten 150 –200 Millisekunden einer Beschleunigungsbewegung (83). So macht es einen wichtigen Unterschied für den Verlauf der optimalen Kraftentwicklung, ob eine hohe Anfangsgeschwindigkeit (Boxen) oder eine hohe Endgeschwindigkeit (Kugelstoßen) das Ziel ist.

Eine besondere Kraftfähigkeit ist die so genannte ***Reaktivkraft***. Hierbei geht der konzentrischen Muskelkontraktion eine exzentrische Phase voraus, in der durch ein Zusammenwirken einer Voraktivierung der Muskeln, von Reflexmechanismen und elastischen Faktoren in der nachfolgenden konzentrischen Phase eine höhere Kraftentwicklung erfolgen kann, als sie ohne exzentrische Phase möglich wäre. Diesen Vorgang nennt man auch Dehnungs-Verkürzungs-Zyklus. Die Reaktivkraft ist für zahlreiche Sportarten relevant, z.B. bei Laufbewegungen, Sprüngen und Sprints. Rund 90% aller sportlichen Bewegungen sollen Reaktivkraftanteile aufweisen [83]. Es gibt langsame Dehnungs-Verkürzungs-Zyklen und schnelle. Die Grenze liegt bei einer Aktionsdauer von etwa 200 Millisekunden (ms). Beim Absprung im Weit- oder Hochsprung kommt es zu Bodenkontaktzeiten, die unter 200 ms liegen [230]. In dieser kurzen Zeit muss möglichst viel Kraft produziert werden, um den Körper hoch hinaus zu »katapultieren«. Beim Absprung im Volleyball mit vorausgehender Abwärtsbewegung des Körpers sind die Bodenreaktionszeiten mit über 250 ms deutlich länger. Entsprechend diesen unterschiedlichen Anforderungen muss das Reaktivkrafttraining entsprechend gestaltet werden (Kap. 6.3.2).

1.1 Wie wird Muskelkraft gemessen?

Die Messung der Muskelkraft kann aus verschiedenen Gründen sinnvoll sein, z.B. zur Festlegung der geeigneten Last für ein effektives Training (Trainingssteuerung), zum Aufdecken muskulärer Schwächen und Ungleichgewichte oder zum Vergleich der Leistungsfähigkeit von Personen oder Personengruppen.

> Physikalisch gesehen ist Kraft das Produkt aus Masse und Beschleunigung (F = m x a) und wird in der Einheit Newton bestimmt.

Für die Messung der Muskelkraft stehen in Forschung, Medizin, Fitnesscentern und im Leistungssport unterschiedliche Apparaturen zur Verfügung. Oft sind Messsysteme direkt in ein Trainingsgerät integriert, so dass durch Drücken gegen das fixierte Widerstandspolster oder eine Kraftmessplatte die Kraft in Newton oder Newtonmeter gemessen werden kann. Das Ergebnis wird häufig in Form einer Kraft-Zeit-Kurve auf einem Computer sichtbar. Da hierbei keine Bewegung stattfindet spricht man von einer isometrischen Kraftmessung. Soll die Kraft in verschiedenen Winkelstellungen während einer Bewegung bestimmt werden, kann man so genannte isokinetische Messsysteme verwenden, die vorwiegend im medizinischen und rehabilitativen Bereich im Einsatz sind.

Meist wird in einem Krafttest die Maximalkraft ermittelt. Es gibt aber auch apparative Messverfahren für die Bestimmung der Kraftausdauer (z. B. Messung der möglichen Kontraktionsdauer gegen einen bestimmten Widerstand) oder der Schnellkraft (z. B. Analyse des Kurvenverlaufs einer computergesteuerten Messung oder die Bestimmung der Sprunghöhe eines Sportlers mittels einer Kontaktmatte).

Man kann Muskelkraft natürlich auch ohne aufwendige Apparate messen, z. B. durch das standardisierte Heben oder Halten eines Gewichts, dessen Masse in Kilogramm bekannt ist. Diese Methode wird z. B. in der Ermittlung des Siegers im Gewichtheben oder im Kraft-Dreikampf angewendet. Man setzt aber auch andere einfache motorische Aufgaben ein, um die Kraft, insbesondere die Kraftausdauer, im Vergleich mit anderen zu ermitteln: So kann anhand von Liegestütz die Kraftausdauer der Arm- und Schultermuskulatur erhoben werden. Entweder zählt man die maximal mögliche Anzahl ohne Unterbrechung oder die Anzahl Liegestütz, die in 30 Sekunden absolviert werden können. Ähnlich wendet man Kniebeugen für die Bestimmung der Kraftausdauer der Beinmuskeln und Sit-Ups für die der Bauch- und Hüftbeugemuskeln an. Die Schnellkraft der Beinmuskeln kann durch Standweitsprünge ermittelt werden, die der Arm- und Schultermuskeln durch einen beidarmigen Medizinballstoß. Zu diesem Zweck misst man jeweils die erzielte Weite [23]. Bei all diesen Verfahren ist natürlich immer ein gewisser Anteil des Messergebnisses auf die Bewegungstechnik, also nicht auf die reine Kraftfähigkeit des Muskels, zurückzuführen. Daher werden im wissenschaftlichen Kontext meist die oben beschriebenen (isometrischen oder isokinetischen) Messungen an technisch aufwendigen Apparaten vorgezogen.

Hier exemplarisch einige Möglichkeiten, die Kraft zu testen und zu messen:

A) Standweitsprung

Beim Standweitsprung versucht die Testperson aus dem Parallelstand heraus bei 90° angebeugten Knien und nach hinten gestreckten Armen so weit wie möglich nach

Tab. 1: Orientierungswerte zum Leistungsvergleich von Sportlern im Standweitsprung (modifiziert nach Pampus 2001):

Lebensjahr	**9./10. – 11./12.**		**11./12. – 14./15.**		**Erwachsene Sportler**	
Geschlecht	**Jungen**	**Mädchen**	**Jungen**	**Mädchen**	**Frauen**	**Männer**
sehr gut	2,1 m	1,8 m	2,4 m	2,1 m	>2,6 m	>2,8 m
durchschnittlich	1,7–2,1 m	1,6–1,8 m	2,0–2,4 m	1,8–2,1 m	2,2–2,6 m	2,4–2,8 m
mangelhaft	<1,7 m	<1,6 m	<2,0 m	<1,8 m	<2,2 m	<2,4 m

Anmerkung: Neuere Daten zur Bewertung der Leistungsfähigkeit im Standweitsprung von Schülern und Schülerinnen (Sportler und Nichtsportler) von Bös und Kollegen (2008) zeigen deutlich niedrigere Werte. 8–11-jährige Jungen lagen bei durchschnittlich 128–155 cm, die Mädchen bei 120–145. Die 12–15-jährigen Jungen lagen bei durchschnittlich 164–191 cm, die Mädchen bei 152 [25].

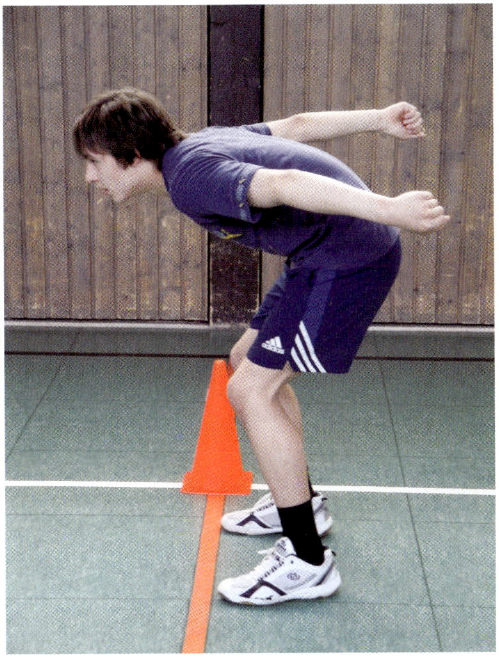

Abb. 1: 14-jähriger Schüler in der Startposition für den Standweitsprung

vorn zu springen. Dabei werden die Arme zur Schwungunterstützung nach vorn gerissen. Die Landung erfolgt beidbeinig. Die Strecke von der Absprunglinie (Fußspitzen) bis zum hinteren Fersenrand der Landung wird gemessen. Das Ergebnis wird in Zentimetern erfasst. Wird in eine Sprunggrube gesprungen kann die Strecke ohne Probleme gemessen werden. Beim Standweitsprung in der Halle können die Fersen zur Bestimmung des Fersenabdrucks mit Kreide oder Magnesia bestrichen werden [169]. Der Test wird häufig bei Schülern oder Senioren zur Ermittlung der horizontalen Sprungkraft eingesetzt. Da der Armeinsatz maßgeblich zur Sprungweite beiträgt, ist diese bewegungstechnische Komponente ein gewisser Störfaktor bei der Beurteilung der Sprungkraft. Nach einigen Probeversuchen nimmt man den besten aus drei Sprüngen.

Orientierungswerte für die Bewertung des Standweitsprungs von Sportlern zeigt Tabelle 1.

B) Isometrischer Maximalkrafttest der Rückenstreckmuskulatur

Bei diesem Test sitzt die Testperson gut fixiert im Gerät. Ein Ausweichen des Beckens nach hinten (Beckenpolster) oder vorn (Kniepolster) wird verhindert. Das Widerstandspolster wird in einem gewünschten Winkelgrad festgestellt und liegt mittig auf den Schulterblättern. Die Testperson versucht mit höchster Kraft gegen das Widerstandspolster zu drücken. Die Messvorrichtung überträgt die Kraft auf einen Rechner, der Maximalkraftwert und Kraft-Zeit-Kurve anzeigt. Der Test wird häufig in präventiven Rückentrainingsprogrammen, bei chronischen Rückenschmerzpatienten oder in der Leistungsdiagnostik von Sportlern durchgeführt. In Verbindung mit weiteren Tests für die Bauchmuskulatur sollen Kraftdefizite und muskuläre Dysbalancen aufgedeckt werden. Um Defizite der Rückenkraft innerhalb bestimmter Beugewinkel der Wirbelsäule aufzudecken, werden bis zu 7 Messpo-

Abb. 2: Isometrischer Krafttest am Rückenstrecker

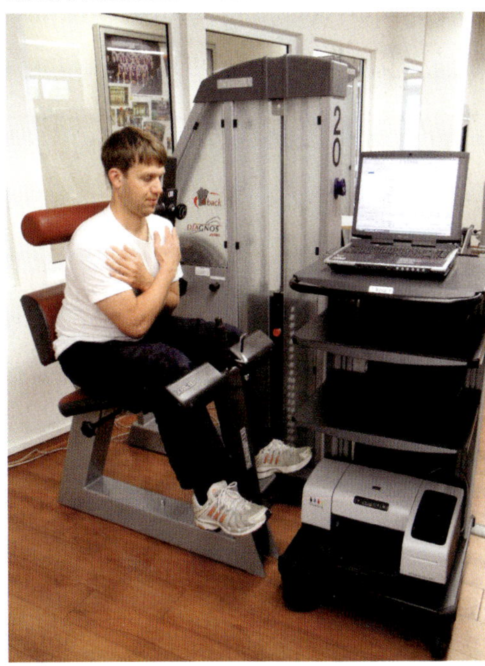

sitionen getestet [79]. Es liegen Normdaten von unterschiedlichen Forschungsgruppen vor, in die das Messergebnis zur Beurteilung der individuellen Rückenkraft eingeordnet werden kann. Nach einem Probeversuch nimmt man den besten aus drei Versuchen. In leichter Beugestellung der Wirbelsäule sollten Männer zwischen 20 und 50 Jahren etwa 3,4–4,0 Newtonmeter (Nm) pro Kilogramm Körpergewicht drücken können, Frauen etwa 2,5–3,2 Nm. Bei chronischen Rückenschmerzpatienten liegen die Werte durchschnittlich um etwa 15% niedriger.

C) Dynamischer Maximalkrafttest an der Beinpresse

Bei diesem Test befindet sich die Testperson in sitzender, liegender oder halbliegender Position im Gerät. Die Schulterpolster sitzen fest auf, um ein Ausweichen zu verhindern. Zur Rückenentlastung kann die halbliegende bzw. sitzende Position gewählt werden. Der Kniewinkelbereich, in dem getestet wird, muss vor dem Test festgelegt werden (z.B. Startposition bei 90°). Soll der Test zur Bestimmung einer geeigneten Trainingslast durchgeführt werden, empfiehlt es sich, den tiefsten Winkel des im Training gewünschten Bewegungsradius zu wählen (= geringste Kraftentwicklung). Soll die Leistungsfähigkeit von Sportlern beurteilt werden, sollte in dem Kniewinkelbereich getestet werden, welcher der sportartspezifischen Beanspruchung entspricht. Nach einigen Wiederholungen mit geringem Gewicht zum Aufwärmen ermittelt man durch Versuch und Irrtum (Auflegen immer höherer Gewichte) dasjenige Gewicht, das die Testperson gerade einmal im vollen Bewegungsradius wegdrücken kann. Dieses gilt als Maximalkraftwert der Beinstemmkraft im vorgegebenen Setting. Nach 4–5 Versuchen sollte das Gewicht gefunden sein, da sonst die fortschreitende Ermüdung das Ergebnis verfälscht. Nach jedem Versuch ist eine Pause von mindestens 30 Sekunden einzulegen. Dieser Test kann für alle Alters- und Leistungsgruppen durchgeführt werden, sofern keine medizinischen Bedenken vorliegen. Er kann zur Ermittlung der Trainingslast eingesetzt werden, im einbeinigen Test auch zur Aufdeckung muskulärer Ungleichgewichte (Rechts-Links-Vergleich) oder als Erfolgskontrolle für ein Trainingsprogramm (Vorher-Nachher-Vergleich). Da häufig keine Normdaten vorliegen, ist eine objektive Einschätzung der individuellen Leistungsfähigkeit schwierig.

Abb. 3: Ein einbeiniger Krafttest an der Beinpresse ermittelt die dynamische Maximalkraft der Knie- und Hüftstrecker.

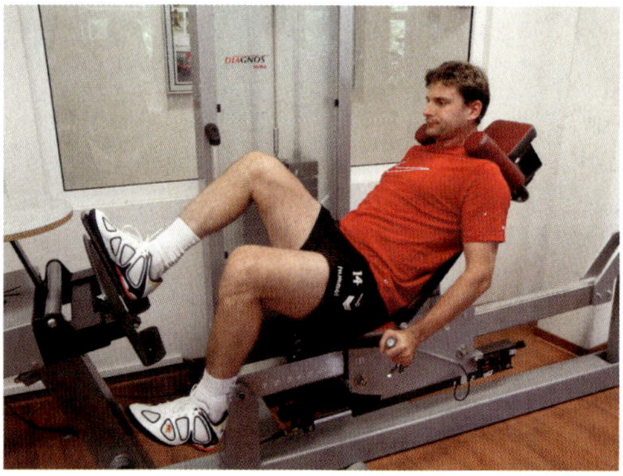

D) Dynamischer Kraftausdauertest der horizontalen Armstoßkraft (Bankdrücken)

Bei diesem Test liegt die Testperson in Rückenlage auf einer Drückerbank. Die Füße stehen fest auf dem Boden. Das Hantelgewicht wird vor dem Test auf einen bestimmten Anteil des Körpergewichts der Testperson festgelegt (z.B. 60% bei 80 kg Körpergewicht = gerundet 47,5 kg). Dann wird die Hantel aus der Ablage gehoben, zügig aber kontrolliert auf die Brust hinuntergelassen und dann wieder hoch gedrückt, bis die Arme gestreckt sind.

Dies wird sooft wiederholt, wie es der Testperson möglich ist. Die Hantel darf nicht auf der Brust abgefedert werden und Wirbel-

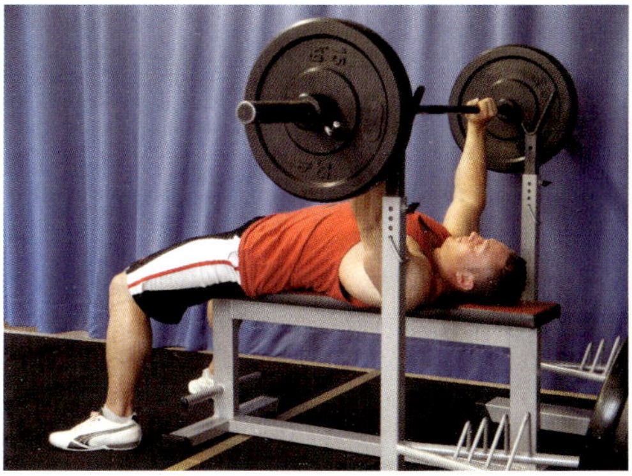

Abb. 4: Das Bankdrücken kann als Kraftausdauertest für die Schulter-Arm-Kraft dienen.

säule und Becken dürfen nicht die Bank verlassen (keine »Brücke« bauen!). Dieser Test wird für die Kraftausdauer der Funktionseinheit Brustmuskel-Trizeps-Schultermuskeln eingesetzt, vorwiegend im Fitnessbereich. Bei Strenflex-Wettkämpfen (Kap. 4.4) ist Bankdrücken als Kraftausdauerleistung eine Wettkampfdisziplin [E 20].

Welche Leistungen in diesem Test zum Erwerb des Deutschen Sportabzeichens (Anforderung Gruppe 4) zu erbringen sind, zeigt Tabelle 2.

Tab. 2: Geforderte Leistungen im Kraftausdauertest Bankdrücken für den Erwerb des Deutschen Sportabzeichens [E 19].

Männer			Frauen		
Alter	**% BW***	**Wdh****	**Alter**	**% BW***	**Wdh***
20	70	20	**20**	40	16
30	60	20	**30**	30	16
40	60	15	**40**	30	14
50	50	15	**50**	20	16
60	30	15	**60**	20	12

* BW = Bodyweight (Körpergewicht)
** Wdh = Wiederholungen

E) Weitere Messmethoden

Ob ein Muskel arbeitet oder nicht, kann man nicht nur an seiner Kontraktion erkennen. Da ein Muskel über elektrische Impulse aktiviert wird, kann man Muskelaktivität auch mittels der ***Elektromyographie*** darstellen. Hierfür werden Elektroden auf dem Muskel angebracht und diese mit einer Messstation und einem Rechner verbunden. Am Ausschlag der Messkurve kann man die Muskelaktivität erkennen. Allerdings wird die Muskelaktivität hierdurch nur relativ – nicht absolut erfasst, d.h. man kann sagen, ob der Bizeps bei der Übung Armbeugen mehr arbeitet als beim Bankdrücken, nicht jedoch wie viel Newton bzw. Newtonmeter produziert werden. Dennoch lassen diese Messungen wichtige Rückschlüsse auf die Effektivität von Kraftübungen für bestimmte Muskeln zu, wodurch Ranglisten von Übungen erstellt werden können. Dies haben z.B. Wolfgang Buskies und Wendt-Uwe Boeckh-Behrens (Universität Bayreuth) wegweisend vorgestellt [20].

Durch *Umfangsmessungen* der Muskulatur an den Gliedmaßen (ungenau!) bzw. Muskelquerschnittsmessungen durch *Ultraschalluntersuchungen* kann das Kraftpotential eines Muskels zwar abgeschätzt werden [97], nie jedoch die Fähigkeit des Probanden, dieses Potential zu nutzen. Daher sind diese Methoden als Krafttest im eigentlichen Sinne ebenso wenig anwendbar wie die Elektromyographie.

Zuletzt noch ein kurzer Blick auf eine im medizinisch-therapeutischen Bereich übliche Einteilung der Kraftfähigkeiten eines bestimmten Muskels bzw. einer Muskelgruppe.

Es handelt sich hierbei um einen Test, der vom Arzt oder Physiotherapeuten am Patienten vorgenommen wird und eine grobe Orientierung über die Muskelkraft erlaubt. Das Ergebnis wird in Kraftgraden notiert, die von 0–5 reichen. Soll z.B. der Patient den Arm anbeugen, ist aber nicht in der Lage, eine sichtbare oder (durch Anfassen) spürbare Muskelkontraktion in der Armbeugemuskulatur zu produzieren, entspricht dies dem Kraftgrad »0«. Ist eine Kontraktion gegen starken oder maximalen Widerstand erfolgreich, spricht man vom Kraftgrad »5«. Beim Kraftgrad »5« geht man von einem normalen Kraftniveau des Muskels aus. Die verschiedenen Stufen mit einer kurzen Beschreibung der Bewertungskriterien finden sich in Tab. 3. Dieser Test eignet sich natürlich nur für Patienten, bei denen erhebliche Muskeldefizite vermutet werden. Im Sport und bei Gesunden sind die weiter oben ausgeführten Testmöglichkeiten (A–D) relevant.

Tab. 3: Kraftgrade und Darstellung der Einteilungskriterien (in Anlehnung an Janda 1994)

Kraftgrad	Kriterien der Einteilung	% der normalen Muskelkraft
0	Beim Bewegungsversuch des Patienten ist kein Anzeichen einer Muskelkontraktion zu erkennen.	0%
1	Der Muskel spannt sich beim Bewegungsversuch spürbar an, kann das Körperteil aber nicht bewegen.	10%
2	Der Muskel kann eine Bewegung des Körperteils durchführen, aber nicht gegen dessen volles Eigengewicht, sondern nur unter Reduktion der Schwerkraft.	25%
3	Der Muskel kann den Körperteil in vollem Bewegungsausmaß gegen die Schwerkraft, d.h. das volle Eigengewicht, bewegen.	50%
4	Der Muskel kann die Bewegung in vollem Ausmaß durchführen und dabei noch einen mittelgroßen äußeren Widerstand überwinden.	75%
5	Der Muskel kann die Bewegung in vollem Ausmaß durchführen und dabei einen sehr großen äußeren Widerstand überwinden.	100%

Zum Teil wird noch ein 7. Kraftgrad (Kraftgrad 6) verwendet, der das mehrmalige Kontrahieren (mind. 10 Wiederholungen) gegen einen maximalen (vom Therapeuten gesetzten) Widerstand ermöglicht. Der Sinn des 7. Kraftgrads wird mancherorts angezweifelt [176]. In der Praxis überwiegt die Anwendung der »klassischen« 6er-Einteilung nach Vladimir Janda [102].

1.2 Ermittlung der Kraftfähigkeit zur Festlegung der Trainingslast

In der Praxis ist es häufig notwendig einen Krafttest durchzuführen, um die optimale Trainingslast festzulegen. Geeignet und ohne größeren Geräteaufwand durchführbar sind folgende Tests:

- Dynamischer Maximalkrafttest (= 1-RM)
- Dynamischer Wiederholungen-Maximum-Test (= X-RM)

Beim ***dynamischen Maximalkrafttest*** wird dasjenige Gewicht ermittelt, das bei der Zielbewegung, die trainiert werden soll (z.B. Beinstrecken an der Beinpresse) gerade ein einziges Mal in der gewünschten Bewegungsamplitude bewältigt werden kann.

Dieses Gewicht gilt als »One-Repetition-Maximum« (1-RM), also als das Höchstgewicht (100%) der Einer-Wiederholung. In den Vorgaben für die Belastungshöhe wird in der Trainingslehre häufig das empfohlene Gewicht in Prozent der dynamischen Maximalkraft angegeben. Diese wird in der wissenschaftlichen Literatur meist mit MVC (= Maximal Voluntary Contraction = höchstmögliche willentliche Muskelanspannung) bezeichnet. Liegt ein Testergebnis vor, z.B. 100% 1-RM = 80 Kilogramm, dann wird eine Vorgabe von 80% MVC wie folgt errechnet:

Trainingslast = 1-RM : 100 x 80%
Im Beispiel: 80 kg : 100 x 80% = 64 kg
Somit würde das Training mit 64 kg Gewichtslast durchgeführt werden.

Beim ***dynamischen Wiederholungen-Maximum-Test*** wird dasjenige Gewicht ermittelt, das in der jeweiligen Kraftübung gerade noch die Durchführung der gewünschten, gemäß dem Trainingsziel festgelegten Wiederholungszahl ermöglicht. Soll z.B. Muskelaufbau mit 10 Wiederholungen pro Serie trainiert werden, so wird das Gewicht ermittelt, mit dem der Trainierende 10 saubere Wiederholungen durchführen kann (die elfte aber nicht mehr). Dieses Gewicht gilt als »10-Repetition-Maximum«, d.h. als Höchstgewicht bei zehn Wiederholungen. Es gilt als 100% 10-RM.

Beide Tests funktionieren nach dem Prinzip »Versuch-und-Irrtum«, d.h. Trainer und Trainierender suchen durch Ausprobieren das entsprechende Gewicht.

Von einem Wiederholungen-Maximum aus die Maximalkraft zu berechnen – wie manchmal vorgeschlagen wird – ist unzulässig. Ebenso problematisch ist es, von der Maximalkraft auf die maximale Wiederholungszahl in niedrigeren Intensitätsbereichen zu schließen. Zusammenhänge sind zwar vorhanden, jedoch zu ungenau, um als exakte Berechnungsgrundlage zu dienen [34,146]. Für eine korrekte Analyse muss der jeweilige spezifische Test durchgeführt werden.

Neben diesen Krafttests ist es in der Praxis häufig üblich, das Trainingsgewicht nach dem ***subjektiven Belastungsempfinden*** festzulegen. So soll der Trainierende am Ende einer Übung sein subjektives Belastungsempfinden in der letzten Übungswiederholung (z.B. 10. Wiederholung in der letzten von zwei Serien) auf einer Skala einschätzen. Es gibt zahlreiche dieser Bewertungsskalen, die man als RPE-Skala (RPE = »Rate of Perceived Exertion« = Grad der empfundenen Anstrengung) bezeichnet. Die »Urskala« dieser Bewertungsskalen ist die Borg-Skala mit ursprünglich 20 Stufen, die für die bessere Anwendbarkeit auf 15 reduziert wurden (Tab. 4). Zur weiteren Vereinfachung werden 6er [60], 7er [20] oder auch 10er Skalen [170] eingesetzt. Entscheidend ist dabei weniger, welche Skala verwendet wird, als vielmehr, dass der Trainierende den Sinn und die Bedeutung der Einschätzung verstanden hat.

Tab. 4: Borg-Skala zur Einschätzung des subjektiven Belastungsempfindens (nach Löllgen 2004).

6	
7	**Sehr, sehr leicht**
8	
9	**Sehr leicht**
10	
11	**Recht leicht**
12	
13	**Etwas anstrengender**
14	
15	**Anstrengend**
16	
17	**Sehr anstrengend**
18	
19	**Sehr, sehr anstrengend**
20	

Das subjektive Belastungsempfinden ist ein effektives Mittel zur Belastungssteuerung. Es gibt jedoch Studien, die bei einem Vergleich verschiedener Verfahren der Belastungsbestimmung eine leichte Überlegenheit von Leistungstests (z.B. 1-RM oder Wiederholungen-Maximum-Test) gegenüber einer subjektiven Selbsteinschätzung feststellten, insbesondere bei wenig erfahrenen Trainierenden [110].

Die folgende Tabelle zeigt die Zielsetzung des Trainings und die jeweils geeigneten Methoden zur Ermittlung der Trainingslast:

Tab. 5: Geeignete Testverfahren gemäß der Zielsetzung des Krafttrainings

Trainingsziel / Methode	Geeignete Steuerungsverfahren
Muskelaufbautraining	Wiederholungen-Maximum-Test (Dynamischer Maximalkrafttest) RPE-Skala
Innervationstraining (Maximalkraft)	Dynamischer Maximalkrafttest
Schnellkrafttraining an Kraftmaschinen	Dynamischer Maximalkrafttest
Kraftausdauertraining	Wiederholungen-Maximum-Test (Dynamischer Maximalkrafttest) (RPE-Skala)
Reaktivkrafttraining (Sprungkraft)	Maximale Sprunghöhe*
Rehabilitatives Training nach Verletzungen und Operationen	Wiederholungen-Maximum-Test RPE-Skala

* Hierbei geht es nicht um die Trainingslast, sondern die Sprunghöhe, die im Training vorgeben werden soll (Kap. 6.3.2: Reaktivkraftmethoden)

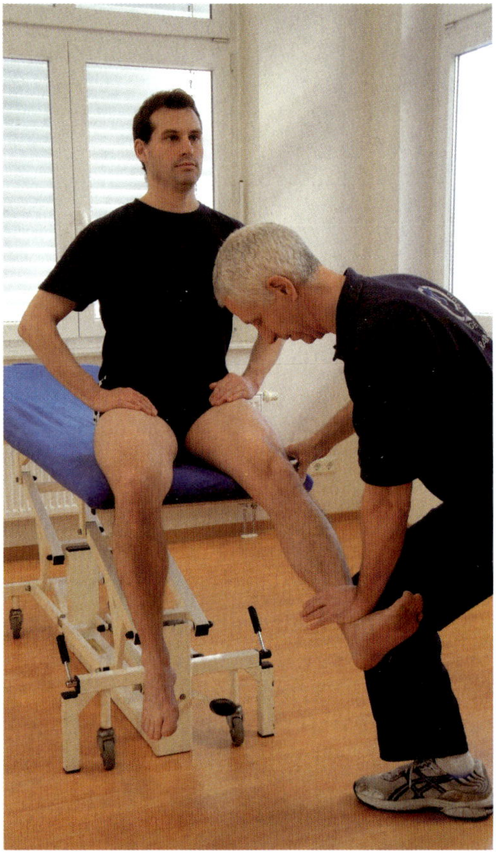

Abb. 5: In der physiotherapeutischen Diagnostik wird die Muskelkraft eines Patienten nach Kraftgraden beurteilt. Der hier gezeigte Test wird für die Kraftgrade 4 und 5 der Kniestreckmuskulatur (M. quadriceps femoris) verwendet.

2 Welche Wirkungen hat Krafttraining auf den Organismus?

Krafttraining hat zahlreiche positive Effekte für den Trainierenden, die weit über den eigentlichen Zweck von Kraftzuwachs und Muskelaufbau hinausgehen. In diesem Kapitel werfen wir einen Blick auf diejenigen Effekte, die langfristig durch ein regelmäßiges Krafttraining zu erreichen sind. Sie erstrecken sich auf den Bewegungsapparat, den Stoffwechsel, das Herz-Kreislaufsystem, das Hormonsystem sowie auf Wohlbefinden und äußere Erscheinung. Sie sind zudem zur Prävention, Heilung oder Linderung einiger Erkrankungen und gesundheitlicher Beeinträchtigungen geeignet.

2.1 Die Wirkung auf die Muskulatur

Das Kernziel eines Krafttrainings ist in der Regel ein Kraftzuwachs der Muskulatur. Je nach Ausrichtung des Trainings erreicht man eine Steigerung der Maximalkraft, Kraftausdauer, Schnellkraft oder Reaktivkraft.

Die Steigerung der Maximalkraft befähigt dazu, schwere Lasten bewegen zu können, erhöht die Gelenkstabilität und bringt eine Verbesserung der Ergebnisse in vielen Wettkampfsportarten, da eine enge Beziehung zwischen Maximalkraft und Schnellkraft besteht. Die ***Maximalkraft*** lässt sich in den ersten Monaten eines Trainings durchschnittlich pro Trainingseinheit um ca. 0,5–2% steigern. Bei Untrainierten ist die Zuwachsrate gemeinhin etwas höher als bei Trainierten. So lag der Maximalkraftzuwachs in Studien zum Training der Beinmuskulatur bei untrainierten Testpersonen zwischen 0,39 und 0,64% pro Trainingseinheit, bei trainierten nur zwischen 0,16 und 0,33% [Werte errechnet aus Quelle 80, Tab. 13, S. 114]. Für untrainierte Rückenpatienten berichtet Achim Denner von einer Zuwachsrate von 1–2% pro Trainingseinheit [47]. Erstaunliche Maximalkraftgewinne wurden bei gezieltem Krafttraining mit Senioren (über 60 Jahre) erhoben. Hier lagen die Zuwächse nach 6–12 Wochen Training z.T. bei über 50%. In einigen Studien konnte die Kraft mehr als verdoppelt werden [53, 66]. Die Zuwachsraten pro Trainingseinheit betrugen bei dynamischen Krafttests in dieser Altersgruppe zwischen 2 und 5% [53, 66, 210].

Neben dem Trainingszustand hängt der Kraftzuwachs auch von der Intensität des Trainings ab. So profitierten die Trainierenden bei einer Studie der Universität Bayreuth bei einem 8-wöchigen Training mit drei Einheiten pro Woche in Form eines durchschnittlich 14,2%igen Maximalkraftgewinns, wenn bis zur Muskelerschöpfung trainiert wurde. Wurde die Serie bei mittlerer Beanspruchung abgebrochen, lag der Gewinn im Mittel nur noch bei 8,7% [20].

Ein weiterer Einflussfaktor für Zuwachsraten in Krafttests liegt im koordinativen Anspruch der Testbewegung: je höher der koordinative Anspruch einer Testbewegung (und somit der mögliche koordinative Lerneffekt bei Ungeübten), desto größer fallen die Zugewinne an Kraft im Testergebnis aus. Bei hohen koordinativen Lerneffekten sind zum Teil Steigerungen von 3% oder mehr pro Trainingseinheit möglich.

Beeindruckende Maximalkraftleistungen sind im Kraft-Dreikampf oder auch im Gewichtheben zu finden, wo von Spitzenathleten eine Hantel von über 400 kg aus der Kniebeuge gehoben oder ein Gewicht von über 250 kg beidarmig über den Kopf gebracht wird.

Das Training der ***Kraftausdauer*** bewirkt eine erhöhte Widerstandsfähigkeit der Muskulatur gegen Ermüdung bei Alltagsbelastungen wie Treppensteigen, Bergwandern oder Lasten tragen sowie bei Sportarten mit Kraftausdaueranteilen, z.B. Kanufahren, Rudern, Crossläufe, Mountain-Biking, Alpinski oder Schwimmen. Die Zuwachsraten pro Trainingseinheit liegen beim Kraftausdauertraining etwas höher als beim Training der Maximalkraft. Gewinne zwischen 50 und 70% nach 24 Trainingseinheiten in 8 Wochen berichtet die bereits oben erwähnte Bayreuther Studie [20]. Das entspricht 1,7–2,2% Kraftausdauerzuwachs pro Trainingseinheit. Natürlich gilt dies nur, wenn Trainingsmethoden gewählt werden, die eine effektive Verbesserung der Kraftausdauer bewirken (Kap. 6.2).

Beeindruckende Kraftausdauerleistungen sind die Weltrekorde im Liegestütz oder auch im Klimmzug, wo in 5 Minuten 441 (Liegestütz) bzw. in 1 Minute 51 (Klimmzüge) korrekte Wiederholungen erreicht wurden.

Verbesserungen der ***Schnellkraft*** wirken sich im Alltag meist weniger bedeutend aus, im Sport hingegen umso mehr. Wer die höhere Schnellkraft besitzt, kann höher springen, weiter werfen und kommt beim Sprint schneller »aus den Startlöchern«. Somit sind die Kraftgewinne auf diesem Gebiet u.a. leistungsrelevant für Leichtathleten und viele Spielsportler (Fußball, Handball, Volleyball usw.).

Durch so genannte plyometrische Übungsformen (Kap. 6.3.2) konnte die vertikale Sprunghöhe als Maß für die Schnellkraftfähigkeit der unteren Extremität in verschiedenen Untersuchungen um durchschnittlich 4,7–8,7% gesteigert werden [145]. Nach 24 Trainingseinheiten in 8 Wochen erhoben Malisoux und Kollegen eine 13%ige Verbesserung der Sprunghöhe im Counter-Movement-Jump [141]. Bezüglich der Geschwindigkeit der Kraftentwicklung wurden Zuwächse in der Explosivkraft nach einem 4–6-wöchigen dynamischen Schnellkrafttraining von 44 bis 55% berichtet (194). Beeindruckende Schnellkraftleistungen sind z.B. die Sprungfähigkeiten moderner Spitzenathleten. Im Weitsprung springen die weltbesten Frauen über 7,00 m, die Männer über 8,30 m weit. Im Hochsprung liegen die Spitzenwerte bei über 2,05 m (Frauen) bzw. 2,40 m (Männer). Im Kugelstoßen imponieren Wurfleistungen von über 20 Metern bei Männern (7,257 kg) wie Frauen (4 kg).

Ein Kraftzuwachs bringt nicht nur im Leistungsalter Vorteile. Insbesondere im höheren Lebensalter bedeutet er längere Selbständigkeit, Unfallprophylaxe und einen Zugewinn an Lebensqualität. Im Kindes- und Jugendalter sind gezielte Kraftreize in unserer bewegungsarmen Gesellschaft heutzutage oft notwendig, um den Körper belastbar und stabil zu machen, da die natürlichen Kraftreize (Klettern, Ringen, Springen, Bauen und Graben) immer seltener abgefordert werden.

In der medizinischen Rehabilitation spielt der Rückgewinn einer optimalen Kraft nach Verletzungen, Operationen sowie bei chronischen Schmerzerkrankungen der Gelenke und Wirbelsäule eine wichtige Rolle, um erfolgreich in den Beruf zurückzukehren, Freizeit- und Haushaltsaktivitäten wieder aufzunehmen sowie negative Langzeitfolgen aufgrund von Kraftmangel und Schonverhalten zu verhindern.

Die erhöhte Kraftfähigkeit der Muskeln wird im Wesentlichen durch Anpassungen des Nervensystems, des Stoffwechsels und der Muskelstruktur erreicht. Das Nervensystem lernt, das Zusammenspiel der Skelettmuskeln zu optimieren und die Muskelfasern eines Muskels weitgehend vollständig, gleichzeitig und mit einer hohen Frequenz zu aktivieren. Diese Anpassungseffekte machen einen Großteil des Maximalkraftzuwachses von Trainingsanfängern aus. Durch eine vermehrte Einlagerung von Energieträgern und eine Umstrukturierung relevanter Zellbestandteile wird der Energiestoffwechsel an die krafttrainingsspezifischen Anforderungen angepasst: So kommt es zu einer vermehrten Einlagerung von energiereichen Substanzen (ATP, Kreatinphosphat, Glykogen) in der Muskulatur bei gleichzeitiger Abnahme des Myoglobingehalts und der Mitochondriendichte [97]. Dies fördert die (Kurzzeit-)Ausdauerfähigkeit unter hoher Belastung (Kraftausdauer, Maximalkraftausdauer). Der sichtbarste Anpassungseffekt an ein Krafttraining ist allerdings die ***Dickenzunahme der Muskulatur***. Diese wird vor allem durch eine Verdickung der einzelnen Muskelfasern erreicht. Die schnell zuckenden weißen Muskelfasern hypertrophieren vor allem bei schnellkräftigen Bewegungen gegen hohe Lasten, die langsam zuckenden, roten Muskelfasern bei länger andauernden, mittelstarken Kontraktionen und bei statischem Krafttraining mit längeren Haltephasen.

Über das Wachstum der krafterzeugenden Proteinstrukturen hinaus, kommt es auch zu einer Verdickung des Muskels durch eine Vermehrung des so genannten Sarkoplasmas. Das Sarkoplasma ist eine eiweißhaltige Flüssigkeit zwischen den Muskelfibrillen innerhalb der einzelnen Muskelfaser. Hier befinden sich u.a. Enzyme und gespeicherte Energieträger (z.B. Glykogen). Je nach Trainingsmethode findet neben der Vermehrung der krafterzeugenden Muskelfibrillen (myofibrilläre Hypertrophie) auch eine mehr oder weniger ausgeprägte Sarkoplasmazunahme statt (sarkoplasmatische Hypertrophie). Letztere wird vor allem durch ein volumenorientiertes Krafttraining erzeugt, wie es z.B. im Bodybuilding betrieben wird. Daher ist ein dicker Muskel des Bodybuilders zwar stark, häufig aber nicht so stark wie der Muskel eines Gewichthebers von gleicher Dicke, da bei letzterem die Dichte der Myofibrillen, die die Kraft erzeugen, höher ist [97, 230].

Der Anteil der Muskulatur an der Gesamtkörpermasse liegt bei Frauen bei ca. 25–35%, bei Männern bei ca. 40–45% [97]. Damit ist die Muskulatur das größte Stoffwechselorgan des Körpers. Eine erhöhte Muskelmasse erhöht den Gesamtenergieverbrauch des Körpers, formt (in gewissen Grenzen) den Körper ästhetisch und ist letztendlich der wichtigste Weg zu einer langfristigen, deutlichen Kraftzunahme. Zudem hat eine hohe Muskelmasse Schutzfunktion bei Stürzen und anderen Unfällen sowie bei Krafteinwirkungen von außen auf den Körper (Schläge, Tritte, Gegenstände), da die Muskulatur nicht nur ein passives Polster darstellt, sondern ein aktives, das eine hohe Schutzspannung und Gelenksicherung erzeugen kann.

Durch ein 6-wöchiges Krafttraining ließ sich der Querschnitt der Muskelfasern in der trainierten (Bein-)Muskulatur um 15–28% steigern. Bei einem 20-wöchigen Training hypertrophierten die schnellzuckenden, weißen Fasern sogar um 57% [205]. Eine neuere Studie fand nach einem 8-wöchigen Krafttraining der Oberarmmuskulatur einen Muskelzuwachs von durchschnittlich 5,3% (Fortgeschrittene) bzw. 7,4% (Anfänger) bei drei Trainingseinheiten pro Woche [228]. Auch ein 8-wöchiges Sprungkrafttraining führte zu signifikanten Querschnittszuwächsen von durchschnittlich 15% in den Muskelfasern, allerdings vor allem in den schnellzuckenden Fasern. Die langsamen Fasertypen zeigten keine relevante Veränderung [222].

Extremes Muskelwachstum findet man vor allem bei Bodybuildern, die bei einem Körperfettanteil von 6–10% [212] häufig über 100 durchtrainierte Kilos auf die Waage bringen. Arnold Schwarzenegger wog in seiner aktiven Zeit bei 1,88 m Körpergröße 109 Kilogramm. Lee Haney, Star der 80er Jahre im Bodybuilding, brachte bei 1,80 m etwa 112 Kilogramm Wettkampfgewicht auf die Waage.

Gewichtheber haben ebenfalls einen sehr hohen Anteil an Muskelmasse, der durchaus im Bereich von 55% der Körpermasse liegen kann. Der Körperfettanteil liegt bei Gewichthebern der unteren Gewichtsklassen häufig unter 10%, in den höchsten Klassen, insbesondere im Superschwergewicht, z.T. deutlich höher. Dies ist der Hebeleistung allerdings nicht abträglich. Die höchsten absoluten Maximalkraftleistungen zeigen ohnehin normalerweise endo-mesomorphen Konstitutionstypen, d.h. Sportler, die eine eher massive Gestalt mit einer Neigung zu einer großen Muskelmasse und gleichzeitig einem erhöhten Körperfettanteil aufweisen [215].

2.2 Die Wirkung auf Knochen, Sehnen und Gelenke

Auch die Knochen, der Kapsel-Bandapparat der Gelenke, Knorpelstrukturen und die Sehnen, die die Verbindung zwischen Muskel und Knochen darstellen, zeigen Anpassungen an ein Krafttraining. Der Knochen erhöht, ausgelöst durch die Zug- und Druckspannungen, die bei einem Krafttraining über die Muskeln und die Schwerkraft auf ihn einwirken, seine Mineraldichte und seinen Durchmesser. Daraus resultiert eine erhöhte Knochenfestigkeit und -stabilität. Ferner organisiert sich die Knochenbinnenstruktur entsprechend der Richtung der auf sie einwirkenden Kräfte. Dieser Einfluss auf die Knochenstabilität macht Krafttraining zu einer geeigneten therapeutischen Maßnahme bei einem Knochenfestigkeitsverlust in Form einer Osteopenie oder Osteoporose (Kap. 9.5). In einer Vergleichsstudie von sieben Sportarten zeigten Gewichtheberinnen mit Squashspielerinnen die höchsten Knochendichtewerte. Die mechanischen Belastungsspitzen in diesen Sportarten bewirkten bei den Sportlerinnen eine erhöhte Knochenstabilität, während bei Ausdauersportarten (Radfahren, Aerobic, Skilanglauf) keine oder nur geringe Erhöhungen gefunden wurden [88]. Unter Umständen halten die positiven Effekte auf das Knochensystem noch viele Jahre nach Absetzen des Trainings an. Man fand bei ehemaligen Gewichthebern eine erhöhte Knochenmasse gegenüber einer Vergleichsgruppe bis ins siebte Lebensjahrzehnt hinein [108]. Messbare Anpassungen der Knochenstruktur an ein Krafttraining benötigen allerdings mehrere Monate [42].

Die erhöhte Festigkeit der Sehnen durch Training resultiert ebenfalls aus einer Zunahme ihrer Dicke und einer Verdichtung ihrer inneren Struktur. Die Vermehrung des für hohe Zugbelastungen ausgerichteten Kollagens, dem Hauptbaustoff der Sehnen, spielt hierbei die wesentliche Rolle [42]. Ferner führt die Beanspruchung der Sehne durch körperliche Aktivität zu einer massiven Steigerung der Durchblutung und des Sehnenstoffwechsels [117]. Bei Ultraschalluntersuchungen fand man im Schulterbereich bei Bodybuildern eine ausgeprägte Verdickung der Sehnen der sog. Rotatorenmanschette. Je öfter die Sportler den Schulterbereich pro Woche trainierten, desto deutlicher war die Dickenzunahme der Sehnen [105]. Auch für die Bänder und die Gelenkkapsel, die ebenfalls im Wesentlichen aus Kollagen aufgebaut sind, erhöht sich die Festigkeit durch ein Krafttraining. Diese erhöhte Stabilität des Sehnen- und Kapsel-Bandapparates schützt den Sportler vor Verletzungen.

Knorpelgewebe, das alle Gelenkflächen im Körper überzieht, durchläuft ebenfalls Anpassungen an die mechanische Belastung durch ein Krafttraining. Während eine Ruhigstellung von Gelenken (z.B. Gipsverband) aufgrund der speziellen Ernährung des Knorpels durch Wechseldruck zum Absterben von Knorpelzellen und somit zur Knorpelzerstörung führt, löst die Belastung durch Training eine Zunahme der Knorpelzellen an Zahl und Größe sowie eine Zunahme der Interzellularsubstanz aus. Diese Hypertrophie des Gelenkknorpels führt zu einer besseren Druckverteilung und zu einer erhöhten »Pufferfunktion« (Absorption von Energie) bei mechanischer Belastung [42]. Neben dem Gelenkknorpel, der auch als hyaliner Knorpel bezeichnet wird, gibt es Faserknorpelstrukturen, die einen hohen Gehalt an Kollagenfasern aufweisen und

Abb. 6: Die knochenaufbauende Wirkung eines Krafttrainings kann in der Prävention und Therapie von Osteoporose genutzt werden.

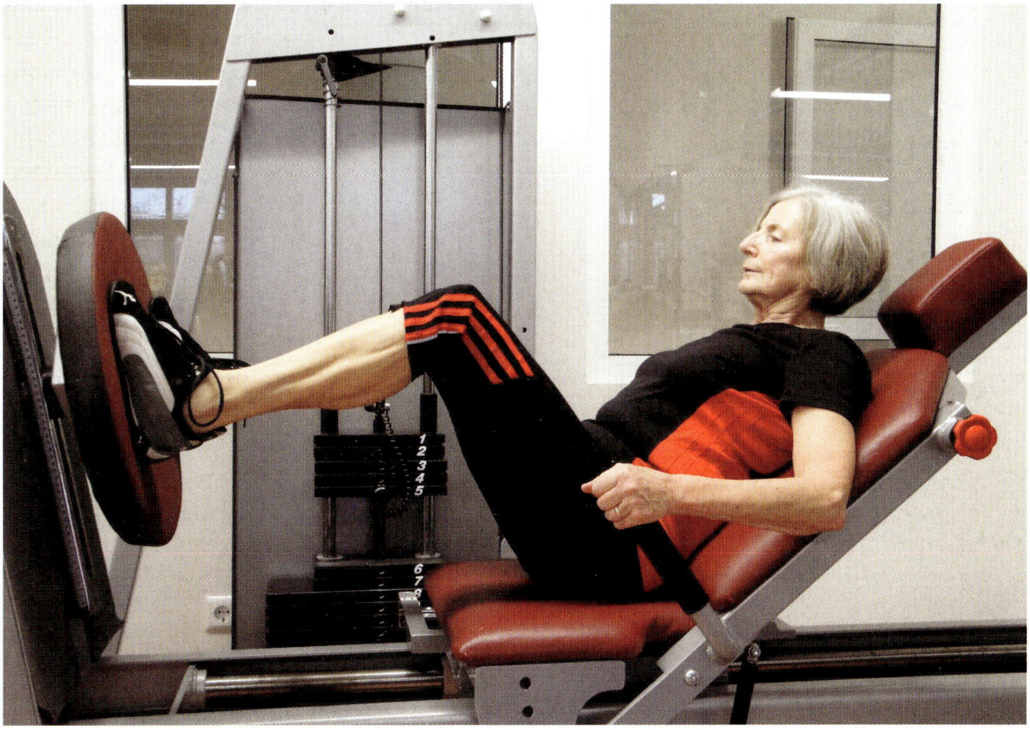

eher für Zugbelastungen ausgelegt sind. Dies sind z.B. die Menisken im Knie und der Knorpelring der Bandscheibe. Durch Belastung, z.B. Krafttraining, erhöhen auch die faserknorpeligen Strukturen ihre Festigkeit. Dadurch ist es erklärbar, dass Gewichtheber und Kraft-Dreikämpfer enorme Lasten heben können, ohne dass die Bandscheiben unter dieser extremen Belastung zerstört werden.

Bei den Anpassungen der beschriebenen Gewebe an Krafttrainingsreize ist zu berücksichtigen, dass diese Gewebe unterschiedliche Stoffwechselgeschwindigkeiten und damit unterschiedliche Geschwindigkeiten der Anpassung an Belastungsreize zeigen. Die Muskulatur hat einen sehr hohen Stoffwechsel im Gegensatz zu Sehnen- oder Knorpelgewebe. Deshalb wächst die Muskelkraft wesentlich schneller als die Festigkeit der übrigen Bewegungsstrukturen. Die Sehne beispielsweise braucht etwa das Dreifache an Zeit für ihre Anpassung an Belastungsreize wie der Muskel [69]. Knorpelgewebe hat sogar einen noch langsameren Stoffwechsel als die Sehne. Daher darf sich die Planung der Trainingsbelastung nicht nur an der muskulären Leistungsfähigkeit orientieren, sondern muss auch die Regenerations- und Anpassungsfähigkeit der übrigen Bewegungsstrukturen berücksichtigen.

2.3 Die Wirkung auf das Herz-Kreislauf-System

Während eines Krafttrainings steigt der Puls (= Herzschläge pro Minute) deutlich an, da der Organismus mehr Blut in die arbeitende Muskulatur befördern muss, denn Blut transportiert u.a. Sauerstoff und Energieträger, die von der Muskulatur für die Kontraktion benötigt werden. Die Blutpumpe des Körpers, der Herzmuskel, muss beim Training also mehr arbeiten als in Ruhe. Bei der Übungsdurchführung sind Pulsschläge im Bereich von 135 bis 170 nicht ungewöhnlich [61, 80, 138]. Diese Pulsfrequenzen entsprechen durchaus denen, die bei einem effektiven Herz-Kreislauf-Training, z.B. beim Jogging, erreicht werden mit dem entscheidenden Unterschied, dass beim Ausdauertraining der Puls ständig auf hohem Niveau bleibt, während er beim Krafttraining in den Pausen wieder deutlich abfällt. Häufig sinkt der Puls nach 30–60 Sekunden wieder auf sein Ausgangsniveau vor der Serie ab. Hohe Pulsfrequenzen werden vor allem bei Kraftübungen erreicht, die große Muskelgruppen beanspruchen (z.B. Beinpressen, Kniebeugen oder Kreuzheben), aber nur dann, wenn die Serie der Wiederholungen einen längeren Zeitraum beansprucht, wie beim Muskelaufbau- oder Kraftausdauertraining.

Weil der Puls beim Krafttraining nicht konstant auf höherem Niveau gehalten wird, sind die typischen Anpassungen, die das Herz-Kreislauf-System bei Ausdauersport (Jogging, Radfahren, Schwimmen) durchläuft, beim Kraftsportler nur sehr gering ausgeprägt.

Die Sauerstofftransportkapazität (bestimmt als maximale Sauerstoffaufnahme) steigt nach einem mehrwöchigen Krafttraining nur um wenige Prozent (3–4%) an. Beim Zirkelkrafttraining ist der Effekt aufgrund der höheren Belastungsdichte erwartungsgemäß etwas größer. In einer Studie von Gettmann und Mitarbeitern stieg die Herz-Kreislauf-Kapazität nach einem 12-wöchigen Zirkeltraining um 12% an [70]. Ansonsten wird bei einem Krafttraining nach dem Prinzip des Zirkeltrainings von Steigerungen der aeroben Kapazität von 5–8% ausgegangen [80]. Für höhere Effekte auf die maximale Sauerstoffaufnahme sollten die Pausenzeiten zwischen den Serien möglichst kurz (z.B. 10 sec.) gehalten und die Belastungsintervalle hochintensiv (große Muskelgruppen, hohe Intensität) gestaltet werden [211]. Eine solche ***globale*** Anstrengung des Gesamtkörpers behindert allerdings die ***lokale*** Leistungsoptimierung des Einzelmuskels in Hinblick auf die Steigerung von Muskelmasse und Kraftausdauer.

Als weiterer Anpassungseffekt an langfristiges Krafttraining sinkt der Ruhepuls als Zeichen einer ökonomischeren Herzarbeit geringfügig ab (ca. 10%). Das Herz verbraucht dadurch weniger Energie und Sauerstoff und wird durch eine verlängerte Erschlaffungsphase besser durchblutet [46]. Ausdauersport lässt den Ruhepuls allerdings wesentlich stärker absinken. Vergleicht man z.B. das Herzvolumen von 18 unterschiedlichen Sportarten, so schneiden Gewichtheber sehr schlecht ab und belegen mit leichtathletischen Werfern (Kugel, Diskus, Speer) und Sportschützen die letzten Plätze. Langstreckenläufer, Radrennfahrer, Skilangläufer oder auch Bundesligafußballer sind hingegen auf den obersten Rängen zu finden [136].

Der Blutdruck steigt während Kraftübungen deutlich an, da die Gefäße durch die Muskelkontraktion komprimiert werden. Hierbei ist entscheidend, wie groß die eingesetzte Muskelmasse, wie hoch die relative Ausbelastung des Trainierenden durch Last und Übungsdauer ist und ob eine Pressatmung (Valsalva-Manöver) stattfindet oder nicht. Bei hochintensivem, beidbeinigem Beinpressen mit Pressatmung wurden bei Bodybuildern Durchschnittswerte von 320/250 mm Hg gemessen. Beim einarmigen Bizepscurl lagen die Werte immerhin noch bei 255/190 mm Hg [138]. Zum Vergleich: Ein normaler Blutdruck in Ruhe beträgt durchschnittlich 120/80 mm Hg. Die höchsten Blutdruckanstiege finden sich in einem Intensitätsbereich, in dem Lasten von 70–95% der Maximalkraft über mehrere Wiederholungen bis zur Erschöpfung der Muskulatur bewegt werden [17].

Trotz der hohen Blutdruckwerte, die während eines Trainings auftreten können, führt Krafttraining langfristig zu einer Senkung des Blutdrucks. Dieser Effekt liegt normalerweise im Bereich von 3–4% [229]. Nach 4 Monaten intensivem und umfangreichem Krafttraining fanden Cauza und Mitarbeiter allerdings eine Blutdrucksenkung von 138 auf 119 mm/Hg (systolisch) bzw. 84 auf 76 mm/Hg (diastolisch), was einer 13,8%igen bzw. 9,5%igen Absenkung entspricht [38]. Das frühere Vorurteil, Krafttraining könnte zu Bluthochdruck führen, ist mittlerweile klar widerlegt [212]. Eine kräftige Muskulatur verringert zudem den Blutdruckanstieg (und somit die Herzbelastung) bei Alltagstätigkeiten mit Kraftbeanspruchung, wie z.B. Treppe steigen [17].

Ein weiterer positiver Effekt für das Gefäßsystem, der durch langfristiges Krafttraining nachweisbar ist, ist die günstige Beeinflussung des Cholesterinspiegels: Gesamtcholesterin und (das schädliche) LDL-Cholesterin sinken ab. Dies führt zu einer Verringerung des Risikos einer Arteriosklerose [38, 75, 80].

Abschließend kann man also sagen, dass Krafttraining keinesfalls schädlich für das Herz-Kreislauf-System ist, dass sogar einige gesundheitlich sehr positive Effekte durch langfristiges Training zu erreichen sind. Dennoch wirkt sich ein Ausdauertraining auf einige wichtige, gesundheitsrelevante Herz-Kreislauf-Funktionen stärker aus als Krafttraining, so dass es ergänzend betrieben werden sollte. Der ambitionierte Kraftsportler profitiert von einer guten, aeroben Grundlagenausdauer auch dadurch, dass er längere Trainingseinheiten besser durchsteht, sich schneller vom Training erholt und durch eine Verbesserung des Immunsystems seltener Trainingsausfälle aufgrund von Erkrankungen hinnehmen muss [222].

> Somit empfiehlt sich aus gesundheitlicher wie aus leistungsphysiologischer Sicht ein ergänzendes Ausdauertraining für den Kraftsportler.

Krafttraining hat mittlerweile auch einen hohen Stellenwert in der Rehabilitation von Herzpatienten, was in Kap. 9.1 ausführlicher dargestellt wird.

2.4 Die Wirkung auf das Gehirn

Sport und moderates Krafttraining wirken sich günstig auf die Gehirnleistungsfähigkeit aus [124]. Bei dynamischer Muskelaktivität steigt die Gehirndurchblutung deutlich an: bei einer Fahrradergometrie von 25 Watt um 20%, bei 100 Watt bereits um 30% [98]. Diese Wattleistungen werden auch beim normalen Fitnesskrafttraining von Männern und Frauen erreicht, wenn größere Muskelgruppen beim Beinpressen, Rudern oder Latissimusziehen im Einsatz sind, sofern die Lastintensitäten im mittleren Bereich angesiedelt sind. Bei isometrischer Belastung, also Muskelaktivität ohne Bewegung, fehlt allerdings eine gesteigerte Gehirndurchblutung [97]. Beim Bewegen extrem hoher Lasten mit Valsalva-Atemmanöver (Pressatmung) ist die Gehirndurchblutung sogar herabgesetzt.

Neben einer verbesserten Blutversorgung des Gehirns durch moderate Muskelaktivität spielen in der Beziehung zwischen Sport und Gehirnleistungsfähigkeit auch positive Effekte auf das Wachstum von Nervenzellen und deren Verschaltung untereinander eine Rolle [4, 29, 98]. Hierbei haben erhöhte koordinative Anforderungen offenbar eine stimulierende Wirkung. Somit sind komplexere Freihantelübungen in diesem Zusammenhang effektiver als ein eingelenkiges Training an Maschinen (z.B. Beinstrecker, Bizepsmaschine). Auch das Einüben neuer Bewegungstechniken und Übungen fördert die genannten positiven Wachstums- und Umbauprozesse.

In einer Studie mit älteren Menschen stellte man fest, dass von verschiedenen Bewegungsaktivitäten die Kombination von Ausdauer- und Krafttraining die besten Ergebnisse auf die Verbesserung der Gehirnleistungen erzielte [40]. Insbesondere im höheren Alter ist der positive Effekt von Bewegung auf die Gehirnleistungsfähigkeit ausgeprägt [4, 40]. Die erhöhte Leistungsfähigkeit zeigt sich vor allem in so genannten »exekutiven Fähigkeiten«, d.h. beim Koordinieren und Planen von Handlungen, beim Multitasking und bei Gedächtnisleistungen [4, 29].

Für ein »Gehirntraining« durch kräftigende Übungen empfehlen sich insbesondere mittlere Intensitäten ohne Ausbelastung, z.B. ein Kraftausdauertraining im Sinne eines »sanften Krafttrainings« (Kap. 8.4.1), sowie das Einbeziehen mehrgelenkiger, koordinativ anspruchsvoller Kraftübungen, das regelmäßige Ändern von Trainingsplänen und das Erlernen neuer Übungen und Bewegungstechniken.

2.5 Die Wirkung auf die Beweglichkeit

Dass Krafttraining unbeweglich mache, ist ein altes Vorurteil. Ein einseitiges, fehlerhaft durchgeführtes Krafttraining kann durchaus die Beweglichkeit herabsetzen. Ein starkes Muskelwachstum vermehrt die parallel geschalteten Titinfilamente und andere elastische Komponenten, die einer Muskeldehnung Widerstand entgegensetzen. Zudem begrenzt die so genannte Weichteilhemmung ab einem gewissen Grad der Muskeldicke bestimmte Gelenkbewegungen, z.B. die Bein- und Armbeugung oder den Griff zwischen die Schulterblätter. Wer nicht den vollen Bewegungsumfang einer Übung durchführt, sondern nur im angenäherten Winkelbereich trainiert (z.B. isometrisches Training, Endkontraktionen oder Spitzenkontraktionsprinzip) beeinflusst negativ die funktionelle und strukturelle Länge der Muskulatur, die sich an die Erfordernisse ihrer Hauptarbeitslänge anzupassen versucht [185]. Hingegen führt ein ausgewogenes Krafttraining über den vollen Bewegungsumfang eines Gelenks in keinem Fall zu einer alltagsrelevanten, physiologisch ungünstigen Unbeweglichkeit. Dies beweisen eindrucksvoll Leistungsturner, die trotz großer Muskelmasse eine imposante Beweglichkeit zeigen (und benötigen). Auch Gewichtheber müssen im Schultergürtel, Hüftgelenk, Lenden- und Brustwirbelbereich sowie im Sprunggelenk sehr beweglich sein, um die anspruchsvolle Bewegungstechnik ihres Sports bewältigen zu können. Bei unsportlichen Menschen führt ein Krafttraining sogar in der Regel zu einer Beweglichkeitssteigerung, da viele Übungen Gelenkwinkelstellungen erfordern, die im Alltag nicht (oder selten) vorkommen, was immer zu einem Beweglichkeitsgewinn führt. Zudem erleichtert eine kräftige Muskulatur die Überwindung elastischer Dehnungswiderstände der Gewebe, so dass eine größere Bewegungsamplitude erreicht wird. Ein Krafttraining kann also für jede Sportart, die nicht auf eine extreme Muskelmasse angewiesen ist, so durchgeführt werden, dass die Beweglichkeit nicht negativ beeinflusst wird.

Zudem sind Sportler, die eine hohe Beweglichkeit benötigen und Nichtsportler, die anlagebedingt eine übermäßige Beweglichkeit (Hypermobilität) besitzen, auf eine kräftige Muskulatur angewiesen, die endgradige Bewegungen stabil führen und sichern kann, wodurch Überlastungen (Mikrotraumata) an passiven Bewegungsstrukturen vermieden werden. Unter dem Aspekt der Beweglichkeit und der Bewegungssicherung sollte ein Krafttraining immer über den vollen Gelenkwinkel ausgeführt werden.

Führt ein Krafttraining langfristig zu eher positiven Effekten hinsichtlich der Beweglichkeit, so ist direkt nach einer intensiven Kraftbelastung die Muskulatur in der Regel weniger dehnfähig. Die energetische Erschöpfung, eine Tonuserhöhung sowie Mikrorisse im Sinne eines Muskelkaters setzen die Beweglichkeit vorübergehend herab [222].

2.6 Die Wirkung auf Koordination und Körperbeherrschung

Koordination meint »das geordnete Zusammenwirken von Zentralnervensystem und Skelettmuskulatur bei der Ausführung von Bewegungen« [157, S. 264].

Koordination und Körperbeherrschung nehmen durch ein Krafttraining zu, da die Koordination im Wesentlichen von einem gezielten und optimal abgestimmten Anspannen der Muskulatur abhängt. Krafttraining fördert sowohl die intermuskuläre Koordination, d.h. das fein abgestimmte Zusammenspiel der Muskeln untereinander, als auch die intramuskuläre Koordination, d.h. das Ausmaß der Aktivierung der Muskelfasern innerhalb eines Muskels, was die Voraussetzung für dessen maximale Kraftentwicklung ist. Die Wahrnehmung für Muskelanspannung und -entspannung verbessert sich durch Training und der Sportler lernt, einzelne Muskeln bzw. Muskelgruppen bewusst und isoliert anzuspannen. Eindrucksvoll lässt sich die isolierte

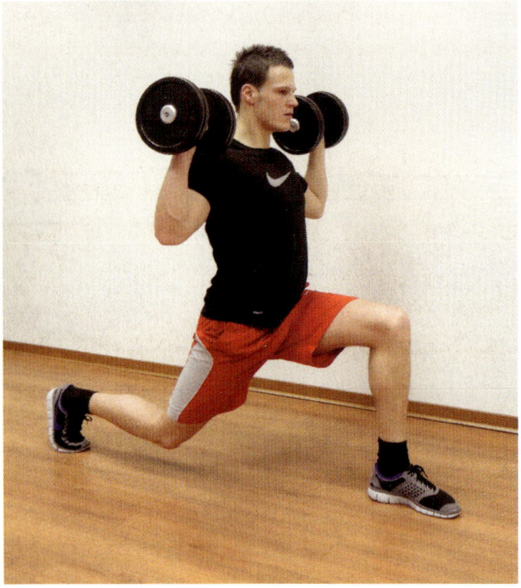

Abb. 7: Compound-Moves sind Kombinationen von zwei oder mehr Einzelübungen, die erhöhte koordinative Anforderungen an den Trainierenden stellen. Hier werden Ausfallschrittkniebeuge und Schulterdrücken kombiniert.

Muskelbeherrschung bei einem gekonnten Posing im Bodybuilding nachvollziehen. Eine hohe koordinative Kunst im Zusammenspiel von inter- und intramuskulärer Koordination ist z.B. das Olympische Gewichtheben, das ein jahrelanges intensives Techniktraining erfordert, bevor die erstaunlichen Gewichte sicher zur Hochstrecke gebracht werden können.

Natürlich werden Körperbeherrschung und Koordination vor allem durch technisch anspruchsvolle Übungen entwickelt. Diesbezüglich ist das Training an Krafttrainingsmaschinen weniger vorteilhaft. Komplexe Freihantelübungen, turnerische Kraftübungen und sensomotorisches Krafttraining (Kap. 6.4.1) verbessern die koordinativen Grundfähigkeiten besonders wirkungsvoll. Kraftübungen mit hohem koordinativen Anspruch sind z.B. einarmiges Reißen, beidarmiges Reißen und Stoßen, einarmige Liegestütz, Überkopfübungen im Stand, explosives Umsetzen der Langhantel oder Kniebeugen auf instabilen Unterlagen. Auch sog. ***Compound-Moves***, also zusammengesetzte Bewegungen, die mehrere Einzelübungen verbinden, erweitern das koordinative Potenzial des Trainierenden. Koordination ist im Leistungssport allerdings nie Selbstzweck, sondern zielt auf eine Verbesserung der Leistungsfähigkeit durch die sportartspezifische Koordination ab.

2.7 Krafttraining und äußere Erscheinung

Krafttraining bewirkt ein Dickenwachstum der Muskulatur, eine Reduzierung des Körperfettanteils und erhöht den Energieverbrauch des Körpers. Dadurch hat Krafttraining einen direkten Einfluss auf die Körperform und die Körperzusammensetzung, d.h. auf den Anteil von Fett zu fettfreier Körpermasse. Von den formgebenden Strukturen des Körpers sind vor allem Fettgewebe und Muskulatur die beeinflussbaren Größen. Durch Krafttraining kann Körperfett reduziert und Muskelmasse aufgebaut werden. Diese Effekte machen auch einen gewichtigen Teil der Motivation vieler Fitness-Trainierender aus, während die Männer überwiegend Muskelaufbau anstreben, die Frauen eher eine Gewichtsreduktion [22]. Der Körperformungsaspekt rangiert hinter dem Wunsch nach »allgemeiner Fitness« in Umfragen häufig auf dem zweiten Platz der Gründe für ein Fitness-Training [11, 22].

Die Schwerpunktsetzung hinsichtlich der trainierten Körperpartien ist bei Männern und Frauen ebenfalls unterschiedlich: Während Männer eher den Oberkörper trainieren, liegt der Schwerpunkt bei den Frauen häufig auf dem Training der unteren Extremität [22]. Die verbreitete »Angst« vieler trainierender Frauen, zuviel Muskeln aufzubauen ist in der Regel unbegründet, da Frauen aufgrund der hormonellen Situation nicht in dem Maße Muskelmasse aufbauen wie Männer und durch die Wahl der Trainingsmethodik das Ausmaß des Massezuwachses kontrolliert werden kann. Ein 8-wöchiges Krafttraining mit über 300 Probanden führte bei Frauen eher zu einer Verschlankung der Umfänge von Oberarmen und Oberschenkeln, während die Männer in diesen Bereichen deutliche Zuwächse verzeichneten. Der Körperfettanteil sank bei beiden Geschlechtern [20].

Natürlich spielt neben dem Training die Ernährung eine tragende Rolle bezüglich Fettabbau, Muskelaufbau und der Regulierung des Wassergehalts des Körpers. So kann z.B. das ungeliebte Fettpolster am Bauch nicht durch Bauchmuskelübungen abgebaut werden, da der Körper sein Speicherfett nicht am Ort des muskulären Energieverbrauchs verstoffwechselt. Vielmehr sollte die Fettschicht, die über den Muskeln unter der Haut liegt, durch einen hohen Energieverbrauch, am besten in Verbindung mit einer langfristigen Umstellung der Ernährung, abgebaut werden. Bauchmuskelübungen sorgen dann dafür, dass sich das unter dem Fett zum Vorschein kommende Muskelgewebe in »guter Form präsentiert«.

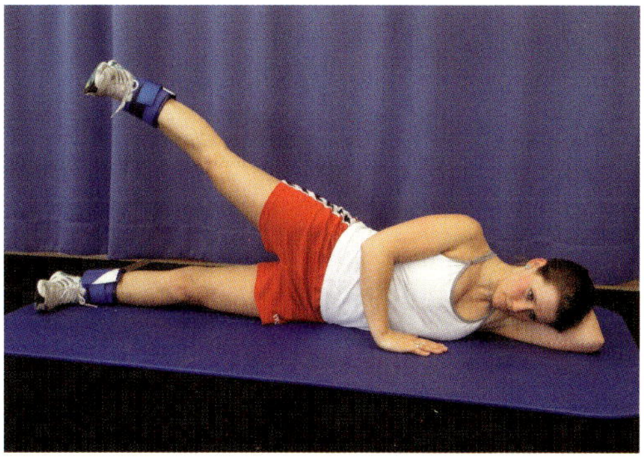

Abb. 8: Der körperformende Effekt von Krafttraining wird von Frauen häufig für die untere Extremität, von Männern eher für den Oberkörper genutzt.

Zu dem Aspekt der Körperformung tritt im äußeren Erscheinungsbild eines Krafttrainierenden häufig auch eine veränderte Körperhaltung. Eine schlaffe Körperhaltung lässt den Bauch stärker hervortreten, die Brust verschwinden und den Nackenbereich in eine »Geierhals-Stellung« fallen. Eine aufrechte Haltung fördert hingegen eine Annäherung an heutzutage vielfach als »attraktiv« eingeschätzte Körperproportionen. Eine aufrechte Haltung ist allerdings nur möglich, wenn die Rückenmuskeln kräftig ausgebildet sind. Da der Schwerpunkt des Oberkörpers vor der Wirbelsäule liegt, müssen sich die Rückenmuskeln ständig anspannen, um ein nach vorn Kippen des Oberkörpers, also eine Rundrückenhaltung zu verhindern. Die Aufrichtung der Brustwirbelsäule stellt in der Regel auch die Halswirbelsäule physiologisch ein, so dass dadurch die bei Haltungsschwächen typische »Geierhals-Stellung« mit gebeugter unterer und überstreckter oberer Halswirbelsäule verhindert wird. Die Stellung des Beckens als »Basis der Wirbelsäule«, ist ebenfalls für die Wirbelsäulenhaltung von entscheidender Bedeutung. Schwache Gesäß- und Bauchmuskeln oder muskuläre Verkürzungen der Oberschenkelmuskulatur verhindern eine günstige Einstellung der Beckenposition in verschiedenen Haltungssituationen. Die Beckenstellung ist wiederum abhängig von »stabilen« Verhältnissen vom Fuß aufwärts über das Knie und die Hüftgelenke. Haltungstraining fängt also beim Fuß an und hört erst beim Kopf auf. Die Folge von Fehlhaltungen, Muskelschwächen und muskulären Verkürzungen am Becken oder in der Lenden-, Brust- und Halswirbelsäule sind häufig schmerzhafte Rücken- und Nackenverspannungen. Diesen kann man durch Krafttraining entgegenwirken.

Neben den Aspekten von Gesundheit und körperlicher Attraktivität kann eine aufrechte Körperhaltung in der Außenwirkung auch Selbstbewusstsein, Gesundheit und positive Lebensenergie vermitteln.

Natürlich ist die Ausgewogenheit des Krafttrainings eine entscheidende Voraussetzung für eine günstige Wirkung auf die Körperhaltung. Es gibt Kraftsportler, die fast nur beim Bankdrücken (Brustmuskeltraining) zu sehen sind. Ein solches einseitiges Training fördert die Entstehung muskulärer Ungleichgewichte und kann Fehlhaltungen begünstigen.

2.8 Krafttraining und Psyche

Krafttraining beeinflusst positiv die Stimmung und das allgemeine Wohlbefinden. Muskuläre Arbeit stimuliert das Belohnungssystem im Gehirn und löst dadurch angenehme Gefühle aus [97]. Die Ausschüttung von Botenstoffen im Körper, die das Wohlbefinden steigern, bindet viele Menschen an eine sportliche Betätigung.

Bei hohen Laktatwerten (Milchsäure), die insbesondere bei intensivem Krafttraining entstehen, sowie bei länger andauernden, intensiven körperlichen Anstrengungen (> 45–60 Minuten) werden körpereigene Opioide (Endorphine) ausgeschüttet, die neben einer Schmerzhemmung (Erhöhung der Schmerzschwelle) auch eine positive Stimmung bewirken [97]. Die durch sportliche Aktivität beeinflussbare Ausschüttung von Botenstoffen wie Serotonin und Dopamin spielt eine wichtige Rolle im limbischen System des Gehirns, das bei der Entstehung und Verarbeitung von Emotionen maßgeblich beteiligt ist [98]. Zahlreiche Untersuchungen bestätigen, dass Sport, Ausdauertraining und Krafttraining wirksam in der Therapie depressiver Erkrankungen sind [6]. Sie sollen bei Gesunden sogar Depressionen vorbeugen [195]. Die antidepressiven Effekte sind nachgewiesen und beruhen vermutlich auf den oben beschriebenen hormonellen Regulationsmechanismen. Auch Angststörungen sind durch Krafttraining (und Ausdauertraining) positiv beeinflussbar. Allerdings scheint diesbezüglich vor allem ein moderates Krafttraining ohne Ausbelastung effektiv zu sein [124].

Als ein weiterer psychischer Effekt kann eine Steigerung des Selbstwertgefühls durch Krafttraining erreicht werden [124]. Hierzu tragen u.a. ein gesteigertes Körpergefühl, eine verbesserte, aufrechte Haltung, die erhöhte Körperkraft und nicht zuletzt die häufig – zumindest subjektiv wahrgenommene – erhöhte körperliche Attraktivität bei [75].

2.9 Krafttraining in der Therapie körperlicher Erkrankungen

Krafttraining wird in einigen Fachbereichen der modernen Medizin als ein therapeutisches Mittel eingesetzt, um Schmerzen, Funktionseinschränkungen und andere negative Krankheitsfolgen zu lindern oder zu beseitigen. Im Falle von Bewegungsmangelerkrankungen, wie Diabetes Typ II, Adipositas (Fettleibigkeit), Herz- und Gefäßerkrankungen, Osteoporose, Rückenschmerzen und Muskel- und Gelenkbeschwerden kann Krafttraining an den wesentlichen Ursachen der Entstehung ansetzen und dadurch den Gesundungsprozess maßgeblich beeinflussen und sogar eine präventive Funktion erfüllen. Eine besonders hohe Bedeutung in der Linderung der Krankheitsfolgen und Beeinflussung der Symptome kommt dem Krafttraining im orthopädisch-traumatologischen Bereich zu, da die hier auftretenden Erkrankungen, meist direkt mit einer (zumindest zeitweiligen) Einschränkung von Bewegung und Belastung einhergehen und damit zu einem Funktionsverlust der Muskulatur führen. Krafttraining ist daher mittlerweile ein fester Bestandteil in der Therapie chronischer Gelenk- und Wirbelsäulenerkrankungen sowie im Aufbautraining nach Verletzungen und Operationen. Dies gilt für jedes Alter und nahezu jeden Körperstatus. Der enorme Kraftverlust, der nach akuten Verletzungen oder Operationen durch die notwendige Ruhigstellung von Gelenken eintritt (z.T. über 50% nach 4 Wochen vollständiger Schonung), sollte durch ein gezieltes Krafttraining möglichst bald behoben werden, da hierdurch ein schnellerer Wiedereinstieg ins Alltagsleben inklusive beruflicher Tätigkeit ermöglicht und Folgeproblemen am Bewegungsapparat vorgebeugt wird.

Chronische Wirbelsäulenleiden können durch ein gezieltes Krafttraining bereits nach 8–12 Wochen bzw. 12–24 Trainingseinheiten deutlich gelindert bzw. bis zur Schmerzfreiheit therapiert werden [47, 114, 165]. Die Optimierung der Muskelfunktion (Koordination und Kraft) sowie die gezielte Stoffwechselsteigerung im Beschwerdebereich, die durch ein Krafttraining bewirkt werden, sind therapeutisch relevante, physiologische Komponenten einer erfolgreichen Therapie. Daneben stärkt ein Krafttraining auch das Vertrauen in die eigene Leistungsfähigkeit und Belastbarkeit, was das Krankheitserleben von Patienten mit chronischen Schmerzen positiv beeinflusst, Bewegungsängste abbaut und dadurch mehr Lebensqualität und Teilhabe am gesellschaftlichen Leben ermöglicht. Bei einer Arthrose, d.h. einem Knorpelverschleiß, der insbesondere an Hüft- und Kniegelenken im fortgeschrittenen Lebensalter auftritt und häufig mit erheblichen Schmerzen und Funktionseinschränkungen einhergeht, kann Krafttraining durch eine gezielte Anregung des Gelenk- und Knorpelstoffwechsels und durch den Aufbau einer leistungsfähigen Muskulatur die Schmerzsymptome und Funktionseinschränkungen vermindern [57]. Eine leistungsstarke Muskulatur kann eine günstigere Verteilung von Beanspruchungen im Gelenk herstellen und Belastungsspitzen reduzieren. Sie wirkt in zahlreichen Bewegungssituationen des Alltags als „Stoßdämpfer“. Wie bei anderen chronisch-degenerativen Erkrankungen am Bewegungsapparat kann Krafttraining eine Arthrose nicht heilen, aber die negativen Folgen für den Patienten deutlich lindern.

Neben dem orthopädischen Bereich hat sich Krafttraining mittlerweile auch in anderen Fachbereichen der Medizin etabliert: Seine die Blutgefäße trainierende Wirkung wird neben dem Kraft- und Leistungsaufbau im Training mit Herzpatienten (kardiologische Rehabilitation) genutzt (Kap. 9.1). In der Diabetes-Therapie erhöht Krafttraining die Sensivität der Muskelzelle für Insulin und hilft Folgeerkrankungen präventiv entgegenzuwirken (Kap. 9.4). Jüngst hat auch die Krebstherapie das Krafttraining entdeckt. Studien mit Brustkrebspatientinnen zeigen, dass sich Krafttraining positiv auf die körperliche Leistungsfähigkeit und die Lebensqualität auswirkt [51]. Aber auch bei der Behandlung anderer Krebsarten sind bewegungstherapeutische Maßnahmen und Muskeltraining auf dem Vormarsch [9].

So verbreitet Krafttraining als Therapieform oder Therapieergänzung mittlerweile auch ist – es gehört immer in die Hände medizinisch geschulter Trainer, damit die gewünschten Effekte erzielt und schädigende Einflüsse vermieden werden können. Medizinisches Krafttraining wird üblicherweise in Rehabilitationseinrichtungen, Arzt- und Physiotherapiepraxen und von speziell anerkannten Trainingsinstituten durchgeführt.

3 Zur Geschichte von Krafttraining und Kräftigungsgymnastik

3.1 Frühzeit und Antike

Das Bewegen schwerer Gegenstände gehört zum Menschen, da er seine Umwelt gestaltet und dabei seit ewigen Zeiten Steine, Holz und Erde als Werk- und Baustoffe benutzt. Auch Schnellkraftleistungen, wie Springen, Sprint oder Werfen gehören zum Bewegungsverhalten des Jägers und Sammlers auf der Jagd, auf der Nahrungssuche oder auf der Flucht vor Feinden. Das Heben schwerer Gewichte, um die Kraft spielerisch zu erproben bzw. im Vergleich mit anderen die Kräfte zu messen, ist sicher so alt wie die menschliche Kultur selbst. Aus allen Zeiten und rund um die Welt gibt es Belege für sportliche Ringkämpfe, für Tauziehen und andere Schiebe- und Ziehwettkämpfe, in denen die Körperkraft die zentrale Rolle spielt. Aus dem alten Ägypten gibt es Zeugnisse, wo schwere Sandsäcke gehoben werden, und aus dem antiken Griechenland stammen einige Funde von Steinen, die zu sportlichen Zwecken gestemmt wurden [49]. Als früheste Zeugnisse gelten Überlieferungen, aus denen hervorgeht, dass am Hofe chinesischer Kaiser Gewichte gehoben wurden, u.a. um die Eignung angehender Rekruten zu erproben, die in die kaiserlichen Truppen aufgenommen werden sollten [114]. Im alten China sind auch die Anfänge einer Heilgymnastik erstmals beschrieben [196]. Kraftsport und Gewichtheben sind also mit Sicherheit uralte sportliche Betätigungen des Menschen. Wann jedoch Krafttraining im eigentlichen Sinne aufkam, dass heißt das Heben, Tragen, Werfen, Schieben oder Ziehen schwerer Gegenstände mit dem ausschließlichen Ziel die Muskelkraft zu entwickeln, bleibt im Dunkeln.

Erste umfangreiche Zeugnisse für Krafttraining zur Leistungssteigerung und Gesunderhaltung finden wir in Bilddarstellungen und Schriften des antiken **Griechenland**, wo zum ersten Mal eine entwickelte Trainingskultur mit Gewichten fassbar wird. Seit dem 5. Jh. v. Chr. blühte eine umfangreiche trainingswissenschaftliche Literatur. Ärzte, Trainingswissenschaftler und Übungsleiter versuchten, die Sportler für die heiligen Spiele in Olympia, Korinth, Nemea oder Delphi fit zu machen. Erhalten ist die Schrift des Philostratos aus dem 3. Jh. n. Chr. Hier wird zur Kräftigung das Tragen schwerer Lasten, das Biegen von Eisenplatten, das Ziehen des Pfluges oder auch das Bändigen von Stieren und Löwen empfohlen [45]. Umfangreiche Darstellungen von sportlichen Aktivitäten findet man aus jener Zeit auf Alltagsgegenständen wie Vasen oder anderen Gefäßen. Im Innenbild einer Schale um 500 v. Chr. sieht man einen Athleten, der zu Trainingszwecken zwei schwere Steine vom Boden hebt. Aus dem 6. Jh. v. Chr. stammen Funde von Hanteln sowie der Stein des Bybon. Eine Inschrift besagt, dass der 143 kg schwere Stein vom besagten Bybon mit einer Hand über den Kopf gestemmt worden sei. Eine unglaubliche Leistung, wobei hierdurch belegt wird, dass Steine als Sportgerät für Kraftleistungen benutzt wurden. Der berühmteste Kraftathlet der Antike war der Ringer **Milon von Kroton**, der sechsfacher Olympiasieger wurde und 25 weitere Siege bei bedeutenden Wettkämpfen verzeichnen konnte. Er dominierte die Schwerathletik im antiken Griechenland über 30 Jahre. Zahlreiche Legenden werden über seine Kraftfähigkeiten und seinen ungeheuren Appetit erzählt. Viel zitiert ist auch seine überlieferte Trainingsmethode, täglich ein Stierkalb getragen zu haben, bis aus dem Kalb ein erwachsener Stier und aus Milon der stärkste Mann seiner Zeit geworden war.

Neben dem sportlichen, wettkampforientierten Training entwickelte sich im antiken Griechenland auch eine medizinische Heilgymnastik, die kräftigende Übungen einschloss. Als ihr Begründer gilt **Herodikos von Selymbria** (5.Jh.v.Chr.), ein Lehrer des berühmten Arztes Hippokrates, der ebenfalls gymnastische Übungen als Therapie einsetzte.

In einer Inschrift auf einem etwa 240 kg schweren, würfelähnlichen Stein mit Griff findet man die Inschrift, dass Hermodikos aus Lampsakos dem griechischen Heilgott Asklepios dafür dankt, dass das Heben dieses Steins ihn von seiner Lähmung geheilt habe [49]. Nun scheint dieses Gewicht (240 kg) für einen »Kranken« kaum zu bewältigen. Doch wenn man die Möglichkeit einschließt, dass der Stein nur einseitig hochgehoben wurde, erscheint es bereits wesentlich glaubhafter.

Schließlich finden wir im antiken Griechenland auch die ersten öffentlichen Trainingszentren, die wohl als erste »Fitness-Studios« der Geschichte gelten können. Das **Gymnasium** (griech. »gymnasion«) war eine Sportstätte, die im gesamten Einflussbereich der antiken griechischen Kultur seit Beginn des 6.Jh.v.Chr. zu finden war. Von Sizilien im Westen bis Afghanistan im Osten; von der nördlichen Schwarzmeerküste bis zum Nil [45]. Das Gymnasium war ursprünglich ein Ort des körperlichen Trainings, um die Wehrhaftigkeit der jungen Männer zu fördern. Daher liegt der Anfang dieser Sportanlagen vermutlich in jener Zeit, als durch eine Änderung der Kriegführung nicht mehr nur der Adel, sondern ein großer Teil des Volkes einer Polis (Stadtstaat) in den Kampf zog [45]. Das Gymnasium gehörte seit jener Zeit quasi zur architektonischen Grundausstattung jeder griechischen Polis. Es bestand in seiner Blütezeit aus einer Laufbahn, einem Ringplatz, großen Freiflächen für Wurfübungen (Speer, Diskus), einem Badebecken und weiteren Räumen. Teile des Gymnasiums waren überdacht, so dass bei jedem Wetter trainiert werden konnte. Da eine Laufbahn (»Stadion«) zwischen 167 und 192 Meter lang war und der Ringplatz Seitenlängen von über 60 Metern haben konnte, war ein Gymnasium eine überaus imposante Anlage.

Im Laufe der Zeit entwickelte sich das Gymnasium zu einem sozialen Treffpunkt, wo gerungen, gelaufen, gesprungen, geworfen und mit Gewichten trainiert wurde. Sportlehrer und Übungsleiter überwachten das Training, das ausschließlich nackt (»gymnos«) betrieben wurde. Das Gymnasium war allerdings eine Männerdomäne und nur in Sparta trieben auch die Frauen intensives, körperliches Training. In späteren Zeiten wurde das Gymnasium auch zunehmend ein Ort der geistigen Bildung: Philosophen wie Sokrates, Platon oder Aristoteles lehrten die Jugend in Gymnasien. Daher wurde es im 16.Jh. üblich, geistliche Schulen

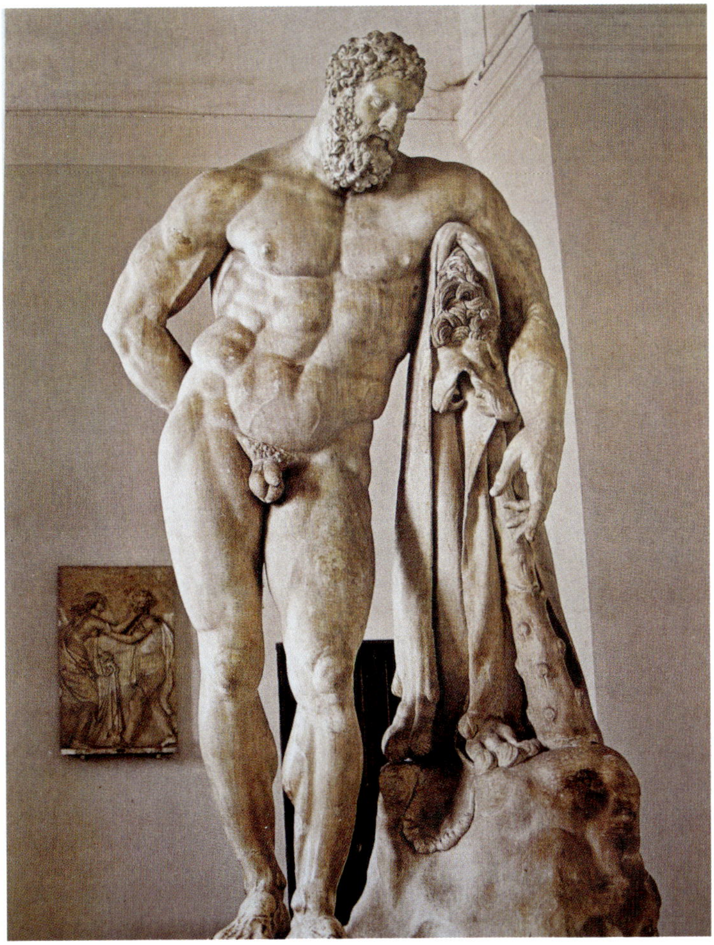

Abb. 9: Der mythologische Inbegriff von Körperkraft war für die antiken Griechen der Held Herkules.

für den kirchlichen Nachwuchs, in denen auch Griechisch und Latein gelehrt wurde, als Gymnasium zu bezeichnen. Hier liegt der Ursprung für die heutige Bezeichnung der höheren Bildungsanstalten in unserem Lande, die mit dem ursprünglichen sportlichen Grundgedanken nichts mehr gemein haben. Im Englischen hat die Bezeichnung allerdings ihren ursprünglichen Charakter bewahrt. Turnhallen und Fitness-Studios bezeichnet man als »gym« bzw. »gymnasium«.

Trotz einer entwickelten Trainingskultur mit Kraftübungen und Hanteln hatte das berühmteste Sportereignis der Antike, die Olympischen Spiele, als Wettkampfdisziplinen nur wenige »echte« Kraftsportarten im Programm. Im Wesentlichen sind hier die Kampfsportarten wie Ringen, Boxen und der Allkampf zu nennen.

Das Gewichtheben oder Steinstoßen fand keinen Eingang in diese berühmten kultischen Spiele, die seit 776 v.Chr. regelmäßig zu Ehren des Göttervaters Zeus abgehalten wurden. Man könnte vielleicht noch das Diskuswerfen zu den Kraftsportarten zählen, da das Wurfgerät mit ca. 5 kg erheblich schwerer war als der heutige Diskus der Männer mit 2 kg [45].

Das historisch belegte, systematische Krafttraining begann also spätestens in der griechischen Antike. Ab dem 2. Jh. v. Chr., als die **Römer** die griechische Staatenwelt unterwarfen, wurden die Eroberer stark vom griechischen Sport beeinflusst und übernahmen im Laufe der Zeit neben Sportarten wie Diskuswerfen, Weitsprung oder Ballspielen auch das Hanteltraining, die Trainingslehre und Diätvorschriften. Ein Fußbodenmosaik um 300 v. Chr. zeigt Frauen bei sportlichen Aktivitäten, wobei eine von ihnen mit zwei Kurzhanteln trainiert [217]. Dennoch gab es immerwährend konservative Bestrebungen in Rom, die Leibesertüchtigung auf den militärischen Zweck zu reduzieren und die neuen Strömungen aus dem Osten nicht Fuß fassen zu lassen [49]. In Rom gab es Berufsathleten für Wagenrennen, Gladiatorenkämpfe, Ringen und Boxen. Der »normale« römische Bürger verbrachte die »Freizeit« eher in den Badeanstalten (Thermen) oder als Zuschauer bei den Zirkusspielen. Eine Sport- und Trainingskultur für breite Schichten der (männlichen) Bevölkerung, wie in Griechenland, konnte sich in Rom nicht durchsetzen. Die Heilgymnastik wurde allerdings nach griechischem Vorbild weitergeführt. Insbesondere der aus Pergamon stammende Arzt Galenus (129–199 n. Chr.) hinterließ ein umfangreiches Werk, in dem auch der Heilgymnastik, inklusive Widerstandsübungen, eine bedeutende Rolle zugewiesen wurde [196]. Neue Kraftsportarten wurden in Rom nicht erfunden, weshalb wir uns als Nächstes dem Mittelalter zuwenden.

3.2 Mittelalter

Durch die Völkerwanderung kam das Römische Weltreich ins Wanken und die gewohnten kulturellen Bräuche, so auch die Sportausübung, unterlagen europaweit großen Veränderungen. Die Zeugnisse von Kraftsportarten sind dünn gesät. Insbesondere wurde das Steinstoßen und -werfen und das Ringen praktiziert. Die Schotten maßen sich in ihren »Highland Games« (Ursprünge im 10. oder 11. Jahrhundert) neben dem Werfen und Stoßen von Steinen in einer Art Hammerwerfen (mit festem Stil bzw. Seil oder Kette) und im »Cabertossing« [49]. »Cabertossing« ist ein Baumstammwurf, bei dem heutzutage ein 4,5–5,7 m hoher und etwa 30–60 kg schwerer Stamm (Pfahl) geworfen wird. Entscheidend ist nicht die Weite, sondern der Winkel, in dem der Stamm nach seiner Überkopflandung zum Werfer liegen bleibt. Das Baumstammwerfen (»Bengel zucken«) wird im Mittelalter auch aus deutschen Landen berichtet [49].

Auf größeren mittelalterlichen Märkten waren zudem fast immer Gaukler- und Artistengruppen zu sehen, die die Marktbesucher neben zahlreichen anderen Darbietungen auch mit Kraftleistungen und kraftakrobatischen Kunststücken unterhielten [82].

Ansonsten finden wir in mittelalterlichen Quellen natürlich Beschreibungen des allgemeinen sportlichen Treibens der Ritterschaft sowie mit dem Aufblühen des Bürgertums in den Städten auch des nichtadeligen Volkes. Aus England werden Übungen wie die »Brücke«, eine Rumpfrückbeuge oder Handstände in verschiedenen Varianten sowie unterschiedliche Liegestütze überliefert. In den Quellen handelt es sich hierbei allerdings offenbar eher um »Kunststücke« als um eine gezielte (Kraft-)Gymnastik [49]. Die adlige Oberschicht vergnügte sich mit Jagen, Reiten, Schwimmen und dem Waffenhandwerk. Letzteres war insbesondere im späteren Mittelalter eine Art Schwerathletik, da eine Rüstung zwischen 25 und 35 Kilogramm wiegen konnte. Die schwere Lanze wurde mit einem Arm balanciert, zur Entlastung auch mitunter in eine Aussparung des Schildes oder in den Rüsthaken der spätmittelalterlichen Rüstung eingelegt. Das Schwingen von Kriegskolben oder Streitaxt erforderte eine kräftige Arm- und Schultergürtelmuskulatur. Gelegentlich stellten die Adligen ihre Körperkraft öffentlich unter Beweis, so z.B. Herzog Christoph der Starke von Bayern, der bei einem Schützenfest in Augsburg (1470) einen Stein von 182 Kilogramm hob [49].

Die Heilgymnastik, die in der griechisch-römischen Antike ein wichtiger Bestandteil der Medizin gewesen war, spielte im europäischen Mittelalter nahezu keine Rolle. Die Behandlung Kranker war überwiegend auf die Klostermedizin beschränkt und in der »leibfeindlichen« Einstellung des geistlichen Ideals fanden Leibesübungen keinen Platz. Die Rückkehr der Heilgymnastik ließ bis zur Mitte des 16. Jahrhunderts auf sich warten [196].

3.3 Frühe Neuzeit

In der frühen Neuzeit gewannen Körperübungen, Spiele und sportliche Wettbewerbe wieder stärker an Bedeutung. Auch die medizinische Heilgymnastik tauchte wieder auf, gefördert insbesondere durch die Person des italienischen Arztes **Hieronymus Mercurialis** (1530–1606), der nach dem Studium der alten antiken Gymnastikschriften 1573 die »Ars gymnastica« verfasste, die die präventive und heilende Kraft von Leibesübungen wieder »in den Gesichtskreis der ganzen gebildeten Welt« rückte [49]. Neben Hanteln empfahl er als Trainingsgeräte schwere, sandgefüllte Bälle [E 9].

Seit Ende des 15. Jahrhunderts empfahlen Erziehungstheoretiker und Philosophen immer wieder, die Körperkraft zu entwickeln, um zu einer vollendeten Ausbildung des Menschen zu gelangen. Neben Martin Luther, der Ringen empfahl, sind auch der schweizer Reformator Ulrich Zwingli, der französische Schriftsteller und Philosoph Michel de Montaigne und der englische Humanist Thomas Elyot (1490–1546) zu nennen. Letzterer schrieb ein viel beachtetes Buch über einen gesunden Lebensstil und hielt zu diesem Zweck körperliche Ertüchtigung, u.a. das Training mit Hanteln sowie das Heben schwerer Steine und Stangen für dienlich [E 9]. Zahlreiche Ärzte, u.a. in England, Frankreich und Deutschland, befürworteten seit Mitte des 16. Jahrhunderts Körperübungen zur Behandlung verschiedener Erkrankungen. 1728 veröffentlichte John Paugh »Eine physiologische, theoretische und praktische Abhandlung über den Nutzen von Muskelübungen zur Wiederherstellung der Kraft der Körperglieder«, wo er Kurzhantelübungen zu rehabilitativen Zwecken beschreibt. Diese einflussreiche Schrift entsprach nicht nur dem zunehmenden Interesse an Kräftigungsübungen in der Medizin zu jener Zeit, sondern förderte auch die Verbreitung von Hanteltraining in Europa und den USA. Etwa 50 Jahre später proklamierte der französische Militärarzt Joseph Clément Tissot (1747–1826) in seinem Werk »Medicinische und Chirurgische Gymnastik« Bewegung und Kräftigung zur Rehabilitation nach Verletzungen und Schlaganfall sowie bei Rheuma, Haltungsfehlern und Körperdeformitäten. Übungen wie Wasser aus einem Brunnen zu ziehen, Glockenläuten, Klettern oder das Tragen schwerer Gegenstände sollten therapeutisch dienlich sein [201].

Neben diesen zweckorientierten Aspekten körperlichen Trainings werden von europäischen Herrscherhöfen aus der frühen Neuzeit häufig auch Berichte über Kraftsport und Kraftakrobatik gefunden: Von dem englischen König Heinrich VIII. (Regierungszeit 1509–1547) wird erzählt, er habe sich von Jugend an täglich mit leicht- und schwerathletischen Übungen fit gehalten, u.a. Gewichtstoßen und Hammerwerfen. Er beschäftigte auch einen Hofringer, mit dem er jederzeit trainieren konnte [49, 217]. Am Herzoglich Pommerschen Hofe zeigte der aus dem Adel stammende Kraftakrobat Dinnies von Kleist seine enormen Kräfte, in dem er Münzen verbog und Pokale zerdrückte [82]. Ein Ausbund an Kraft war der König von Polen und Kurfürst von Sachsen August der Starke (1670–1733). Auch er konnte Münzen verbiegen und Becher zerdrücken, zerbrach Hufeisen und kämpfte mit Bären. Er soll am ausgestreckten Arm einen Trompeter über die Brüstung des Wiener Stephansdoms gehalten haben, der dabei noch ein Musikstück blasen musste [82]. In Preußen begeisterte der »Kraftmensch« Johann Carl von Eckenberg König Friedrich Wilhelm I. mit seinen Darbietungen derart, dass er in Berlin ein eigenes Theater eröffnen durfte, das vom König durch Privilegien gefördert wurde und in dem neben seinen Kraftkunststücken auch andere schaustellerische Präsentationen stattfanden [82]. Für die breite Bevölkerung gab es weiterhin auf den Jahrmärkten zahlreiche Kraftdarbietungen, bis die Verbreitung des Zirkus in der Mitte des 18. Jahrhunderts ihnen den Rang ablief [82].

Auch aus dem asiatischen Raum gibt es frühneuzeitliche Zeugnisse von Kraftdarbietungen und Widerstandstraining: Von türkischen Sultanen wird beispielsweise berichtet, dass sie Hanteln und schwere Keulen aus Stein und Bronze benutzten, um ihre Körperkraft zu entwickeln. Derartiges Krafttraining hatte auch im Iran und in Indien eine lange Tradition. Aus der Zeit um 1800 berichtet Carl Diem von Kraftübungen im Iran, wo größere Gruppen von Männern sich in einem speziellen Trainingsgebäude versammelten, um Hanteln zu stemmen, Steine und Keulen zu schwingen oder Sprünge und Kniebeugen zu vollführen. Auch Trainingsbänke als Hilfsmittel für unterschiedliche Positionierungen des Körpers beim Krafttraining wurden hier bereits eingesetzt [49].

Mit dem Zeitalter der Aufklärung, die die Vernunft über den Glauben und die Tradition setzte und dadurch gesellschaftliche Umwälzungen, u.a. im Menschenbild bewirkte, trat der Körper und dessen Pflege in der Erziehung nochmals vermehrt in den Vordergrund. Jean-Jaques Rousseau (1712–1778), dessen philosophisches Ideal von der »Rückkehr zur Natur« mit einer ganzheitlichen Sicht des Menschen verbunden war, betonte eindringlich die Notwendigkeit körperlicher (Kraft-)Entwicklung für die Gesundheit von Geist und Seele [142]. Er empfahl u.a. Schwimmen, Baumklettern, Weit- und Hochsprung, Gewichtheben, Steinstoßen, Drängelkämpfe und Gleichgewichtsübungen [49]. Die Reformpädagogen der Philantropie, die Rousseau zu ihren geistigen Vätern zählten, versuchten Ende des 18. Jahrhunderts verstärkt, Körperübungen und Gymnastik in den Schulen zu etablieren und fanden in dem deutschen Körpererzieher Johann C.F. GuthsMuths einen ihrer berühmtesten Vertreter.

3.4 Das 19. Jahrhundert

Im 19. Jahrhundert fand das Krafttraining endgültig eine weite Verbreitung im europäischen und amerikanischen Kulturraum. Neben dem Kurzhanteltraining und gymnastischen Übungen hielt auch die Keule als Trainingsgerät zur Kräftigung Einzug. Britische Militärs brachten sie Ende des 18. Jahrhunderts aus Indien mit und integrierten sie in das Training der Armee [E 9]. Später fanden Keulen zwischen 4 und 50 Pfund (2 bis 23 kg) im Training breiter Bevölkerungsschichten Verwendung. In den Vereinigten Staaten erfreute sich das Kurzhanteltraining seit den 30er Jahren des Jahrhunderts großer Beliebt-

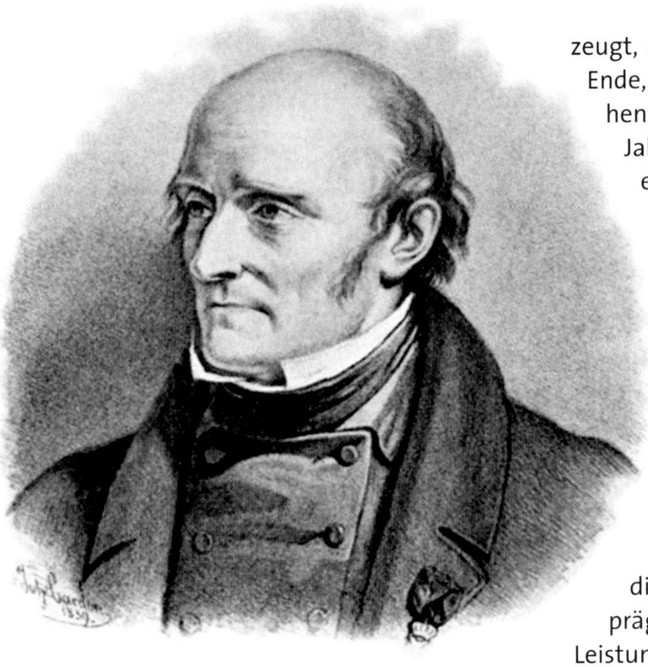

Abb. 10: Der Begründer der Schwedischen Gymnastik Pehr Henrik Ling (1776–1839)

heit und das Interesse an verschiedenen Formen des Krafttrainings nahm bis in die 70er Jahre dort derart zu, dass man vom »First American Weight Training Boom« sprechen kann [E7, E9]. Gesundheitserzieher und Ärzte wie Diocletian Lewis, Dudley Allen Sargent oder George Barker Windship halfen durch Schriften, öffentliche Veranstaltungen und Trainingskonzepte, Krafttraining einer breiten Bevölkerung zugänglich zu machen. Sie empfahlen diese Form des Trainings für Männer, Frauen und Kinder. In dieser Zeit wurden auch zahlreiche Trainingsgeräte entwickelt und vermarktet. Ein erfolgreicher Geschäftsmann war David P. Butler aus Boston, der eigene Fitness-Studios und ein Franchise-Unternehmen für seine Übungskonzepte und Trainingsmaschinen unterhielt [163, E7]. In Europa wurde 1840 in Frankreich (Paris) eine riesige Trainingshalle für Krafttraining eröffnet, in der sogar Balkons für Zuschauer vorgesehen waren. Von dort werden in den 50er Jahren erstmals Langhanteln bezeugt, d.h. Stangen mit je einer Kugel am Ende, um das Gewicht der Stange zu erhöhen. Diese Kugeln wurden in späteren Jahren mit Sand oder Blei gefüllt oder in einem Stück gegossen, bis 1910 der variabel bestückbaren Scheibenhantel der Durchbruch gelang [E9].

Generell waren im 19. Jahrhundert drei große Strömungen prägend für den weiteren Aufstieg der Körperkultur in Europa: Der englische Sport, das deutsche Turnen und die schwedische Gymnastik. Die Entwicklung des Sports in **England** brachte jene Charakteristika hervor, die noch heute den modernen Sport prägen, d.h. öffentliche Wettkämpfe mit Leistungscharakter, festgelegten Regeln, zugleich allerdings spielerisch ohne einen »höheren« Nutzen als den Sport selbst (nichtsdestotrotz begann damals schon die kommerzielle Verwertung des Sports). Dem gegenüber steht das deutsche **Turnen**, das zunächst vor allem den Zweck hatte, wehrhafte und patriotische deutsche Männer hervorzubringen, die Napoleon die Stirn bieten und einen deutschen Nationalstaat gründen sollten [10]. Als »Vater« der Turnbewegung gilt Friedrich Ludwig Jahn, der 1811 in Berlin den ersten Turnplatz eröffnete. Aufgrund der politischen Ausrichtung durchlief das deutsche Turnen das Jahrhundert hindurch immer wieder Höhen und Tiefen, hielt sich aber doch letztendlich (wenn auch weitgehend unpolitisch) bis in unsere Zeit. Das Turnen stand in Deutschland fortwährend im Antagonismus zum »Sport« aus England und zur Schwedischen Gymnastik, die in der späten ersten Hälfte des 19. Jahrhunderts in Deutschland Fuß fasste.

Der schwedische Gymnastiklehrer **Pehr Henrik Ling** gründete ein gymnastisches System, das vier Hauptrichtungen umfasste: pädagogische, militärische, medizinische und ästhetische Gymnastik [196]. Sein Zentralinstitut für Gymnastik in Stockholm (seit 1813) wurde staatlich anerkannt und gefördert und bildete alsbald alle Gymnastiklehrer in Schweden für Schulen, Armee, Marine und Medizin aus. Lings Ansätze verbreiteten sich von Schweden aus in zahlreichen europäischen Ländern. Widerstandsübungen gehörten in wesentlichem Umfang zum Inhalt der Schwedischen Gymnastik. Allerdings waren den deutschen Kritikern die medizinischen Übungen häufig zu wenig intensiv und zu wenig aktiv (die Widerstände wurden in der Regel durch die Therapeuten gesetzt), so dass Konkurrenzsysteme auftauchten, wie z.B. das Heilturnen (Kinesiatrik) von Daniel Gottlieb Moritz Schreber (1808–1861). Er setzte die typisch deutschen Geräte wie Barren, Ringe, Horizontalleitern und Reckstangen für seine »rein activ« kräftigenden Übungen ein und entwickelte neben einem heilgymnastischen Ansatz ein Heimtrainingsprogramm für Gesunde zur Prävention [196]. Durch Gegner aus der Turnbewegung und der deutschen Ärzteschaft vorübergehend zurückgedrängt, erfuhr die schwedische Gymnastik in Deutschland eine Wiederaufwertung, als der Arzt Gustaf Jonas Wilhelm Zander die ersten Krafttrainingsmaschinen mit variablen Widerständen für die Heilbehandlung konstruierte. Die Apparate wurden 1865 in Stockholm erstmals eingesetzt und fanden ab 1884 auch in Deutschland Verbreitung. Die Zander-Apparate waren 1911 in 206 Instituten weltweit vertreten und brachten das Gerätekrafttraining erstmals in großem Umfang in die Medizin.

Der eigentliche Kraftsport und die Kraftakrobatik erhielten ebenfalls gegen Ende des 19. Jahrhunderts neue Impulse. Kannte das Boxen als schwerathletische Disziplin schon seit dem 18. Jahrhundert ein eigenes Regelwerk und organisierte Wettkämpfe und Meisterschaften, brauchten Ringer und Gewichtheber deutlich länger. 1893 fand die erste deutsche Meisterschaft im Gewichtheben statt, 1898 die erste Weltmeisterschaft. Die deutschen Ringer organisierten sich ab 1879 in Vereinen und traten später dem 1891 gegründeten Deutschen-Athleten-Verband bei. **Gewichtheben und Ringen** waren schließlich auch bei den ersten Olympischen Spielen der Neuzeit 1896 in Athen als zwei der insgesamt neun Sportarten vertreten. Vor der Organisation in Vereinen und der Herausbildung sportlich-geregelter Stilarten waren die Ringer als Kraftmenschen vor allem in Zirkussen und Varietés aufgetreten oder hatten privat organisierte Turniere und Schaukämpfe ausgetragen. Als Auslöser für den Aufschwung des Ringens in Deutschland gilt die Popularität des Mecklenburgers Carl Abs (1851–1895). Abs begann seinen Aufstieg als Ringer in den 70er Jahren. Nachdem er in Deutschland keine Gegner mehr gefunden hatte, besiegte er Champions in den USA, Frankreich und England und galt 1884 nach seinem Sieg gegen den US-Ringer William Muldoon als Weltmeister im Ringen. Sein Erfolg und seine Popularität lösten in Deutschland (und Europa) eine bislang nicht dagewesene Begeisterung für die Schwerathletik und Kraftakrobatik aus [82]. Passend hierzu ging auch die erste olympische Goldmedaille im Ringen 1896 an den Deutschen Carl Schumann [49].

Im gleichen Zuge des Aufblühens der Schwerathletik erlebte eine aktivitätsorientierte Körperkultur eine Blüte, die schließlich zu den Anfängen des modernen Bodybuildings führte. Die Zeit zwischen 1880 und 1930 wurde die **»Ära der Kraftmenschen«** [217] und des Muskelkults. Die starken Männer stemmten schwere Hanteln und andere Eisengewichte, verbogen Eisenstangen und hoben mittels Gerüsten und anderen Hebevorrichtungen Pferde, Ochsen und sogar Elefanten. Der Kraftakrobat Apollo trug 1892 in Berlin ein Klavier samt Pianist über die Bühne und sein Kollege Gottfried Rasso hob drei Jahre später im Zirkus Renz ein zwölfköpfiges Orchester, das währenddessen die Begleitmusik spielt [217]. Da es keine Regeln oder Standardisierungen der gezeigten Kraftakte gab, war die Ermittlung des wahrhaft stärksten Mannes nicht möglich und so blieb es stets Show und Geschäft und war kein sportlicher Wettkampf [221]. Dies änderte sich erst am 15. März 1930, als die erste Weltmeisterschaft der stärksten Männer aus 16 Nationen in Paris stattfand. Sieger wurde der im tschechischen Alt-Rothwasser geborene Emil Bahr, genannt Milo Barus (1906–1977), der mehrmals den Titel gewann [82].

Analog zu den stärksten Männern gab es vermehrt auch »stärkste Frauen«, die sich auf der Bühne präsentierten. Um 1830 erschien mit Elise Serafin Luftmann die »erste berufsmäßige Athletin Deutschlands« [82]. Sie hob schwere Gewichte und Hanteln und jonglierte mit Kanonenkugeln. Die Kraftakrobatin Athleta stemmte 1890 90 Kilogramm beidarmig, hob Pferde, Fässer und Männer hoch und trug mit ihnen Ringkämpfe aus [221]. Kathi Brumbach (genannt »Katharina die Große«, später Sandwina) jonglierte mit schweren Stahlkugeln, die sie mit dem Nacken auffing, zerriss Ketten und ließ sich eine Brücke auf den Brustkasten legen, über die Menschen, Pferde und Autos passierten [82].

Natürlich wurde bei diesem Treiben, wie auch im heutigen Showbusiness der Magier, häufig mit Tricks gearbeitet, so dass nicht alle gezeigten Kraftleistungen für bare Münze genommen werden müssen [221]. Einige Athleten ließen jedoch ihre verwendeten Materialien und Gewichte von unabhängiger Seite prüfen, um ihre Leistungen dem Publikum zu beweisen [82].

Ende des 19. Jahrhunderts wurden für Hobbysportler auch Trainingsanleitungen in Buchform populär. Als Beispiele seien das »Hantel-Büchlein für Zimmerturner« von Moritz Kloss (Leipzig 1886) und das »Lehrbuch der Kraft- und Muskelausbildung durch Hantel und Gewichts-Übungen. Auf Grund gesundheitlicher und schönheitlicher Prinzipien« von Albert Stolz (München vor 1904) erwähnt.

Am Ende des 19. Jahrhunderts bis etwa 1930 entwickelte sich in Deutschland und Europa eine blühende Kultur um Männer, die im Krafttraining und Bodybuilding einen wesentlichen Schwerpunkt einer gesunden und natürlichen Lebensweise sahen und diese Lebensphilosophie mit Trainingsanleitungen in zahlreichen Schriften verbreiteten. Hierzu gehörten u.a. der »Athletenvater« Theodor Siebert, Max Sick, Karl Friedrich Müller (genannt Eugen Sandow) und Max Unger (genannt Lionel Strongfort). Sie wurden z.T. internationale Stars und verbrachten viele Jahre im Ausland, insbesondere in England und Amerika [220]. Hervorzuheben ist hier die Trainingsmethodik von **Max Sick**, der zunächst nicht mit äußeren Widerständen (Hanteln, Gewichte) trainierte, sondern nur über die willkürliche, isometrische Anspannung der Muskulatur in genau beschriebenen Körperposen [E3]. Durch dieses System der »Muskelbeherrschung« gilt er als der Urvater des isometrischen Trainings [27]. Auch haben seine Methoden der gezielten Anspannung bestimmter Muskeln und Muskelgruppen große Ähnlichkeit mit dem »Posing« im modernen Wettkampfbodybuilding. Später integrierte auch er zunehmend das Heben von Gewichten in sein Training und zeigte seine Kraftleistungen auf der Bühne. Bei nur knapp 70 Kilogramm Körpergewicht brachte er immerhin 137 Kilogramm zur Hochstrecke [E3].

3.4.1 Sandow und Hackenschmidt: Archetypen der »Kraftmenschen«

Zwei weitere Männer aus dem Kreis der Trainingspublizisten und Kraftphilosophen jener Zeit sollen hier kurz näher vorgestellt werden: Der erste ist der bereits erwähnte Karl Friedrich Müller, besser bekannt als Eugen Sandow. Er stand für jenen neuen Typus des starken Mannes, bei dem nicht nur Kraftleistungen erstaunten, sondern der auch in körperlicher Ästhetik überzeugte und im Prinzip das moderne Bodybuilding vorweg nahm.

Sandow wurde 1867 als Sohn eines Königsberger Gemüsehändlers geboren. Schon mit 15 Jahren schloss er sich einem Wanderzirkus an und präsentierte sich dort als Kraftakrobat. Als der Zirkus Pleite ging, verdiente er etwas Geld als Körpermodell für Kunststudenten. Er lebte damals in Brüssel und traf dort auf den Sportlehrer und Kraftathleten Louis Dürlacher, der ihn fortan trainierte. In dieser Zeit gab sich Müller den Künstlernamen Eugen Sandow.

1889 besiegte Sandow bei einem Schaukampf in London den berühmten Berufsringer Franz »Cyclops« Bienkowski und wurde mit einem Schlag berühmt. Er ging 1894 nach Amerika und gab fortan jen- und diesseits des Atlantiks Vorstellungen auf öffentlichen Großveranstaltungen mit Kraftakten und »Posing-Kür«, verkaufte Postkartenserien mit seinem Motiv und verfasste Trainingsanleitungen. Gern präsentierte er sich seinen zahlreichen Fans nur mit einem Feigenblatt aus Stoff bekleidet. In seinem 1904 erschienenen Buch »Kraft und wie man sie erlangt« finden sich Abhandlungen über Körperkultur im Allgemeinen, Anatomie, Krafttrainingslehre und die Sandow'sche Lebensphilosophie. Nebenbei prangert er die ungesunde Lebensweise des hektischen und körperfeindlichen Arbeitslebens der damaligen Zeit an und empfiehlt auch Frauen ein Krafttraining für Gesundheit und Attraktivität. Dem Buch lag eine Tafel mit 19 verschiedenen Übungen zu Atmung, Beweglichkeit und vor allem Kräftigung bei, wo sich u.a. Bizepscurls und Frontheben mit Kurzhanteln, zwei Kniebeugen-Varianten und Liegestütze finden. Ferner beschreibt der 1,74 m große und ca. 91 kg schwere Sandow seine Kraftleistungen, darunter interessanterweise auch ein Ringkampf mit einem Löwen (dem Handschuhe und ein Maulkorb angelegt wurden), und betreibt Werbung für die von ihm erfundenen Krafttrainingsgeräte, den »Muskelstärker« und die »Sandow-Griffhantel« [187]. 1901 richtete Sandow in der Royal Albert Hall in London den ersten Wettbewerb aus, in dem es im Wesentlichen um die Präsentation eines muskulösen Körpers ging, der von vielen als erster Bodybuilding-Wettkampf der Geschichte angesehen wird.

Sandow wurde in Amerika und Europa als »Körpervorbild Nummer Eins« weit berühmt und »sandow-like« zu sein war ein großes Kompliment [221, S.100]. Immer mehr verschrieb er sich der Verbreitung seiner Lebensphilosophie und gründete die Sandow-Trainingsschulen in London, wo Männer und Frauen in drei Monaten eine intensive Körperschulung durchlaufen konnten. Er verstarb 58-jährig in London an den Folgen eines Autounfalls. Seine Verbindung von Krafttraining, Show, Vermarktung und Lebensphilosophie fand viele Nachahmer und sicherte ihm einen der ersten Plätze in der Galerie der starken Männer jener Epoche.

Ein weiteres Beispiel für die Verbindung von schwerathletischem Sport, Muskelposing und Kreativität ist der »Russische Löwe« Georg Hackenschmidt. Er wurde 1878 in Estland geboren, siedelte 1897 nach St. Petersburg über und wurde ein Jahr später russischer Meister im Gewichtheben. Fortan widmete er sich verstärkt dem Ringen und verbrachte viel Zeit auf Wettkämpfen im europäischen Ausland. Er gewann 1901 den Weltmeister-Titel im griechisch-römischen Stil, in dem er über 11 Jahre hinweg bis zu seiner Abdankung ungeschlagen blieb. Auf einer Reise nach Australien und Neuseeland besiegte er berühmte asiatische Ringergrößen und wurde 1905 auch Weltmeister im Freistil-Ringen. Nach Beendigung seiner Karriere als Berufsringer widmete er sich verstärkt der Körperkultur, wurde strenger Vegetarier und verfasste Trainingsanleitungen. Neben dem Kraftsport betrieb er Dauerlauf und Sprungtraining. Als er sich im Kriegsjahr 1914 in Deutschland aufhielt, wurde er als Feind interniert und erst am Ende des Krieges 1918 freigesetzt. Im Internierungslager begann er sein philosophisches System zu entwickeln, das er in einem sechsbändigen Werk 1935 veröffentlichte. Bis zu seinem Tod 1968 erfreute er sich einer soliden Gesundheit und sprang als 85-jähriger noch einmal wöchentlich über eine Stuhllehne [82]. Hackenschmidt verband ungeheure Körperkraft und Höchstleistungen in der Schwerathletik mit tadellosem öffentlichen Auftreten, körperlicher Vielseitigkeit und Philosophie. Das von der Pädagogik umgedeutete Zitat des römischen Satirikers Juvenal vom »gesunden Geist in einem gesunden Körper« fand wohl selten in der Kraftsportgeschichte einen besseren Vertreter als Georg Hackenschmidt. Heute erinnert an ihn noch die so genannte Hackenschmidt-Kniebeuge, bei der die Hantel bei enger Fersenstellung hinter dem Rücken gehalten wird und eine tiefe Kniebeuge unter Abheben der Fersen erfolgt [27].

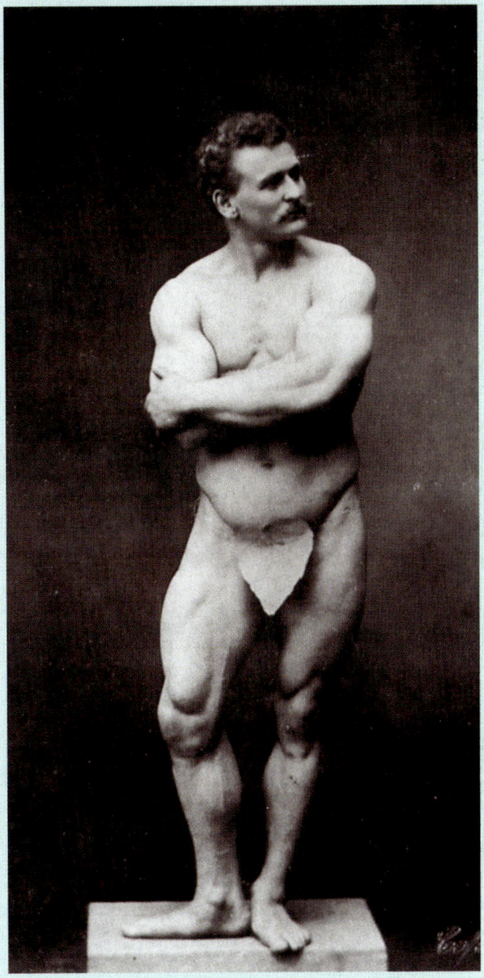

Abb. 11: Eugen Sandow: Kraftmensch, Körpererzieher und Schönheitsideal um die Jahrhundertwende

3.5 Die Kraft- und Muskeltrainingskultur im 20. Jahrhundert

Bis etwa 1930 dauerte die Begeisterungswelle für Kraftakrobatik, Muskeltraining und Körperschau in dem beschriebenen Rahmen an. Veränderungen im Showgeschäft, die Weltwirtschaftskrise und die schwerwiegenden Einschnitte durch den Zweiten Weltkrieg sowie die Nöte der Nachkriegszeit drängten den Muskel- und Kraftkult in Deutschland und Europa deutlich zurück.

Dennoch waren viele Kraftathleten, Körperphilosophen und »Zimmerturner« weiter aktiv und in Nazi-Deutschland wurden muskulöse, gesunde und schöne Körper für die Rassenideologie und die Wehrhaftigkeit gebraucht. Hans Surén war oberster Leibeserzieher im Arbeitsdienst des Hitler-Regimes und ein vehementer Verfechter von Nacktkultur und Kraftgymnastik. Er gründete eigene Schulen für Körperkultur und präsentierte seinen muskulösen Körper gern in seinen zahlreichen Büchern und in der Öffentlichkeit, was ihm schließlich zum Verhängnis wurde, als er 1942 wegen Erregung öffentlichen Ärgernisses in Ungnade fiel und Posten und Popularität verlor [221].

In den Vereinigten Staaten hatte sich parallel zu Europa eine Kultur von Schwerathletik, Krafttraining und muskulöser Körperästhetik entwickelt. Insbesondere das **Bodybuilding** machte schnelle Fortschritte. Zum Jahreswechsel 1903/04 hatte Bernarr MacFadden, Kraftsportler und Verleger der Muskel-Zeitschrift »Physical Culture«, im Madison Square Garden in New York den ersten großen Bodybuilding-Wettbewerb in den Vereinigten Staaten ins Leben gerufen, der seitdem jährlich den »bestgebauten Mann Amerikas« kürte. MacFadden wurde in der Folgezeit zu einem der erfolgreichsten Unternehmer in der Frühzeit des Bodybuilding. Einer der Gewinner der von MacFadden ins Leben gerufenen, jährlichen Wettbewerbe war der italienische Einwanderer Angelo Siciliano, der sich den Künstlernamen Charles Atlas gab. Neben erstaunlichen Kraftleistungen und mehreren Siegen bei ästhetischen Wettbewerben gründete er in den 20er Jahren einen Versandhandel für Trainingsanleitungen, nach denen Millionen von Menschen trainierten. In dieser Zeit blühte das Geschäft mit Hanteln und Trainingsgeräten in den USA. Atlas propagierte allerdings eine Trainingsmethode, für die kein Gerät notwendig war. Seine Methode der »Dynamic Tension« arbeitete mit willkürlichen Muskelanspannungen gegen den Widerstand der entgegengesetzt wirkenden Muskulatur (Antagonisten). Seine Werbeanzeigen waren derart berühmt, dass sie sogar vielfach in Liedtexten und Filmen zitiert wurden.

Ebenfalls in den 20er Jahren setzte auch eine Veränderung des weiblichen Schönheitsideals ein, das jetzt Sportlerinnen und deren trainierten Körper bevorzugte. Dies unterstützte nun auch bei Frauen den Trend, durch Krafttraining den Körper zu formen [E8]. Am Ende dieses Jahrzehnts etablierte der aus Deutschland eingewanderte **Joseph Pilates** (1880–1967) in den Staaten sein »Contrology« genanntes Trainingsprogramm, das in den 1990er Jahren durch US-Stars wie Madonna wieder in die Fitness-Szene zurückgekehrt ist.

In den 30er Jahren wurden in den Vereinigten Staaten viele Trainingsclubs gegründet und es entwickelte sich jene Bodybuilding-Kultur, die in den 40er Jahren zum Beginn des so genannten **»Golden Age of Bodybuilding«** führte. Seit 1939 gab es die Wahl zum Mr. America, bei der bereits typische Bewertungskategorien moderner Bodybuilding-Wettkämpfe auftauchten, und in Santa Monica (Kalifornien) entstand die erste »Muscle-Beach«-Kultur mit Training unter freiem Himmel. Dort trafen sich Fitnesssportler, Ringer, Gewichtheber, Akrobaten, Stuntmen und Bodybuilder zum gemeinsamen Training. 1946 erfolgte dann die Gründung des Bodybuilding-Weltverbandes IFBB durch die kanadischen Brüder Joe und Ben Weider, heute die maßgebende Organisation in diesem Sport. 1948 wurde die Wahl zum Mr. Universum eingeführt.

Im **Gewichtheben** hatten sich derweil ebenfalls Veränderungen ergeben: Seit Beginn des Jahrhunderts gab es Gewichtsklassen, d.h. nicht mehr nur die absolute Kraft, sondern auch die relative kam in Wettkämpfen zum Tragen. 1905 wurde der Weltverband der Gewichtheber (IWF) gegründet und 1910 gelang der Scheibenhantel der Durchbruch, die eine einfache, variable Bestückung der Hantelstange mit Gewichten ermöglichte und das beidarmige Heben begünstigte. Waren zuvor Techniken des einarmiges Reißens und Stoßens immer fester Bestandteil der kraftathletischen Darbietungen gewesen, rückten diese mehr und mehr in den Hintergrund. 1924 wurden bei der Olympiade die beidarmigen Disziplinen Reißen, Stoßen und Drücken (= Olympischer Dreikampf) neben dem einarmigen Reißen und Stoßen durchgeführt. Danach verschwanden die einarmigen Wettbewerbe aus dem Olympischen Wettkampfkatalog. 1946 erfolgte die endgültige Abschaffung der einarmigen Disziplinen, auch auf der Ebene nationaler Wettkämpfe. Bald darauf sollte eine weitere Veränderung die Schwerathletik nachhaltig beeinflussen: Ab Mitte der 50er Jahre wurde die Anwendung von Derivaten des männlichen Sexualhormons Testosteron an Sportlern zur Leistungssteigerung erprobt [97]. Seit 1960 fanden diese so genannten »**Anabolika**« eine immer stärkere Verbreitung im Kraftsport und Bodybuilding [E10]. Eine rege Diskussion über das Für und Wider dieser Präparate führte 1974 zum Beschluss des Internationalen Olympischen Komiteees (IOC), diese Mittel auf die Dopingliste zu setzen. Bei den Olympischen Spielen 1976 wurden erstmals größere Wettkampfkontrollen durchgeführt, in denen vor allem Gewichtheber »erwischt« wurden [14].

Neben diesem ersten systematischen und großflächigen Doping der Kraftsportgeschichte setzte man seit den 50ern auch vermehrt Krafttraining in anderen Sportarten gezielt zur Leistungssteigerung ein, insbesondere in den Vereinigten Staaten und in der Sowjetunion [E8]. Da Leistungssteigerungen bis zu 10% (oder mehr) in puncto Kraftzuwachs, Muskelmasse und Muskelquerschnittsfläche durch Anabolika möglich sein sollen [97], gelangten anabole Steroide entweder staatlich kontrolliert (z.B. im Ostblock) oder privat organisiert (im Westen) an Sportler diverser Sportarten. Seit 1970 dienten insbesondere Bodybuilding- und Kraftsportstudios als private Umschlagplätze für Anabolika [14]. Am Missbrauch dieser (und ähnlicher) Präparate im Kraftsport hat sich seitdem wenig geändert. Die stille Akzeptanz, dass Doping im modernen Profi-Bodybuilding eine allgegenwärtige Verbreitung zeigt, hat Ende der 80er Jahre allerdings zur Entwicklung des so genannten »Natural Bodybuilding« geführt, bei dem sich die Athleten zum Verzicht auf leistungssteigernde Mittel aus der Dopingliste verpflichten. Verlassen wir nun dieses unrühmliche Kapitel der Kraftsportgeschichte und kehren in die späten 50er Jahre zurück:

In den Vereinigten Staaten entdeckte die Filmindustrie vermehrt erfolgreiche Bodybuilder für Filmrollen und eine neue Dimension des »Muskelkinos« (insbesondere 1958–1964) wurde eingeläutet. In früheren Jahren hatten die Tarzandarsteller, wie der mehrfache Olympiasieger im Schwimmen, Johnny

Weissmüller, als Verkörperung von muskulöser Mannesschönheit fungiert. Nun zeigten Bodybuilder wie Steve Reeves oder Reg Park in italienischen Historienfilmen ihre (deutliche größere) Muskelmasse. Zur gleichen Zeit trainierte der legendäre »Eisenguru« Vince Gironda in seinem Studio in Kalifornien erfolgreiche Schauspieler und Kraftsportler, u.a. den ersten Gewinner des Mister Olympia-Titels Larry Scott. Dieser Wettbewerb wurde 1965 von der IFBB eingeführt und ist seitdem der begehrteste Titel im Bodybuilding. Zur gleichen Zeit verbreitete sich auch immer stärker das **Powerlifting**, eine noch »junge Sportart«, die in den 50er Jahren einen Aufstieg begann, der 1973 in die ersten offiziellen Weltmeisterschaft mündete. Das Powerlifting drängte in den USA seit dieser Zeit das Olympische Gewichtheben mehr und mehr in den Hintergrund.

Die 60er Jahre erlebten zudem den Aufstieg eines der erfolgreichsten Bodybuilder der neueren Zeit: **Arnold Schwarzenegger**. Er wurde am 30. Juli 1947 in Thal bei Graz in der österreichischen Steiermark geboren und wendete sich als Jugendlicher zunächst dem Gewichtheben zu. Durch seine Bewunderung für den Bodybuilder und Filmschauspieler Reg Park wurde er zum Bodybuilding motiviert. 1965 wurde er österreichischer Juniorenmeister im Gewichtheben und gewann im selben Jahr als Bodybuilder den »Junior Mr. Europe« in Stuttgart. Fortan konzentrierte er sich nur noch auf das Bodybuilding. In dieser Zeit lernte er den Fotografen und Studiobesitzer Albert Busek kennen, der ihn 1966 nach München holte, wo Schwarzenegger unter besseren Bedingungen trainieren konnte. Ein Jahr später gewann er den begehrten Titel des Mr. Universum in London. Dies war, sportlich gesehen, der Durchbruch. Da in den Vereinigten Staaten das Bodybuilding deutlich weiter entwickelt war als in Europa, siedelte er 1968 nach Kalifornien über und trainierte dort im legendären »Gold's Gym« mit den damaligen Champions der Szene. Der umtriebige Geschäftsmann und Mitbegründer der Bodybuilding-Organisation IFBB, Joe Weider, kümmerte sich um das Fortkommen des jungen Immigranten und nach weiteren Mr. Universum-Titeln gelang es Schwarzenegger 1970 auch den begehrtesten Wettkampf im Bodybuilding zu gewinnen: den Mister Olympia der IFBB. Seitdem beherrschte er die Szene und wurde sechsmal in Folge Mister Olympia (1970–75). Die »österreichische Eiche« blieb über die Jahre hinweg ungeschlagen. Seit 1970 versuchte er sich als Schauspieler und spielte in mehreren kleineren Filmrollen, zunächst ohne durchschlagenden Erfolg. Erst der Bodybuilding-Kultfilm »Pumping Iron« (1977) brachte ihn und vor allem auch das Bodybuilding verstärkt in das Bewusstsein der Bevölkerung in Europa und den USA. Nach fünfjähriger Wettkampfpause trat er 1980 noch einmal und für die Konkurrenz völlig überraschend beim Mister Olympia-Wettbewerb an und errang erneut einen (diesmal allerdings sehr umstrittenen) Sieg [68].

Der Durchbruch als Schauspieler gelang Schwarzenegger erst 1982 mit seiner Rolle als »Conan der Barbar« im gleichnamigen Film. Danach folgten beachtete und durchaus erfolgreiche Actionstreifen, insbesondere die »Terminator-Filme«. Neben seiner sportlichen und schauspielerischen Karriere betätigte sich Schwarzenegger auch als Verfasser zahlreicher Trainingsanleitungsbücher, studierte Wirtschaftslehre und verdiente ein Vermögen mit Immobiliengeschäften. Seit den 80er Jahren trat er auch verstärkt auf politischer Bühne in Erscheinung. Er unterstützte Ronald Reagan im Präsidentschaftswahlkampf und wurde 1990 von Präsident George Bush Senior zum persönlichen Fitnessberater und zum Vorsitzenden des Rates für Körperertüchtigung (»Council of Physical Fitness and Sports«) ernannt. Seine Nähe zur konservativen politischen Seite führte folgerichtig zum Eintritt in die Partei der Republikaner [103]. 2003 trat er zur Gouverneurswahl im US-Bundesstaat Kalifornien an und trug – wie gewohnt – auch hier den Sieg davon. Schwarzenegger engagierte sich als Sportler wie als Politiker auch in sozialen Projekten, z.B. für die Special Olympics (Sportwettkämpfe für geistig behinderte Menschen) und für »After-School«-Programme für Kinder, in denen neben Sport auch Schreib-, Zeichen- und Medienprojekte angeboten wurden.

Arnold Schwarzenegger hat das Muskeltraining populärer gemacht als irgendein Sportler vor oder nach ihm. Er baute auf seinen Muskeln eine Filmkarriere auf, erwies sich als ein geschickter Geschäftsmann und gewann schließlich auch politisch eine erhebliche Bedeutung. Er verkörpert den »Amerikanischen Traum« vom Aufstieg aus niedrigen Verhältnissen in die Höhen der Gesellschaft. Dieser »Traum« fand im Kraftsport seinen Anfang.

Blicken wir nun von Nordamerika wieder »über den Teich« nach Europa.

Hier kehrte erst in den 1960er und 70er Jahren der Muskel- und Kraftkult durch die oben erwähnten Kinofilme, in denen Bodybuilder auftraten, langsam wieder zurück in das öffentliche Bewusstein. Zusammen mit dem Kultfilm »Pumping Iron« gründeten sie eine neue Fangemeinde für Krafttraining als Körperkultur. Obwohl in den 80er Jahren dann die Bodybuilding- und Fitnesswelle unaufhaltsam auch in Deutschland Fuß fasste, führten und führen die in früheren Zeiten wichtigen Bestandteile des Muskelkults wie Kraftakrobatik, Ringen und Gewichtheben weiterhin nur noch ein Schattendasein. Kraftakrobaten treten nur noch gelegentlich im Zirkus auf (dann meist ohne Eisengewichte, sondern mit Partner- oder Gruppenartistik) und Gewichtheber rücken nur alle vier Jahre zur Olympiade einmal kurz in das Bewusstsein der Bevölkerung. Rasenkraftsport oder Kraft-Dreikampf sind breiten Bevölkerungsschichten nahezu unbekannt. Die frühere Verbindung zwischen Kraftakrobatik, schwerathletischem Sport und Körperformung (Bodybuilding) ist gegenwärtig kein Thema mehr.

Werfen wir zum Abschluss noch einen Blick auf die Entwicklungen der **Heilgymnastik** im 20. Jahrhundert: Diese gewann in der Zeit nach dem Ersten Weltkrieg verstärkt an Bedeutung, da durch Kriegsverletzungen, aber auch durch vermehrte Unfälle aufgrund eines höheren Verkehrsaufkommens sowie durch die Zunahme der Industrialisierung immer mehr funktionsorientierte Therapien benötigt wurden [81]. Während im »Mutterland« der modernen Heilgymnastik, in Schweden, die vormals immense Bedeutung der Gymnasten in der Medizin durch die Führungsansprüche der schwedischen Ärzteschaft zurückgedrängt wurde [168], gründeten sich in Deutschland ab 1919 neue Schulen für Heilgymnasten, um dem erhöhten Personalbedarf Rechnung zu tragen. Nach dem Zweiten Weltkrieg entstand hier, u.a. durch das Bestreben von Franz Schede und Irmgard Kolde, der Berufsstand der Krankengymnasten, der durch gesetzliche Regelungen geschützt und gegen andere heilgymnastische Maßnahmen abgegrenzt wurde [81].

In den 70er Jahren kam es zu einer engeren Verbindung von krankengymnastischer Behandlung und Leistungssport sowie zwischen Trainingslehre, Sportmedizin und Therapie. In diesem Zuge entwickelte sich die so genannte **Medizinische Trainingstherapie** und hielt Einzug in das Behandlungsspektrum der westlichen Medizin.

Ein Beispiel dafür ist der amerikanische Geschäftsmann Arthur Jones, der nicht nur die berühmten Nautilus-Krafttrainingsmaschinen für den Fitness- und Bodybuildingbereich entwickelte, sondern sich seit 1972 auch mit seinem Know-how im MedX-Projekt der Universität Florida engagierte, das eine erste umfangreiche Kraftanalyse und gerätegestützte Therapiemaßnahme für Menschen mit Rückenschmerzen durchführte.

Seit den 80er Jahren fand der Einsatz gerätetechnischen Krafttrainings in der Medizin immer weitere Verbreitung. Dies zeigte sich zunächst vor allem im orthopädisch-traumatologischen Bereich. Mittlerweile hat das Krafttraining jedoch auch in weiteren Bereichen der Medizin Fuß gefasst, z.B. in der Behandlung kardiologischer Patienten und in der Krebstherapie. Therapiekonzepte wie die Erweiterte Ambulante Physiotherapie (EAP) oder die 2002 eingeführte Verordnung »gerätegestützte Krankengymnastik« (KGG) machten Gerätekrafttraining zu einer abrechnungsfähigen medizinischen Therapieform.

Die Medizinische Trainingstherapie mit Krafttraining als einem ihrer wichtigsten Bausteine ist mittlerweile ein fester Bestandteil nahezu jeder orthopädischen Rehabilitationsmaßnahme nach Verletzungen, Operationen oder bei chronischen Schmerzen.

4 Die modernen Kraftsportarten

4.1 Das Bodybuilding

Im Bodybuilding ist es das Ziel, eine möglichst große Muskelmasse harmonisch und ästhetisch auszubilden und diese im Wettkampf im so genannten »Posing« zu präsentieren. Der Sportler versucht möglichst »definiert« auszusehen, d.h. die einzelnen Muskeln sowie die Muskelstruktur sollten deutlich erkennbar sein. Bewertungskriterien für die Kampfrichter sind u.a. Muskelmasse und Muskelhärte, Symmetrie und Proportion sowie Präsentation und Gesamteindruck. Kraftleistungen müssen im Wettkampf nicht erbracht werden. Daher kann das Training sehr individuell ausgerichtet werden, denn es müssen keine speziellen Technikübungen für bestimmte Bewegungsabläufe perfektioniert werden. Hieraus resultiert eine große Übungs- und Methodenvielfalt in diesem Sport, in dem auch der gezielten Ernährung eine sehr große Bedeutung zugemessen werden muss, um den Körperfettanteil und den Wassergehalt zu kontrollieren. In der Vorwettkampfphase wird eine frei wählbare »Posing-Kür« choreographisch mit Musik zusammengestellt, die neben bestimmten Pflichtposen eingeübt und präsentiert werden muss. Die Posing-Kür dauert üblicherweise 60 Sekunden. Darüberhinaus gibt es sieben Pflichtposen, die zur besseren Vergleichbarkeit von allen Teilnehmern eines Wettkampfes dargestellt werden müssen.

Ein Bodybuilding-Wettkampf enthält folgende Elemente:

1. Line-up (Präsentation der Teilnehmer in einer Reihe)
2. Pflichtposen (sieben festgelegte Körperhaltungen)
3. Posing-Kür (1 minütige Choreographie mit Musik, Posen und ggf. tänzerischen Elementen)
4. Posedown (1 minütige, individuelle Präsentation aller Klassensieger um den Gesamtsieg)

Die Wettkämpfer treten getrennt nach Geschlecht, Gewichts- und Altersklassen an und werden von einer mehrköpfigen Jury bewertet. Der IFBB (International Federation of Bodybuilders, gegründet 1946) ist der einzige allgemein anerkannte Verband dieses Sports. Darüberhinaus gibt es zahlreiche weitere Verbände, z.B. den DBFV (Deutscher Bodybuilding und Fitness-Verband), die NABBA (National Amateur Bodybuilder's Association), WABBA (World Amateur Bodybuilding Association) oder das NAC (National Athletic Comitee), die ihre eigenen Meisterschaften austragen und die neben dem klassischen Bodybuil-

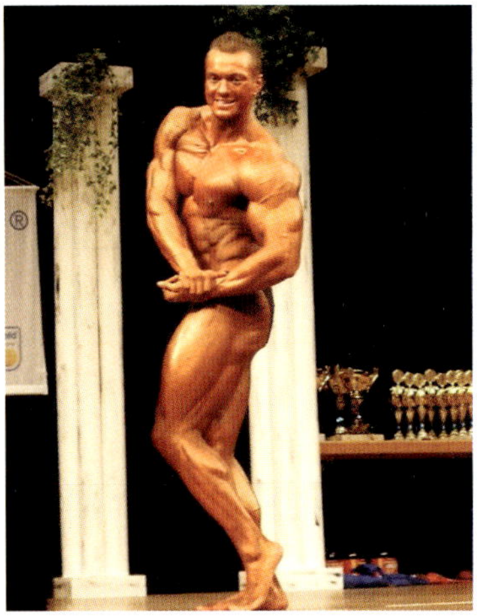

Abb. 12: Der Bodybuilder David Walli in der seitlichen Brustpose

ding auch verschiedene andere Körperklassen für den Wettkampf benennen.

Unter anderem aufgrund der Unübersichtlichkeit der Meisterschaften in den verschiedenen Verbänden nimmt der von der IFBB organisierte Mister Olympia-Wettbewerb die herausragende Stellung ein. Ein Sieg in diesem jährlich stattfindenden Wettbewerb bedeutet die höchste Auszeichnung für die Athleten. Trotz des Namens Mister Olympia ist Bodybuilding keine olympische Sportart, nimmt jedoch an den World Games der nichtolympischen Sportarten teil. Neben den zahlreichen Amateuren gibt es weltweit etwa 130 Profi-Bodybuilder. Eine Profilizenz bekommt nur der, der auf höchster, internationaler Ebene seit Jahren erfolgreich ist.

Das Frauen-Bodybuilding ist in den späten 1970er Jahren aufgekommen. Der erste Wettbewerb, bei dem die Muskelmasse von Frauen zentrales Bewertungskriterium war, wird in das Jahr 1978 datiert und fand in Canton (Ohio) in den USA statt. Seit 1980 wird auch eine Miss Olympia gekürt. Die Frauen-Wettkämpfe haben etwa den gleichen Ablauf der Wettkämpfe der Männer, allerdings ist ihre Posing-Kür länger (90 statt 60 Sekunden) und neben den üblichen Bewertungskriterien spielen »weibliche Ästhetik« und »feminine Ausstrahlung« eine Rolle [E15].

Die erfolgreichsten männlichen Bodybuilder sind die Amerikaner Lee Haney (1984–1991) und Ronnie Colemann (1998–2005) mit je acht Mister Olympia-Titeln. Dahinter rangiert mit sieben Siegen die österreichische Muskellegende Arnold Schwarzenegger (1970–75 und 1980). Mit sechs Siegen kann der Brite Dorian Yates (1992–97) aufwarten.

Bei den Frauen dominierten ebenfalls die US-Amerikanerinnen: Cory Everson (1984–89) konnte sechs, Lenda Murray (1990–95 und 2002–03) sogar acht Siege bei der Miss Olympia-Wahl erringen.

Dass im modernen Profi-Bodybuilding verschiedene Dopingmittel, insbesondere Präparate zur Förderung des Muskelwachstums, eingesetzt werden, wird mehr oder minder stillschweigend toleriert. Dies führte 1989 zur Gründung der »Natural Bodybuilding Federation« in New York. 2003 gründete sich der entsprechende nationale Verband in Deutschland (»German Natural Bodybuilding & Fitness Federation«). Natural Bodybuilder streben eine maximale Muskelmasse und Körperästhetik mit einem durchweg gesunden Lebensstil ohne Dopingmittel an.

4.2 Das Gewichtheben

Die moderne Sportart Gewichtheben besteht aus drei Wettkampfdisziplinen: dem Reißen, dem Stoßen und dem Olympischen Zweikampf, der sich aus der Addition der Ergebnisse von Reißen und Stoßen ergibt. Somit gibt es zwei Hebetechniken, deren technische Durchführung relativ eng geregelt ist und die zum Ziel haben, soviel Gewicht wie möglich zur Hochstrecke zu bringen. Die

Hantellast muss am Ende des Hebevorgangs mit gestreckten Armen und Beinen in aufrechter Haltung über dem Kopf gehalten werden. Beim ***Reißen*** versucht der Athlet, die Hantel in ***einem*** zusammenhängenden Bewegungsablauf über den Kopf zu bringen, indem er die Hantel vom Boden anhebt und nach explosiver Zugphase mit einer tiefen Hocke darunter »taucht«, um danach durch eine Streckung der Beine in den aufrechten Stand zu gelangen. Das ***Stoßen*** enthält ***mehrere*** Bewegungsphasen, bevor die Hantel über dem Kopf gehalten wird: Beim Umsetzen wird die Hantel vom Boden angehoben und in der folgenden explosiven Phase beim »Abtauchen« in die tiefe Hocke auf der oberen Brust und dem Schultergürtel abgesetzt. Dann richtet sich der Athlet durch das Strecken der Beine auf. Hiermit ist die erste Phase beendet. Beim eigentlichen Stoßen wird die auf der oberen Brust ruhende Hantel mittels Beugung und Streckung der Knie derart nach oben »katapultiert«, dass der Athlet durch ein weiteres »Abtauchen« (meist in den Ausfallschritt) die Arme gestreckt unter die Hantel bringen kann. Aus dieser Position richtet er sich in den aufrechten Stand auf, wobei die Füße wieder parallel stehen müssen.

Bis 1972 gab es noch den Olympischen Dreikampf, d. h. eine dritte Hebetechnik, das so genannte »Drücken«. Hierbei wurde die Hantel nach dem Umsetzen im Stehen durch extremes Zurücklehnen des Oberkörpers mit den Armen nach oben gedrückt, bis eine aufrechte Endstellung erreicht wurde. Aus medizinischen Gründen wurde diese Technik jedoch abgeschafft, da hierdurch vermehrt irreversible Wirbelsäulenschäden in Form von Spondylolysen und Spondylolisthesen hervorgerufen wurden [50].

Organisiert sind die Gewichtheber im »Bundesverband Deutscher Gewichtheber« (BVDG), der 1969 gegründet wurde und seinen Sitz in Leimen (Baden-Württemberg) hat. Die 18 Landesverbände und 230 Vereine zählen etwa 20.000 Mitglieder (Stand 16.11.2010). Weitere wichtige Verbände sind die »International Weight lifting Federation« (IWF), die »European Weight lifting Federation« (EWF) sowie der »Deutsche Olympische Sportbund« (DOSB). Gewichtheben ist seit den ersten Olympischen Spielen der Neuzeit 1896 olympische Disziplin. Die erste Weltmeisterschaft der Männer fand zwei Jahre später (1898) in Wien statt, die erste Frauen-Weltmeisterschaft fast 100 Jahre später, im Jahr 1987. Bei den Olympischen Spielen durften die Frauen sogar erst im Jahr 2000 in Sydney an den Start.

Die Alterstufung kennt eine Jugend (bis 17 Jahre), Junioren (bis 20 Jahre) und Senioren (über 20 Jahre). Das Mindestalter für internationale Wettkämpfe liegt bei 15 Jahren. Jugendwettkämpfe sind ab 13 Jahren zulässig.

Gehoben wird nach Gewichtsklassen. Bei den Männern gibt es acht Gewichtsklassen (56 kg bis 105+ kg), bei den Frauen sieben (48 kg bis 75+ kg). Für jede Hebetechnik (Reißen und Stoßen) hat der Athlet drei Versuche zur Verfügung, wobei nur die Eingangslast (der erste Versuch) vor dem Wettkampf festgelegt wird. Für die weiteren Versuche kann die Last beliebig gesteigert werden. Im Wettkampf trägt der Sportler ein eng anliegendes Trikot, unter dem ein T-Shirt und eine Gymnastik- bzw. Radler-Hose getragen werden dürfen. An Handgelenken, Knien und Händen können Bandagen, Tapes oder Pflaster angelegt werden. Zum Schutz der Hände sind ferner fingerlose Handschuhe (»Fahrradhandschuhe«) erlaubt. Hebergürtel werden seit der Abschaffung der Disziplin des »Drückens« von vielen Athleten nicht mehr verwendet [54]. Die Hantel selbst besteht aus Stange, Scheibengewichten und Verschlüssen. Die Stange wiegt bei den Männern 20 kg, bei den Frauen 15 kg. Die Verschlüsse haben ein genormtes Gewicht von 2,5 kg. Die Stufung der Gewichtsscheiben,

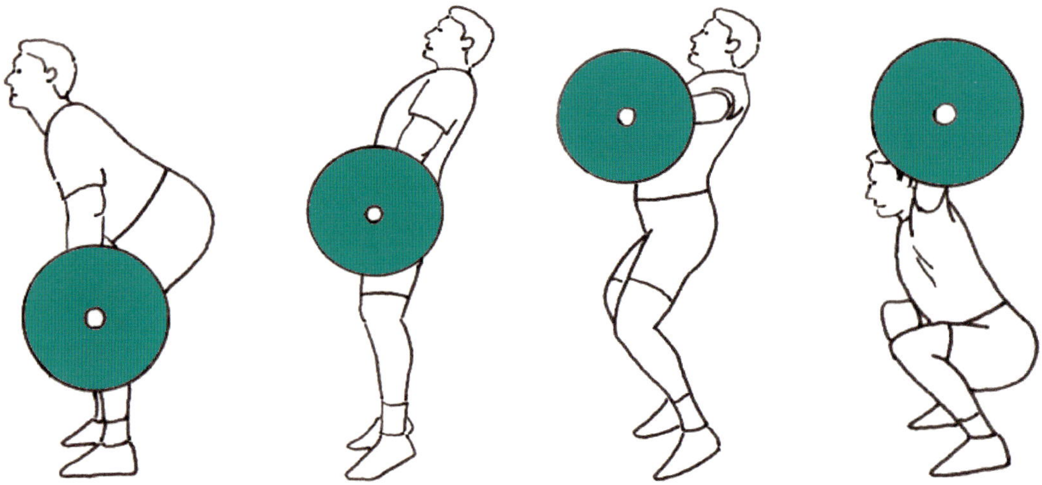

Abb. 13: Technik der Wettkampfübung Reißen

die bestimmte, vorgeschriebene Farben zeigen müssen, geht von 0,5 kg bis 25 kg. Die größten Scheiben, die maßgeblich die Ausgangshöhe der Hantelstange bestimmen, müssen im Durchmesser 45 cm groß und mit Gummi oder Plastik ummantelt sein.

Die körperliche Erscheinung der Athleten zeigt aufgrund der verschiedenen Gewichtsklassen erhebliche Unterschiede. Die leichten Gewichtsklassen weisen eher drahtige, fast fettfreie Sportler auf, während die Athleten und Athletinnen in den

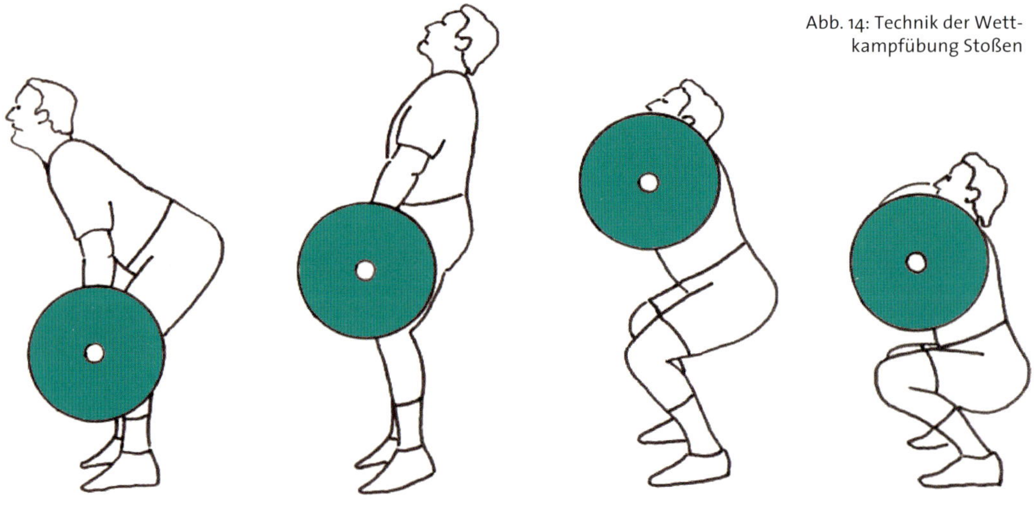

Abb. 14: Technik der Wettkampfübung Stoßen

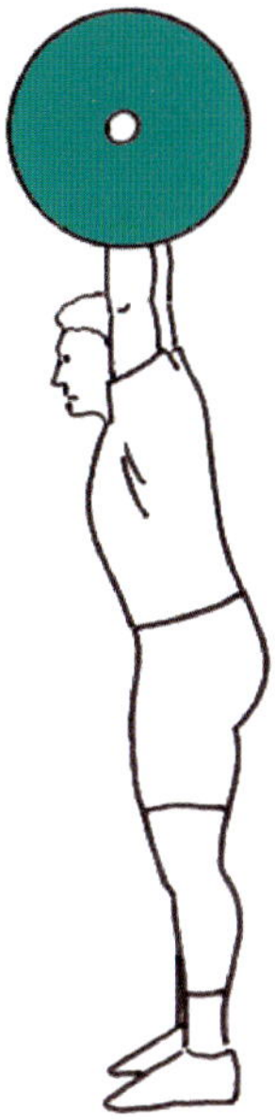

höchsten Klassen schon eine enorm massige Erscheinung bieten. Gewichtheber sind in ihrer Wettkampfform allerdings nie derart muskelbepackt und dabei gleichzeitig definiert wie ein Bodybuilder. Die relative Kraft, d. h. die Hantellast pro Kilogramm Körpergewicht nimmt mit den aufsteigenden Gewichtsklassen kontinuierlich ab.

Öffentliche Bekanntheit erreichen Gewichtheber fast ausschließlich über ihre Siege bei den Olympischen Spielen, so z.B. die deutschen Olympiasieger Rudolf Ismayr (1932), Rolf Milser (1984), Ronny Weller (1992) oder Matthias Steiner (2008). Abgesehen von einigen Sportsendern findet das Gewichtheben außerhalb der Olympischen Spiele in den Medien nur wenig Beachtung. Allerdings wurde mit Matthias Steiner 2008 ein Gewichtheber zum Sportler des Jahres gewählt.

Rekordleistungen im Gewichtheben werden für jede Gewichtsklasse einzeln gerechnet und Rekordhalter ist immer derjenige Heber, der das höchste Gewicht als erster gehoben hat. Nur wenn dieser Rekord von zwei Hebern an ein und demselben Tag erbracht wurde, gelten beide als Rekordhalter. Die schwersten Gewichte, die jemals als offizieller Rekord geführt wurden, hat der Iraner Hossein Rezazadeh gestemmt: 213 kg im Reißen (2003), 263 kg im Stoßen (2004) und 472 kg im Zweikampf (2000).

Die Rekordhalterinnen in der offenen Gewichtsklasse über 75 kg bei den Frauen sind die Südkoreanerin Mi-ran Jang mit 187 kg im Stoßen und 326 kg im Zweikampf sowie die Russin Tatjana Kashirina mit 145 kg im Reißen. Frauen erreichen in den offenen Gewichtsklassen also etwa zwei Drittel der Kraft der Männer. In den unteren Gewichtsklassen liegen die Weltrekorde natürlich deutlich niedriger: In der männlichen Klasse bis 56 kg steht der Weltrekord im Reißen bei 138 kg, im Stoßen bei 168 kg. Bei den Frauen bis 48 kg stehen im Reißen 98 kg, im Stoßen 121 kg zu Buche. Die relative Kraft (Hantellast pro Kilogramm Körpergewicht) nimmt allerdings in der Regel

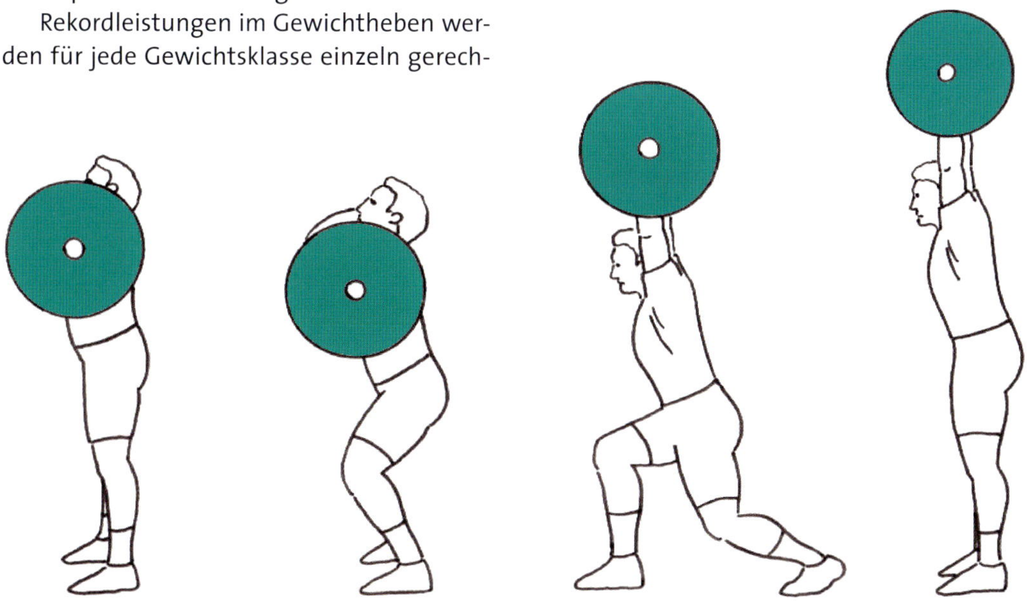

Tab. 6: Weltrekorde im Gewichtheben der Männer

Gewichtsklasse	Disziplin	Name	Land	Gewicht
56 kg	Reißen	Halil Mutlu	Türkei	138 kg
	Stoßen	Halil Mutlu	Türkei	168 kg
	Zweikampf	Halil Mutlu	Türkei	305 kg
62 kg	Reißen	Shi Zhiyong	China	153 kg
	Stoßen	Le Maosheng	China	182 kg
	Zweikampf	Zhang Jie	China	326 kg
69 kg	Reißen	Georgi Markow	Bulgarien	165 kg
	Stoßen	Hui Liao	China	198 kg
	Zweikampf	Hui Liao	China	358 kg
77 kg	Reißen	Xiaojun Lu	China	174 kg
	Stoßen	Oleg Perepetchenov	Russland	210 kg
	Zweikampf	Xiaojun Lu	China	378 kg
85 kg	Reißen	Andrei Rybakou	Weißrussland	187 kg
	Stoßen	Yong Zhang	China	218 kg
	Zweikampf	Andrei Rybakou	Weißrussland	394 kg
94 kg	Reißen	Akakios Kakhiasvilis	Griechenland	188 kg
	Stoßen	Szymon Kolecki	Polen	232 kg
	Zweikampf	Akakios Kakhiasvilis	Griechenland	412 kg
105 kg	Reißen	Andrei Aramnau	Weißrussland	200 kg
	Stoßen	Alan Tsagaev	Bulgarien	237 kg
	Zweikampf	Andrei Aramnau	Weißrussland	436 kg
105+ kg	Reißen	Hossein Rezazadeh	Iran	213 kg
	Stoßen	Hossein Rezazadeh	Iran	263 kg
	Zweikampf	Hossein Rezazadeh	Iran	472 kg

Tab. 7: Weltrekorde im Gewichtheben der Frauen

Gewichtsklasse	Disziplin	Name	Land	Gewicht
48 kg	Reißen	Lian Yang	China	98 kg
	Stoßen	Nurcan Taylan	Türkei	121 kg
	Zweikampf	Lian Yang	China	217 kg
53 kg	Reißen	Ping Li	China	103 kg
	Stoßen	Ping Li	China	129 kg
	Zweikampf	Ping Li	China	230 kg
58 kg	Reißen	Yanqing Chen	China	111 kg
	Stoßen	Hongmei Qiu	China	141 kg
	Zweikampf	Yanqing Chen	China	251 kg
63 kg	Reißen	Pawina Thongsuk	Thailand	116 kg
	Stoßen	Maiya Maneza	Kasachstan	143 kg
	Zweikampf	Haixia Liu	China	257 kg
69 kg	Reißen	Chunhong Liu	China	128 kg
	Stoßen	Chunhong Liu	China	158 kg
	Zweikampf	Chunhong Liu	China	286 kg
75 kg	Reißen	Svetlana Podobedova	Kasachstan	134 kg
	Stoßen	Svetlana Podobedova	Kasachstan	161 kg
	Zweikampf	Svetlana Podobedova	Kasachstan	295 kg
75+ kg	Reißen	Tatjana Kashirina	Russland	145 kg
	Stoßen	Mi-Ran Jang	Südkorea	187 kg
	Zweikampf	Mi-Ran Jang	Südkorea	326 kg

mit zunehmendem Körpergewicht ab, so dass die untersten Gewichtsklassen die höchste relative Kraft aufweisen.

Die hier präsentierten Rekordangaben entsprechen den Angaben der IWF im November 2010 [E16].

4.3 Der Kraft-Dreikampf

Der Kraft-Dreikampf, bekannter unter dem Namen »Powerlifting«, ist die Kraftsportart, in der die höchsten Hantelgewichte bewegt werden. Der Dreikampf besteht aus der Kniebeuge, dem Bankdrücken und dem Kreuzheben. Bei jeder dieser Übungen versucht der Sportler, soviel Gewicht wie möglich in vorgeschriebener Technik zu heben. Die gehobenen Lasten der drei Disziplinen werden zusammengerechnet und ergeben das Wettkampfergebnis. Im Bankdrücken und Kreuzheben gibt es auch Einzelmeisterschaften. Im Folgenden werden die drei Wettkampfübungen nach dem Regelwerk des Bundesverbandes Deutscher Kraftdreikämpfer [E13] dargestellt:

Bei der ***Kniebeuge*** nimmt der Sportler die Hantel hinten auf die Schultern und hebt sie aus dem Ständer. Nun geht er ein paar Schritte rückwärts und bleibt im Parallelstand aufrecht, mit durchgedrückten Knien stehen. Auf ein Zeichen des Kampfrichters und sein Kommando »Squat« beugt er die Knie »bis die Oberflächen der Oberschenkel am Hüftgelenk tiefer sind als die Oberseiten der Knie« [E13]. Dann muss der Sportler die Beine in einer kontinuierlichen Aufwärtsbewegung wieder strecken, bis er in den aufrechten Stand mit durchgedrückten Knien zurückgekehrt ist. Erst auf das Zeichen des Kampfrichters und sein Kommando »Rack« legt er die Hantel wieder auf die Ablage des Ständers zurück. Beim Herausheben und Ablegen der Hantel dürfen ihn aus Sicherheitsgründen Helfer unterstützen.

Beim ***Bankdrücken*** liegt der Sportler auf einer Drückerbank auf dem Rücken und über

Abb. 15: Start- und Endposition der Kniebeuge

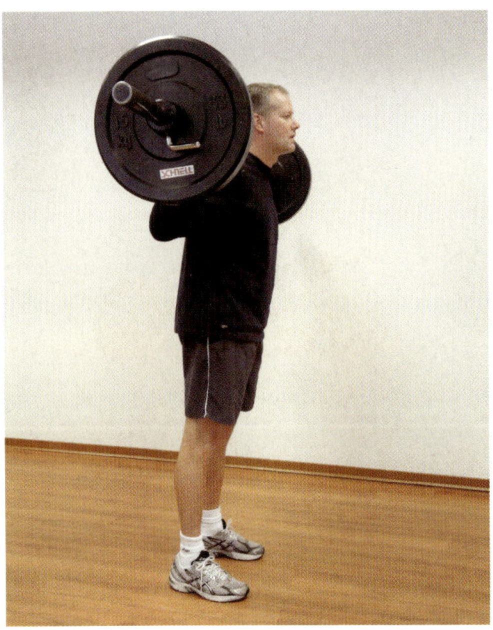

Abb. 16: Tiefe Position der Kniebeuge

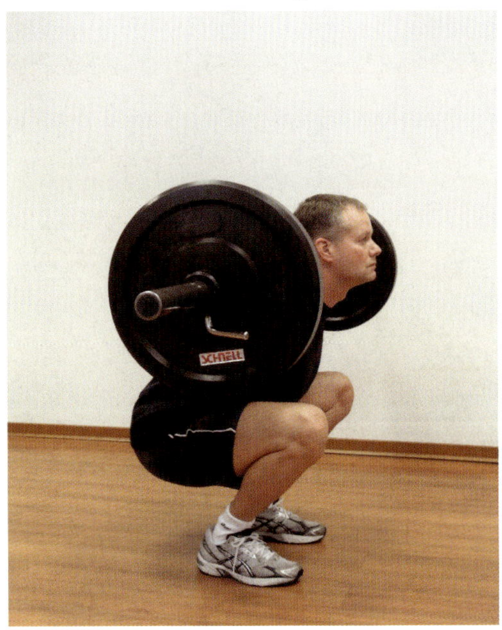

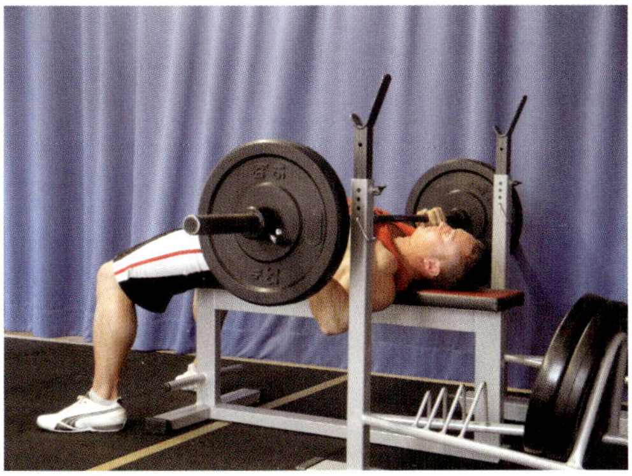

Abb. 17: Start- und Endposition im Bankdrücken

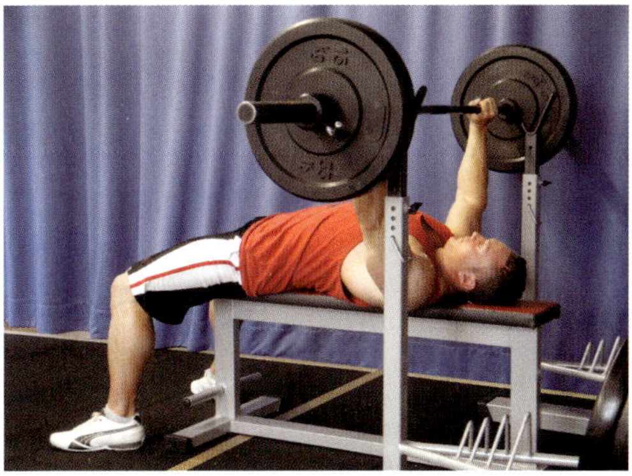

Abb. 18: Mittlere Position im Bankdrücken

seiner Brust die Hantel, die auf zwei Ständern ruht. Der Sportler fasst die Hantel, wobei die Griffweite 81 cm (gemessen zwischen den Zeigefingern) nicht überschreiten darf. Das Herausheben der Hantel erfolgt auf die gestreckten Arme (Ausgangsposition). Auf ein Zeichen des Kampfrichters und sein Kommando »Start« senkt der Sportler die Hantel bis zur Brust herab. Dort hält er sie bewegungslos, bis der Kampfrichter das Kommando »Press« gibt. Daraufhin wird die Hantel wieder nach oben gedrückt, bis die Arme vollständig gestreckt sind. Das Hochdrücken sollte möglichst gleichmäßig erfolgen. In der gestreckten Position hält der Sportler die Hantel, bis der Kampfrichter das Kommando »Rack« gibt. Dann erst wird die Hantel in den Ständer abgelegt. Beim Herausheben und Ablegen der Hantel dürfen aus Sicherheitsgründen Helfer Hand anlegen.

Beim ***Kreuzheben*** liegt die Hantel quer vor den Füßen des Sportlers. Er darf sie in

Abb. 19: Start- und Endposition beim Kreuzheben

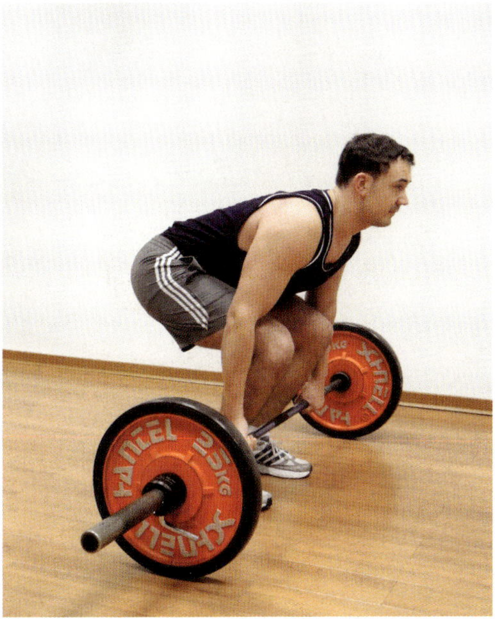

Abb. 20: Mittlere Position beim Kreuzheben

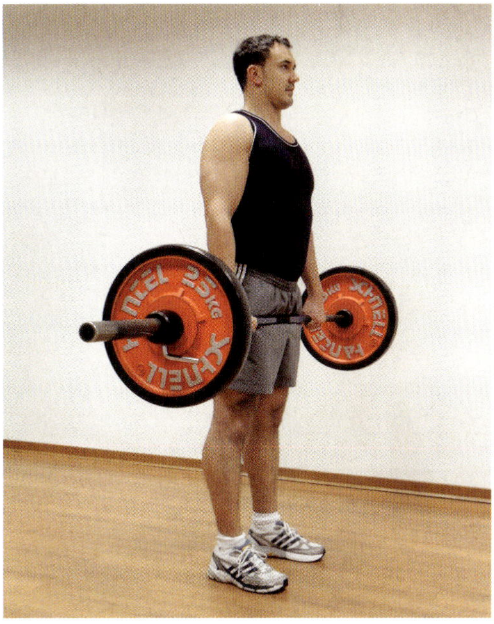

Tab. 8: Ausgewählte Weltrekorde im Bankdrücken (»Three-lift«)*

Gewichtsklasse	Name	Land	Rekordgewicht
Männer			
56 kg	Konstantin Pavlov	Russland	190,0 kg
82,5 kg	Jan Wegiera	Polen	265,0 kg
100 kg	Ivan Freydun	Ukraine	292,0 kg
125+ kg	Brian Sniders	USA	352,5 kg
Frauen			
48 kg	Yukako Fukushima	Japan	131,0 kg
67,5 kg	Galina Potselueva	Russland	164,0 kg
82,5 kg	Svetlana Dedyulya	Russland	200,0 kg
90+ kg	Hildeborg Juvet Hugdal	Norwegen	201,5 kg

* Der »Three-lift« meint eine Bankdrückleistung, die innerhalb des Dreikampfes erbracht wird. Daneben gibt es beim Bankdrücken die Einzelwertung (»One-lift«), wo nur das Bankdrücken allein durchgeführt wird. Hier liegt der Rekord bei 360 kg.

Tab. 9: Ausgewählte Weltrekorde in der Kniebeuge

Gewichtsklasse	Name	Land	Rekordgewicht
Männer			
56 kg	Magnus Carlsson	Schweden	287,5 kg
82,5 kg	Alexej Sorokin	Russland	380,0 kg
100 kg	Ed Coan	USA	423,0 kg
125+ kg	Shane Hamman	USA	457,5 kg
Frauen			
48 kg	Wei-Ling Chen	Taiwan	207,5 kg
67,5 kg	Galina Potselneva	Russland	252,5 kg
82,5 kg	Svetlana Dedyulya	Russland	260,0 kg
90+ kg	Galina Karpova	Russland	322,5 kg

Tab. 10: Ausgewählte Weltrekorde im Kreuzheben

Gewichtsklasse	Name	Land	Rekordgewicht
Männer			
56 kg	Lamar Gant	USA	289,5 kg
82,5 kg	Veli Kumpuniemi	Finnland	357,5 kg
100 kg	Ed Coan	USA	390,0 kg
125+ kg	Tibor Mèszáros	Ungarn	408,0 kg
Frauen			
48 kg	Wei-Ling Chen	Taiwan	195,0 kg
67,5 kg	Priscilla Ribic	USA	250,0 kg
82,5 kg	Cathy Millen	Neuseeland	257,5 kg
90+ kg	Katrina Robertson	Australien	263,5 kg

Tab. 11: Ausgewählte Weltrekorde in der Dreikampf-Gesamtwertung (»Total«)

Gewichtsklasse	Name	Land	Rekordgewicht
Männer			
56 kg	Sergej Fedosienko	Russland	720,0 kg
82,5 kg	Mike Bridges	USA	955,0 kg
100 kg	Ivan Freydun	Ukraine	1047,5 kg
125+ kg	Brian Sniders	USA	1180,0 kg
Frauen			
48 kg	Wei-ling Chen	Taiwan	495,0 kg
67,5 kg	Priscilla Ribic	USA	630,0 kg
82,5 kg	Svetlana Dedyulya	Russland	690,0 kg
90+ kg	Galina Karpova	Russland	747,5 kg

beliebiger Art greifen und richtet sich mit ihr auf, wobei am Ende der Bewegung die Knie durchgedrückt und die Schultern nach hinten gezogen sein sollen. Die Hantel wird in dieser Position bewegungslos gehalten. Erst wenn der Kampfrichter sein Zeichen und sein Kommando (»Down«) gibt, darf der Sportler die Hantel wieder ablegen. Das Fallenlassen der Hantel aus den Händen ist dabei verboten und macht den Versuch ungültig.

Im Wettkampf hat jeder Sportler für jede der drei Übungen drei Versuche. Gehoben wird nach Gewichtsklassen (10 bei den Männern, 9 bei den Frauen) und Altersklassen (Jugend, Junioren, Senioren und Masters ab 40, 50, 60 und 70 Jahren). Wenn bei einem Wettkampf zwei Teilnehmer die gleiche Summe an Kilogramm bei den drei Wettkampfübungen erreichen, gewinnt derjenige, der beim Wiegen vor dem Wettkampf leichter war. Ebenso werden Gesamtsieger (aller Klassen) eines Wettkampfs durch die Errechnung einer relativen Leistung, bei der das Verhältnis von gehobener Last und Körpergewicht berücksichtigt wird, ermittelt.

Organisiert sind die Sportler im Bundesverband Deutscher Kraftdreikämpfer (BVDK). Der Weltverband ist der IPF (International Powerlifting Federation), der 1972 gegründet wurde. Die Sportart entwickelte sich vor allem in den 50er und 60er Jahren des 20. Jahrhunderts in den USA und drängte dort das Olympische Gewichtheben in den Hintergrund. 1965 fand die erste offizielle nationale Amerikanische Meisterschaft statt. England folgte ein Jahr später. Die erste offizielle Weltmeisterschaft wurde 1973 ausgetragen. Von den 43 Teilnehmern kamen damals 27 aus den USA. Die erste Weltmeisterschaft der Frauen fand 1980 in Massachusetts statt. Das Powerlifting ist keine olympische Sportart, nimmt aber regelmäßig an den World Games, den Spielen der nicht-olympischen Sportarten teil.

Tabellen 8–11 zeigen einige Weltrekorde im Powerlifting bei ausgewählten Gewichtsklassen von Frauen und Männern (Stand November 2010). Die Rekordliste richtet sich nach den Angaben des Weltverbandes IPF und enthält diejenigen Rekorde, die im Dreier-Wettkampf (Kniebeuge–Bankdrücken–Kreuzheben) erzielt wurden [E 18].

Die Weltrekorde im so genannten »Total« (also alle drei Wettkampfübungen addiert, Tab. 11) liegen bei den Männern zwischen

700,0 kg (Klasse 56 kg) und 1180 kg (Klasse 125+), bei den Frauen zwischen 457,5 kg (Klasse 48 kg) und 737,5 kg (Klasse 90+).

4.4 Andere Kraftsportarten

Zu den Sportarten, die zum Kraftsport oder zur Schwerathletik gerechnet werden können und die auf Vereinsebene organisiert sind, zählen vor allem noch der wenig bekannte Rasenkraftsport (ein Dreikampf, der Steinstoßen, Gewichtwerfen und Hammerwerfen umfasst), der Kunstkraftsport (Kraftakrobatik) und das organisierte Tauziehen. In der Regel werden auch die Kampfsportarten, insbesondere das Ringen, aber auch Boxen oder Judo dazu gezählt. Wir beschränken uns hier jedoch auf die Darstellung derjenigen Kraftsportarten, die sehr eng mit dem Maschinen- und Hanteltraining verbunden sind. Daneben gibt es zahlreiche Wettbewerbe, in denen Kraftleistungen eine wichtige Rolle spielen, die aber nicht als offizielle Sportarten gelten, so z.B. die Highland Games (schottische Tradition) oder die so genannten Strong-Man-Wettbewerbe, in Deutschland seit 2001 im Verband GFSA (German Federation of Strength Athletes) organisiert. Bei den »Strong Men« finden sich u.a. Disziplinen wie LKW-Ziehen, Betonkoffer-Tragen, der Herkules-Hold oder Baumstamm-Heben.

Ein neuer Trend ist die Sportart Strenflex. Diese wurde in der Schweiz geplant und entwickelt, um den zahlreichen Fitnesstrainierenden in Studios ein Trainingsziel und entsprechende Wettkampfmöglichkeiten zu geben [E20]. Darüber hinaus kann man das Fitnesssportabzeichen von Strenflex erwerben. Der Name der Sportart setzt sich aus den englischen Wörtern »strength« (= Kraft), »endurance« (= Ausdauer) und »flexibility« (= Beweglichkeit) zusammen. Kraftleistungen, wie Bankdrücken, Dips, Klimmzüge, Hantelumsetzen und Liegestütz, gehören hier u.a. zum Wettkampfprogramm, so dass diese Sportart hohe Kraftanteile aufweist und daher hier erwähnt werden sollte. Ob sich das Konzept dieser neuen Sportart tatsächlich durchsetzt, ist abzuwarten. Bisher wurden seit 2002 sechs Weltmeisterschaften, dazu Europameisterschaften und nationale Meisterschaften ausgetragen.

Ebenfalls keine Kraftsportart im eigentlichen Sinne, aber mit zahlreichen Kraftsportelementen ausgestattet, ist das Crossfit. Crossfit ist ein Trend, der sich seit seiner frühen Entwicklung Mitte der 90er Jahre in den USA weltweit, insbesondere über das Kommunikationssystem Internet, ausbreitet.

Crossfit erhebt den Anspruch, eine umfassende Ausbildung aller wesentlichen Komponenten der körperlichen Leistungsfähigkeit zu erreichen und somit entgegen des verbreiteten Spezialistentums im Sport eine Fitness herzustellen, die für alle vorhergesehenen und unvorhergesehenen Anforderungen des Alltags tauglich ist. Kraftübungen sind ein wesentlicher Bestandteil des Konzepts, wobei alle Aspekte der muskulären Leistungsfähigkeit trainiert werden: Kraft, aerobe und anaerobe Ausdauer, Schnelligkeit, Koordination, Beweglichkeit, Gewandtheit und Sensomotorik. Ein großer Wert wird auf die Genauigkeit von Bewegungstechniken mit hohem koordinativen Anspruch gelegt. Daher wird das Maschinenkrafttraining als unnatürlich und alltagsfremd abgelehnt. Man verwendet im Training Langhanteln, Rundgewichte (Kettle bells), Klimmzug- und Reckstangen, Turnkästen, Kletterseile und Turnringe oder Alltagsgeräte, wie Schlitten, Autos, Stangen, Kisten oder Ähnliches. Es werden Übungen aus verschiedensten Sportarten eingesetzt, z.B. Reißen, Umsetzen und Stoßen aus dem Gewichtheben, Halteübungen aus dem Turnsport und der

Kraftakrobatik, verschiedene Arten der Kniebeuge, Liegestütz- und Klimmzugvarianten oder Kombinationen verschiedener Stütz-, Sprung- und Halteaufgaben. Daneben gibt es Läufe über diverse Distanzen, vom Sprint bis zur Langstrecke, bergauf, bergab und in der Ebene, mit oder ohne zusätzlichen Widerstand.

Zunächst haben vor allem Soldaten, Polizisten und Feuerwehrleute, also Berufe mit der Dringlichkeit einer umfassenden, flexiblen körperlichen Belastbarkeit, diese Trainingsform für sich genutzt. Mittlerweile gehören aber auch immer mehr Freizeit- und Fitnesssportler zur »Crossfit-Community«. Einige Fitness-Studios bieten durch ihre Ausstattung und ihr Trainerpersonal Möglichkeiten des Crossfit-Trainings an. Ihre Zahl ist in den letzten Jahren explosionsartig gestiegen und beträgt 2010 angeblich bereits 1600 [E 14]. Das erste spezielle Crossfit-Studio wurde 1996 eröffnet. Das Internet ist der wesentliche Kommunikationsraum der Trainierenden, Trainer und Ausbilder, wo täglich neue Trainingspläne abgerufen werden können, die häufig aus relativ kurzen, aber hochintensiven Einheiten bestehen. Das Crossfit-Journal, eine Internet-Zeitschrift, versorgt die Aktiven mit Technik- und Übungsanleitungen sowie dem theoretischen Hintergrund des Trainings. Es gibt mittlerweile auch lokale bis internationale Wettkämpfe im Crossfit, wo variable Anforderungsprogramme (keine standardisierten Wettkampfübungen!) bewältigt werden müssen. Es geht dabei meist um die maximale Wiederholungszahl pro Zeiteinheit oder darum, in kürzester Zeit die Aufgaben zu erledigen. Der interessante Ansatz des Crossfit ist für viele Berufsgruppen und Sportarten nutzbar und stellt dem ambitionierten Fitnesssportler eine umfassende körperliche Leistungsfähigkeit zur Verfügung. Entgegen dem Spezialistentum im modernen Leistungssport kommt Crossfit dem Menschen als dem geborenen »Bewegungsallrounder« entgegen. Gemäß der Philosophie des Crossfit sind die Übungen für jede Altersgruppe geeignet, werden allerdings in Umfang, Intensität und Bewegungstempo angepasst.

5 Trainingswissenschaftliche Grundlagen des Krafttrainings

5.1 Aufbau und Funktion der Skelettmuskulatur

Die Muskulatur hat einen Anteil am Gesamtkörpergewicht von 25–35% bei Frauen und 40–45% bei Männern [97]. Man unterscheidet drei Arten von Muskulatur:
- die quergestreifte Skelettmuskulatur (Bewegungsmuskeln)
- die glatte Muskulatur (Eingeweide und Gefäße)
- die Herzmuskulatur

Wir beschränken uns hier auf den Aufbau der Skelettmuskulatur, die unter dem Mikroskop quersteifig erscheint und die die eigentliche Zielmuskulatur eines Krafttrainings ist. Der Skelettmuskel verbindet zumeist Knochen untereinander und erzeugt durch seine Verkürzung (Kontraktion) eine Bewegung. Die Verbindung zwischen Knochen und Muskel sind die Sehnen, die durch ihre Zugfestigkeit enorme Kräfte übertragen können. Das klassische Modell des Skelettmuskels ist der spindelförmige Muskel. Daneben gibt es gefiederte Muskeln (z.B. die schrägen Bauchmuskeln) oder auch gezackte Muskeln (z.B. der Sägemuskel, M. serratus anterior). Ein Muskel kann auch zwei (Bizeps), drei (Trizeps) oder vier (Quadriceps) Muskelbäuche, sog. »Köpfe« besitzen, die an verschiedenen Knochenstellen befestigt sind und deren Kraft auf eine einzige Endsehne übertragen wird.

Der Muskel erzeugt Kraft, indem seine einzelnen Fasern (Muskelzellen) sich zusammenziehen. Ein Muskel enthält viele Tausend Muskelfasern, die in größeren Bündeln zusammengefasst sind. Ein straffes Hüllgewebe (Muskelfaszie) hält die Faserbündel und den Muskel zusammen. Innerhalb der Muskelfaser, die zwischen 10 und 100 Mikron im Durchmesser misst und eine Länge von 1 mm bis zu 30 cm aufweisen kann [97], sind die eigentlichen kontraktilen Elemente, die so genannten Myofibrillen, parallel angeordnet. Die kleinste funktionelle Einheit der Myofibrille ist das Sarkomer. Das Zusammenziehen der Myofibrillen und damit der Muskelfaser und damit letztendlich des gesamten Muskels ist eigentlich das Ergebnis der Verkürzung der in Serie geschalteten Sarkomere in den Fibrillen. Innerhalb eines Sarkomers gibt es kleine Eiweißfäden (Filamente), die durch ihr Ineinandergleiten diese Verkürzung bewirken. Die Titinfilamente, riesige Moleküle aus etwa 300 Aminosäuren, garantieren die Stabilität des Sarkomers und begrenzen seine Kontraktion und Dehnbarkeit [97].

Zwischen den Myofibrillen, die also die eigentliche Kraft entwickeln, befindet sich eine Zellflüssigkeit, das Sarkoplasma, das vor

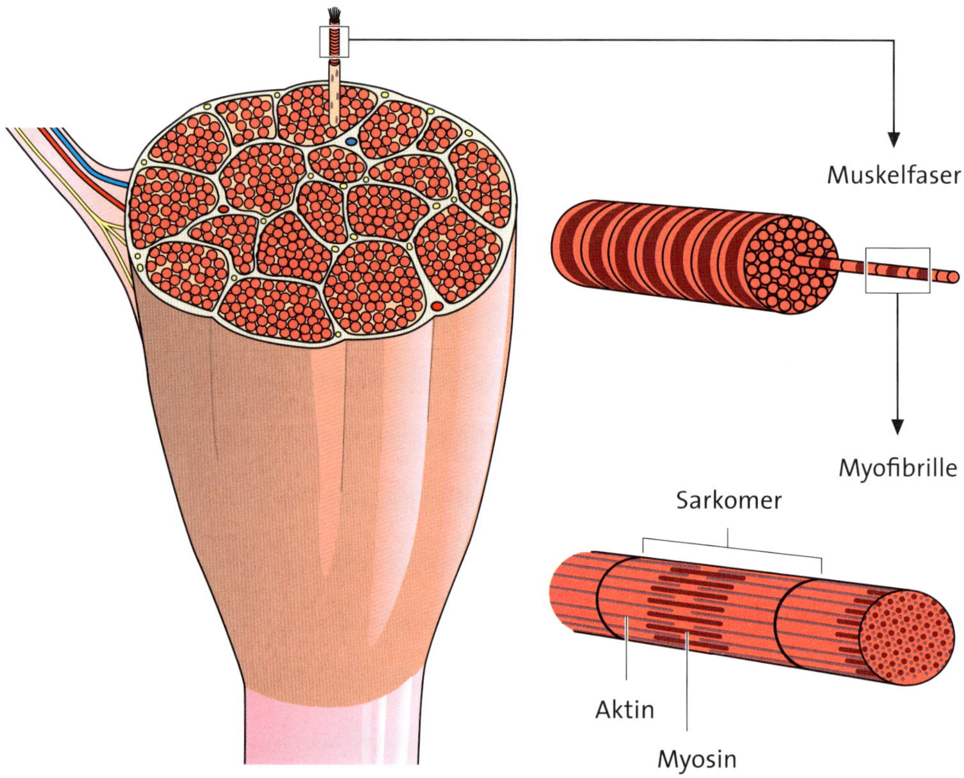

Abb. 21: Aufbau der Skelettmuskulatur

allem Enzyme, Zellorgane und Energieträger (z. B. Glykogen, Fettsäuren) enthält. Hier ist die Speicherung und Energiegewinnung der Muskelfaser lokalisiert. Liegt der Anteil des Sarkoplasmas am Gesamtvolumen der Muskelfaser normalerweise bei etwa 10%, kann er durch intensives Training mit hohem Energieumsatz auf bis zu 27% erhöht werden [134]. An der Zellmembran der Muskelfaser liegen die spindelförmigen Satellitenzellen, die eine entscheidende Rolle bei der Reparatur geschädigter Muskelzellen sowie bei der Muskelhypertrophie (Dickenwachstum), Muskelhyperplasie (Neubildung von Muskelfasern) und Muskelfasertransformation (Kap. 5.1.1) spielen [132].

Ein Muskel zieht sich nur dann zusammen, wenn er einen Befehl des Nervensystems zur Kontraktion erhält. Viele Nervenfasern strahlen in den Muskel ein und eine jede versorgt eine bestimmte Zahl von Muskelfasern. Die Anzahl der an *eine* Nervenfaser angeschlossenen Muskelfasern nennt man motorische Einheit, da bei jedem Befehl dieser Nervenfaser immer alle angeschlossenen Muskelfasern vollständig kontrahieren. Diese differenzierte Verschaltung macht es möglich, unterschiedlich viele Anteile eines Muskels zu aktivieren, je nach dem wieviel Kraft benötigt wird und welche Zugrichtung bevorzugt gewünscht ist. Beispielsweise ziehen die obersten Anteile des großen Gesäßmuskels das Bein nach außen (Abduktion), während seine unteren Anteile das Bein nach innen ziehen (Adduktion) [107]. Durch das differenzierte Aktivieren der verschiedenen motorischen Einheiten kann die eine oder die andere Funktion abgerufen werden.

5.1.1 Muskelfasertypen

Die Muskelfasern der Skelettmuskulatur weisen unterschiedliche Eigenschaften auf, weshalb man verschiedene Muskelfasertypen unterscheidet.

Im Groben unterscheidet man die langsamen, roten und die schnellen, weißen Muskelfasern. Die roten Muskelfasern sind sehr ausdauernd, entwickeln ihre Kraft jedoch eher langsam (in ca. 80 Millisekunden). Diese Fasern sind bei länger andauernden Muskelaktionen leistungsbestimmend, z.B. bei Ausdauersportarten.

Die weißen Muskelfasern ermüden zwar rasch, können dafür die Kraft allerdings sehr schnell entwickeln (in ca. 30 Millisekunden). Diese Fasern werden vor allem bei schnellen und schnellkräftigen Bewegungen und bei hohen Widerständen eingesetzt [97]. Erst bei Muskelaktionen von etwa 80% der Maximalkraft werden alle Fasern (und Fasertypen) eines Muskels rekrutiert. Da bei langsamen Kontraktionen die großen Verbände der schnellen Fasern zuletzt aktiviert werden, müssen für ihr Training hohe Widerstände eingesetzt werden.

Die roten Muskelfasern werden auch Typ-I-Fasern genannt, die weißen Typ-II-Fasern. Innerhalb der Typ-II-Fasern unterscheidet man beim Menschen die sehr schnellen Typ-IIX-Fasern und die etwas langsameren, etwas ausdauernderen Typ-IIA-Fasern. In jedem Muskel sind grundsätzlich alle Fasertypen vorhanden.

Es gibt Muskeln, die ein typisches Faserprofil beim Menschen aufweisen, d.h. einen sehr hohen Anteil an roten Fasern (z.B. der Schultermuskel, M.deltoideus) bzw. ein Überwiegen der weißen Fasern (z.B. innerer Oberschenkelmuskel, M.vastus medialis). In den meisten Muskeln ist die Faserverteilung von Mensch zu Mensch jedoch anlagebedingt sehr unterschiedlich. Allerdings kann durch ein gezieltes Training der Anteil der jeweiligen Fasertypen an der krafterzeugenden Querschnittsfläche des Muskels deutlich beeinflusst werden. Besonders die Typ-II-Fasern haben ein großes Wachstumspotential [222]. Auch eine Umwandlung von Muskelfasertypen durch Krafttraining ist möglich, dies allerdings insbesondere in Richtung des langsameren Fasertyps innerhalb des Typ-II-Faserspektrums [58, 222]: Typ-IIX-Fasern transformieren z.B. infolge eines umfangbetonten Muskelaufbau- oder Kraftausdauertrainings zu Typ-IIA-Fasern. Grundsätzlich führt im Laborversuch eine Dauerstimulation der Muskelfasern zu einer Typumwandlung in Richtung der langsameren Fasern (bis hin zu Typ-I). Ruhigstellung und Immobilisation hingegen führen zu einer Umwandlung in Richtung der schnelleren Fasern [172].

Spitzensportler aus Schnellkraftsportarten weisen einen deutlich höheren Anteil an weißen Muskelfasern auf als Ausdauerathleten, die einen höheren Anteil an roten Fasern besitzen [222].

Für Gewichtheber oder Kraft-Dreikämpfer spielen die sehr kräftigen, schnellzuckenden Muskelfasern die leistungsbestimmende Rolle. Daher sollten diese Sportler ihre Leistungsmuskulatur mit geringen Umfängen und hohen Intensitäten bzw. schnellkräftigen Bewegungen trainieren, um das schnelle Faserspektrum betont auszubilden. Für Bodybuilder ist die volle Ausschöpfung des gesamten Faserpotentials durch Hypertrophie (Dickenwachstum) aller Muskelfasertypen entscheidend, weshalb hier auch länger andauernde Muskelaktionen und Methodenkombinationen sowie ein breiterer Intensitätsbereich (Lasten zwischen 60–85% der Maximalkraft) von Bedeutung sind. Anders als bei Schnellkraftsportlern stellt beim Bodybuilder ein hoher

Anteil an langsamen, roten Muskelfasern offenbar kein Problem dar, da bei erfolgreichen Bodybuildern z.T. Faseranteile roter Fasern von bis zu 90% gefunden wurden [97].

Neben den genannten Fasertypen gibt es noch die so genannten Typ-IIC-Fasern, auch als »intermediäre Fasern« bezeichnet. Diese sind vermutlich in einem Wandlungsprozess begriffen und machen beim nicht trainierenden Erwachsenen nur etwa 1–3% der Muskelfasern eines Muskels aus. Bei Kindern und intensiv trainierenden Erwachsenen kann der Anteil dieser Fasern als Ausdruck erhöhter Anpassungsaktivität mit bis zu 15% deutlich höher liegen [97, 222]. Dies würde für die Bedeutung der Belastungsgestaltung im Kindesalter sprechen, wo ein Fehlen bestimmter Kraftreize eventuell zu einer verringerten Ausbildungsmöglichkeit der Vielfalt der muskulären Eigenschaften im späteren Alter führen könnte.

Fazit:

Schnelle Muskelfasern werden durch sehr schnelle und schnellkräftige Bewegungen sowie durch hohe Lasten (> 80% der Maximalkraft) konzentrisch, insbesondere aber auch exzentrisch, trainiert. Langsame Muskelfasern werden vor allem durch lang andauernde Muskelkontraktionen in ihrer Leistungsfähigkeit gefördert (z.B. Kraftausdauertraining). Da Muskelfasern nur bei entsprechender Erschöpfung ihrer Energiereserven bzw. bei hohen Spannungsreizen mit Hypertrophie reagieren, führt nur eine Kombination von hohen Lasten mit kurzer Belastungsdauer und mittleren bzw. niedrigen Lasten mit langer Belastungsdauer zu einer breitbasigen Entwicklung aller Fasertypen. Im Leistungssport sind die Trainingsbelastungen allerdings gemäß den jeweiligen Anforderungen (Schnellkraft, Maximalkraft oder Ausdauer) anzupassen.

5.2 Grundprinzipien des Trainings

Training kann man im sportlichen Sinne definieren als »Summe aller Maßnahmen, die zur planmäßigen Steigerung der körperlichen Leistungsfähigkeit führen« [97, S.116]. Training soll also positive Veränderungen beim Trainierenden bewirken. Im Krafttraining beziehen sich diese Veränderungen vor allem auf die Muskulatur, z.B. in Form einer Erhöhung der Maximalkraft, Kraftausdauer, Schnellkraft oder Reaktivkraft. Darüber hinaus hat ein Krafttraining noch viele andere Auswirkungen, die in Kap. 2 bereits dargestellt wurden.

Damit es überhaupt zu einem Trainingseffekt kommt, muss man den Muskel höher belasten als er es gewohnt ist. Man kann hierfür entweder ungewohnt schwere Gewichte heben oder gewohnte Gewichte ungewohnt lange bzw. ungewohnt schnell. Auf diese Weise wird der Muskel entweder mit einer trainingswirksamen Spannung (mechanischer Stress) konfrontiert oder mit einer trainingswirksamen Stoffwechselbeanspruchung (Ausschöpfung der Energiereserven). Je höher die ungewohnte Spannung ist bzw. je höher die Erschöpfung der Energiereserven im Muskel, desto intensiver ist der Trainingsreiz auf den Muskel. Durch Trainingsreize werden körpereigene Hormone ausgeschüttet, die Anpassungsprozesse im Muskel, z.B. eine Dickenzunahme (Muskelwachstum) bewirken.

Diese Anpassungsprozesse finden im Wesentlichen in der Ruhephase nach dem Training statt. Sind diese Anpassungsprozesse abgeschlossen, ist der Muskel für eine bestimmte Zeit leistungsfähiger. Die erhöhte Leistungsfähigkeit hält für einige Tage nach der Erholung von der Trainingseinheit an. In dieser Zeit sollte der nächste Trainingsreiz gesetzt werden. Wenn über längere Zeit kein erneutes Training erfolgt, baut der Muskel die erhöhte Leistungsfähigkeit wieder ab.

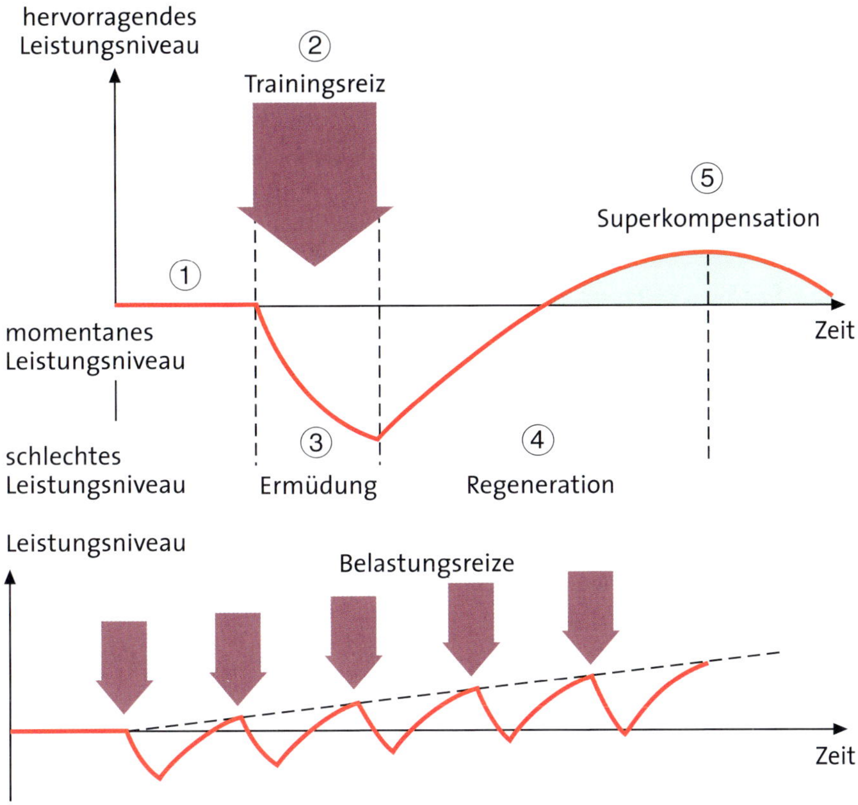

Abb. 22: Modell der Superkompensation
Die rote Kurve in der oberen Darstellung zeigt an, wie die Leistungsfähigkeit während eines Trainings durch Ermüdung oder Gewebeverschleiß abnimmt, um in der nachfolgenden Ruhephase durch die Wiederherstellungsprozesse des Körpers nicht nur zum ursprünglichen Niveau zurückzukehren, sondern sogar ein höheres zu erreichen. Erfolgt in der Phase der erhöhten Leistungsfähigkeit ein erneuter überschwelliger Trainingsreiz, kommt es zu einer fortschreitenden Verbesserung der Leistungsfähigkeit (untere Darstellung). Ist die Pause bis zur nächsten Trainingseinheit zu lang, verpufft der Trainingseffekt und die Leistungsfähigkeit erreicht wieder ihren ursprünglichen Stand.

Im Krafttraining muss mindestens einmal pro Woche trainiert werden, um überhaupt kontinuierliche Fortschritte zu erreichen.

Den soeben erläuterten Anpassungsprozess erklärt man über das Modell der Superkompensation (Abb. 22).

Die Sensibilität für Trainingsreize ist jedoch nicht bei jedem Menschen gleich. Die so genannte Trainierbarkeit ist insbesondere abhängig vom Alter, vom Geschlecht und vom Trainingszustand. Ein junger Mensch baut schneller Kraft und Muskulatur auf als ein älterer, Männer können mehr Muskelmasse aufbauen als Frauen und ein Untrainierter macht größere Fortschritte durch mäßige Anstrengung als ein hoch trainierter Sportler, der sich verausgabt. Aber selbst wenn die grundsätzlichen Gegebenheiten gleich erscheinen, bewirkt ein und dasselbe Training nicht den identischen Effekt bei zwei Sportlern. Zu individuell verarbeitet jeder Organismus die Belastungen, die auf ihn einwirken.

Die wichtigsten Grundprinzipien und ihre Bedeutung im Krafttraining sind im Folgenden aufgelistet:

- ***Das Prinzip des trainingswirksamen Reizes***
  ... bedeutet im Krafttraining, dass die Beanspruchung der Muskulatur bei einer

Übung eine so genannte Reizschwelle überschreiten muss, damit ein Trainingseffekt eintritt. Diese Reizschwelle wird normalerweise dann überschritten, wenn die Belastung höher ist, als es der Muskel gewohnt ist. Bei neuen Muskelübungen bzw. untrainierten Muskeln liegt die Reizschwelle meist relativ niedrig, bei gewohnten Bewegungen und einem guten Trainingszustand liegt sie höher. Daher können Untrainierte Kraftgewinne mit Gewichten erreichen, die nur 40–60% ihrer maximalen Kraft erfordern, während Trainierte mit 70–90% ihrer Kraft trainieren müssen, um weitere Steigerungen zu erreichen.

- *Das Prinzip der individualisierten Belastung* ... bedeutet im Krafttraining, dass bei der Festlegung der Trainingsübungen und Trainingbelastungen die individuellen Gegebenheiten des Trainierenden berücksichtigt werden müssen, d.h. sein Alter, sein Geschlecht, sein Trainingszustand und eventuelle gesundheitliche Einschränkungen. Das heißt, ein und derselbe Trainingsplan kann nicht für den 16-jährigen Football-Spieler, die untrainierte 35-jährige Hausfrau und den 25-jährigen Wettkampfbodybuilder geeignet sein. Es macht auch keinen Sinn, Trainingspläne von Spitzensportlern zu kopieren, in der Annahme, man würde bei sorgfältiger Befolgung ebensolchen Erfolg ansteuern [230].
- *Das Prinzip der ansteigenden Belastung* ... bedeutet im Krafttraining, dass die Trainingsbelastung gemäß dem Leistungszuwachs immer wieder gesteigert werden muss, damit keine Stagnation in der Leistungsentwicklung einsetzt. Das heißt, dass ein Gewicht, das am Anfang einer Trainingsperiode geeignet war, einen Muskel- und Kraftzuwachs hervorzurufen, spätestens nach einigen Wochen des Trainings wieder gesteigert werden muss, damit weitere Leistungsgewinne möglich sind. Ansonsten verletzt man das Prinzip des trainingswirksamen Reizes.
- *Das Prinzip der optimalen Relation von Belastung und Erholung* ... bedeutet, dass zu jedem überschwelligen Trainingsreiz eine angemessene Erholungsphase gehört, da die Anpassungsprozesse des Muskels, die zu einem Muskel- und Kraftzuwachs führen, vor allem in der Ruhephase nach dem Training ablaufen. Nur eine sinnvolle Gestaltung von Trainingsreiz und Belastungspause garantiert einen kontinuierlichen Leistungszuwachs und eine Vermeidung von Verletzungen, Überlastungsschäden und dem so genannten Übertraining, was zu Trainingsausfällen und Leistungsverlusten führen kann.
- *Das Prinzip der Spezifität der Anpassung an Belastungen* ... bedeutet, dass der Körper bzw. der Muskel sich sehr speziell an diejenigen Belastungen anpasst, auf die er trainiert wird. Ein ausdauernder Läufer ist daher kein ausdauernder Schwimmer, wenn er dies nicht speziell trainiert. Ein guter Gewichtheber hat nicht die Kraftausdauer eines Ruderers, und wenn man in der Kniebeuge hohe Lasten bewältigen will, muss man insbesondere Kniebeugen trainieren und nicht überwiegend an Beinpressen oder Beinstrecker-Maschinen.
- *Das Prinzip der variierenden Belastung* ... bedeutet im Krafttraining, dass Trainingsprogramme in gewissen Zeitabständen verändert werden müssen, damit weitere Anpassungseffekte und Leistungsgewinne möglich sind. Diese Trainingsvariationen sollten nicht nur die Intensität (Gewicht) und den Umfang (Serien- und Wiederholungszahl) des Trainings betreffen, sondern auch die Auswahl der Übungen.
- *Das Prinzip der Kontinuität* ... bedeutet im Krafttraining, dass nur kontinuierliche

Belastungen, d. h. ein regelmäßiges Fortführen des Trainings, zu einem fortwährenden Leistungsanstieg bis zum Erreichen der individuellen Leistungsgrenze führen. Längere Unterbrechungen im Trainingsprozess, z. B. durch lange Verletzungspausen oder unregelmäßiges Training, bewirken einen Abfall der Leistungsfähigkeit. Natürlich bedeutet dieses Prinzip aber nicht, dass der über viele Monate bzw. Jahre dauernde Trainingsprozess nicht für einige Wochen unterbrochen werden darf, um dem Körper eine Entlastungsphase zu gönnen. Das nun folgende Prinzip der Periodisierung verbietet geradezu ein pausenloses Training auf hohem Niveau.

- ***Das Prinzip der Periodisierung*** ... bedeutet, dass die Belastungen im Training, insbesondere der Trainingsumfang, die Trainingsintensität und die Trainingshäufigkeit im Jahresplan des Trainierenden variiert werden müssen, um eine optimale Leistungsentwicklung zu gewährleisten und bei möglichen Wettkämpfen in Topform zu sein. Kein Sportler kann das ganze Jahr seine Höchstform halten. Daher wechseln sich intensive Aufbauphasen, Wettkampfphasen und Erholungsphasen mit reduzierter Trainingsbelastung im Jahresplan des Leistungssportlers ab. Allein aus verletzungsprophylaktischer Sicht ist es, auch für den Hobbysportler, ratsam, die Trainingsbelastungen im langfristigen Verlauf zu variieren.

5.3 Die Belastungsnormative: Intensität, Wiederholungszahl, Serien und Pausen

Belastungsnormative sind diejenigen Größen, die die äußere Trainingsbelastung regulieren. Beim Krafttraining sind die entscheidenden Belastungsnormative die Intensität, die Wiederholungszahl pro Serie, die Serienzahl und die Pausendauer zwischen den Wiederholungen bzw. Serien. Die Gestaltung dieser Faktoren bestimmt maßgeblich den Trainingseffekt und unterscheidet sich je nach Zielsetzung des Trainings.

Die ***Intensität*** ist die Größe der Last in Bezug auf die individuelle Leistungsfähigkeit des Trainierenden. Sie wird häufig in Prozent der maximalen Kraft angegeben. Wenn der Trainierende z. B. eine aktuelle Bestleistung im Bankdrücken von 100 Kilogramm hat und er mit 70 Kilogramm trainiert, entspricht das einer Intensität von 70% der Maximalkraft, auch ausgedrückt als 70% MVC (= Maximal Voluntary Contraction) oder 70% 1-RM (= One Repetition Maximum). Weitere Möglichkeiten, die Lasthöhe im Training zu bestimmen sind in Kap. 1.2 vorgestellt.

Eine ***Wiederholung*** entspricht dem Bewegungszyklus, bei dem das Gewicht zunächst gegen die Schwerkraft angehoben und danach in die Ausgangstellung zurückgelassen wird. Im Training werden meist mehrere Wiederholungen ohne Pause aneinandergereiht, was dann eine so genannte ***Serie*** (auch »Satz« genannt) ergibt. Die mögliche Wiederholungszahl pro Serie hängt eng mit der Intensität zusammen und bestimmt im Wesentlichen, ob eher die Maximalkraft oder die Kraftausdauer trainiert wird, da dies von der zeitlichen Dauer der Serie abhängig ist. Die Seriendauer, die üblicherweise in Sekunden angegeben wird, ist eine genauere Steuerungsgröße als die Wiederholungszahl, da eine Wiederholung schnell oder langsam ausgeführt werden kann. Wird zwischen den einzelnen Wiederholungen einer Serie das Gewicht kurzzeitig vollständig abgesetzt, so spricht man von einer ***Wiederholungenpause***. Wiederholungenpausen werden vor allem im Training der Schnellkraft und der intramuskulären Koordination eingesetzt.

Die *Serienpause* ist die Zeit zwischen der letzten Wiederholung einer Serie und der ersten Wiederholung der folgenden Serie. Beim Krafttraining ist es üblich, in dieser Serienpause den Muskel vollständig ruhen zu lassen, indem man einfach auf das Ende der Pause wartet oder in dieser Zeit eine andere Muskelgruppe trainiert.

Über die optimale ***Anzahl der Serien***, die pro Übung oder pro Muskelgruppe durchgeführt werden sollte, wird in der Wissenschaft seit Jahren heiß diskutiert, weshalb wir uns diesem Thema nun in einem eigenständigen Kapitel widmen.

5.3.1 Optimale Anzahl der Serien im Krafttraining

Die Beantwortung der Frage, wie viele Serien pro Übung notwendig sind, um optimale Effekte zu erreichen, hängt natürlich von der Zielsetzung des Krafttrainings ab. Aber selbst wenn dies klar definiert ist, diskutiert man seit langem weiterhin über die Vor- und Nachteile von Einsatz- oder Mehrsatz-Training. Unter einem Mehrsatz-Training versteht man, dass der Trainierende pro Übung mehr als eine Serie durchführt, meist zwischen drei und fünf.

Ein Einsatz-Training meint, dass pro Übung nur eine Serie durchgeführt wird. Innerhalb des Einsatz-Trainings diskutiert man bezüglich seiner Effektivität, ob diese eine Serie bis zur muskulären Erschöpfung durchgeführt werden muss oder nicht [80].

Mehrere Studien weisen darauf hin, dass bezüglich des reinen Kraftzuwachses ein Einsatz-Training möglicherweise gleich effektiv wie ein Mehrsatz-Training ist, zumindest bei Untrainierten in den ersten Trainingsmonaten [37, 80, 113]. Allerdings erscheint es aus physiologischer Sicht unsinnig, ein Krafttraining, das auch die Stoffwechselaktivierung (anaerobe Kraftausdauer, therapeutisches Training nach Verletzungen) oder das Einschleifen anspruchsvoller koordinativer Muster, z. B. beim Gewichtheben, zum Ziel hat, nach dem Einsatz-Prinzip zu trainieren. Ein Mehrsatz-Training bietet die Möglichkeit, den Stoffwechsel intensiver anzuregen und Energievorräte effektiver auszuschöpfen als ein Einsatz-Training. Bei koordinativen Lernprozessen ist die Gesamtsumme der Übungsreize ohnehin bekanntermaßen ein wichtiger Erfolgsfaktor des Trainings.

Hinsichtlich des Muskelzuwachses ist zu vermuten, dass, wenn nur eine Serie pro Übung durchgeführt wird, zumindest mehrere Übungen pro Muskelgruppe notwendig sind, um optimale Ergebnisse zu erreichen, da neben den Spannungsreizen auch intensive Stoffwechselvorgänge für ein Muskelwachstum verantwortlich zu sein scheinen [80, 230].

Wenn in diesem Sinne ein Einsatz-Training durchgeführt wird, aber mehrere Übungen für eine Muskelgruppe trainiert werden (z. B. Bizepscurls mit Langhantel, Bizepscurls mit Kurzhanteln etc.), kann man bezüglich des Trainingsreizes für die jeweilige Muskelgruppe eigentlich nicht mehr von einem Einsatz-Training sprechen, da die Effekte eines Mehrsatz-Trainings zu erwarten sind. Der englische Bodybuilding-Champion Dorian Yates, der sechsmal den Titel des Mister Olympia gewann, trainierte ein solches Trainingssystem mit 1–2 Serien pro Übung, aber 3–5 Übungen pro Muskelgruppe [71]. Ein berühmter Verfechter des Mehrsatz-Trainings mit mehreren Serien pro Übung und 15–20 Serien pro Muskelgruppe ist der österreichische Bodybuilder und siebenfache Mister Olympia Arnold Schwarzenegger. Diese gegensätzlichen Beispiele werden vor allem deshalb angeführt, weil Spitzenbodybuilder gern als »lebende Beweise« für die effektivsten Trainingsmethoden für einen Muskelzuwachs ins Feld geführt werden [71]. Im Krafttraining von Leistungssportlern aus anderen Sportarten und im herkömmlichen Fitnesstraining ist das Mehrsatz-Training seit Jahrzehnten die übliche Methode. Einsatz-Training wurde und wird dagegen von durchaus namhaften Personen der Trainingsszene wie Werner Kieser oder Arthur Jones propagiert.

Die entscheidende Frage bei der Diskussion, ob Einsatz- oder Mehrsatz-Training durchgeführt werden sollte, ist nicht die, ob ein Einsatz-Training grundsätzlich nutzbringender ist, sondern ob es gleichwertige Effekte wie ein Mehrsatz-Training bietet, da man in diesem Fall Trainingszeit und Energie einsparen könnte. Ich würde aufgrund der oben dargestellten Begründungen generell ein Mehrsatz-Training mit drei Serien empfehlen, insbesondere für Fitnesssportler, Rehapatienten und Sportler, die zu ihrer Sportart ein ergänzendes Krafttraining durchführen. Nur ***eine*** Serie pro Übung bei mehreren Übungen pro Muskelgruppe durchzuführen ist allerdings eine Möglichkeit, das Training abwechslungsreich und dennoch effektiv zu gestalten und kann für den fortgeschrittenen, ambitionierten Krafttrainierenden durchaus empfohlen werden, insbesondere wenn ein so genanntes »High-Intensity-Training« durchgeführt wird (Kap. 6.1.3). Ein reines Einsatz-Training bietet sich nur an, wenn zu wenig Zeit für ein Mehrsatz-Training zur Verfügung steht oder der Trainierende, z.B. ein Patient im Rehabilitationstraining, für höhere Serienumfänge nicht belastbar genug ist.

Führt man im Mehrsatz-Training mehr als drei Serien aus, sinkt in der Regel der Kosten-Nutzen-Effekt. Höhere Serienzahlen empfehlen sich nur, wenn es spezielle Übungen gibt, die für den Sportler oder den Rehabilitanden von besonderer Wichtigkeit in Wettkampf oder (Berufs-)Alltag sind, ein intensives Kraftausdauertraining gewünscht wird oder ein individuelles Defizit in einer bestimmten Muskelgruppe bzw. einem bestimmten Gelenkbereich beseitigt werden soll. Mehr als 5–6 Serien pro Übung werden allerdings selbst dann in der Praxis relativ selten angewendet.

Ein Einsatz-Training sollte im Gegensatz zum Mehrsatz-Training immer mit einer intensiven muskulären Ausbelastung in der Einzelserie arbeiten, um die wissenschaftlich nachgewiesenen Effekte zu erreichen, da sich die meisten Studien auf diese Methode beziehen. Dies bedeutet allerdings eine hohe psychophysische Belastung des Trainierenden, die im Rehabereich oder bei völlig untrainierten Personen zu Überlastungen führen kann.

5.4 Die Organisationsformen des Krafttrainings

Man unterscheidet im Erwachsenentraining grundsätzlich zwei Organisationsformen des Krafttrainings: Das Zirkeltraining und das Stationstraining [128]. Das ***Stationstraining*** ist im leistungsorientierten Krafttraining normalerweise die Methode der Wahl. Für jede spezifische Übungsausrichtung, z.B. das gezielte Beüben eines kraftsportlichen Bewegungsablaufes oder das konditionelle Ausschöpfen des Muskels für die Zielsetzung Maximalkraft oder Kraftausdauer, ist das Stationstraining gegenüber dem Zirkeltraining als effektiver anzusehen.

Im Stationstraining wird der gesamte vorgesehene Reizumfang für eine ausgewählte Übung bzw. eine ausgewählte Muskelgruppe in einem oder mehreren Durchgängen vollständig trainiert, bevor die nächste Übung folgt. Zum Beispiel werden drei Serien Kniebeugen für die Oberschenkelmuskulatur erschöpfend durchgeführt, ehe man zum Training der Waden übergeht. Im ***Zirkeltraining*** wird hingegen nach jedem Durchgang (Serie) einer Übung die Übungsstation gewechselt, und damit auch die belastete Muskelgruppe. Wiederholte Belastungen in einer Übung ergeben sich hier nur bei mehrfachem Durchlaufen des Zirkels. Häufig besteht ein Zirkel aus 6–12 Übungsstationen mit 15–40 Sekunden Belastungsdauer pro Station, wobei in der Regel in dieser Zeit so viele Wiederholungen wie möglich durchgeführt werden. Die Anzahl der Wiederholungen kann als Leistungsprotokoll dokumentiert werden. Ein solches Zirkeltraining ist vor allem im unspezifischen Grundlagentraining üblich, z. B. im Schulsport oder im Nachwuchstraining verschiedener Sportarten.

Im Fitness-Krafttraining hat sich in einigen Studios für Trainingseinsteiger ein Zirkeltraining etabliert, wo ähnlich viele Übungsstationen mit automatischer Zeitgebung (ca. 60–90 Sekunden) absolviert werden. Für eine gezielte Kräftigung bestimmter Muskelgruppen ist für den leistungsambitionierten Fortgeschrittenen jedoch unbedingt der Übergang zum Stationstraining zu empfehlen.

Im Vereinssport, Kursbetrieb und in medizinisch-rehabilitativen Trainingsgruppen wird häufig auch das ***Frontaltraining*** angewendet, bei dem der Trainer vor der Gruppe steht und die Übungen anleitet, die von den Trainierenden daraufhin durchgeführt werden. Diese Organisationsform erfordert einen großen Material- und Geräteaufwand, da jeder Trainierende ein eigenes Gerät, Hantel oder Ähnliches benötigt.

Im Kinder- und Jugendtraining kommen weitere Organisationsformen zum Einsatz. Beim ***Riegentraining*** wird eine große Trainingsgruppe in Untergruppen (Riegen) geteilt, die abwechselnd die Hauptzielübung unter Aufsicht durchführen. In der Pause (wenn die anderen Riegen dran sind) werden einfache Zusatzaufgaben selbständig durchgeführt. Beim ***Parcourstraining*** gibt es mehrere Übungsstationen, die nacheinander durchlaufen werden (frz. parcourir = durchlaufen). Die Stationen sind in der Regel Hindernisse bzw. Geräteaufbauten, die durch verschiedene Bewegungsaufgaben (z. B. Springen, Hüpfen, Klettern, Kriechen) zügig überwunden werden müssen. Das Kind ist beim Durchlaufen des Parcours ständig in der Fortbewegung, wodurch auch eine größere Gruppe trainiert werden kann, wenn die Teilnehmer zeitversetzt starten, um eine Staubildung an den Stationen zu vermeiden. Mehrere Durchgänge sind üblich.

6 Die Zielsetzung und ihre Trainingsmethodik

6.1 Das Trainingsziel Maximalkraft

Eine Steigerung der Maximalkraft ist vor allem im Leistungssport ein häufiges Trainingsziel, da die Maximalkraft eine wichtige Basisgröße für Kraftausdauer und Schnellkraft ist und darüber hinaus in den typischen Kraftsportarten, wie Gewichtheben, Kraft-Dreikampf oder Ringen, sogar die zentrale Rolle spielt. Es gibt grundsätzlich zwei Wege die Maximalkraft der Muskulatur zu steigern: Die eine Möglichkeit liegt darin, das vorhandene Massepotenzial der Muskulatur optimal auszunutzen, indem man die Koordination des einzelnen Muskels bzw. der Muskeln untereinander verbessert. Die Organisation der Aktivierung innerhalb des einzelnen Muskels durch das Nervensystem bezeichnet man als ***intramuskuläre Koordination***. Beim Training der intramuskulären Koordination lernt der Muskel, möglichst viele seiner vorhandenen Fasereinheiten gleichzeitig und mit hoher Impulsfrequenz der Nerven anzuspannen. Im Fachdeutsch spricht man von Rekrutierung, Synchronisation und Frequenzierung.

Die untereinander abgestimmte Aktivierung bzw. Entspannung von Muskeln, die an einer Bewegung beteiligt sind, nennt man ***intermuskuläre Koordination***. An der Armbeugebewegung sind z.B. außer dem Bizeps noch weitere Muskeln beteiligt, insbesondere der M. brachialis und der M. brachioradialis [107]. Diese Muskeln, die die gleiche Bewegung (hier: Armbeugung) erzeugen, nennt man Synergisten. Nur wenn diese Muskeln optimal zusammenarbeiten und auf der anderen Seite die Armstreckmuskulatur (Trizeps) als Gegenspieler (Antagonist) sich weitgehend entspannt, ist eine maximale Kraftentfaltung beim Armbeugen gegen Widerstand möglich. Ein Training der intermuskulären Koordination optimiert also das Zusammenspiel der Synergisten und Antagonisten, um eine ökonomische Bewegungsausführung mit optimalem Kraftergebnis zu erzielen.

Diese beiden Mechanismen, die unter die koordinativen Anpassungen bei einem Krafttraining gezählt werden, machen in den ersten drei Trainingsmonaten beim Anfänger den Hauptanteil des Kraftgewinns aus. Er soll nach Ansicht mancher Experten bis zu 80% betragen [85]. Der übrige Anteil wird durch die zweite Möglichkeit der Maximalkraftsteigerung bewirkt, die allerdings mit zunehmender Trainingserfahrung immer mehr in den Vordergrund rückt und bei trainierten Kraftathleten oft den einzigen noch effektiven Weg zur Steigerung der Kraft bedeutet: der Zuwachs an Muskelmasse.

Da das Training der intra- und intermuskulären Koordination anders gestaltet wird als das Training zur Vermehrung der Muskelmasse, werden wir uns beide Methoden getrennt voneinander ansehen. Allerdings führt nur ihre Kombination langfristig zu einer optimalen Ausschöpfung des individuellen Maximalkraftpotenzials.

6.1.1 Das Muskelaufbautraining

Das Muskelaufbautraining sollte beim Krafttrainingseinsteiger oder beim saisonal trainierenden Sportler immer vor einem gezielten neuronalen Training der intramuskulären Koordination stehen, da die Trainingslasten nicht so hoch sind und beim Untrainierten dennoch auch gute koordinative Gewinne zu erwarten sind. Wenn die Belastbarkeit des Sportlers durch das Aufbautraining gestiegen ist, kann sich ein neuronales Aktivierungstraining (Innervationstraining) anschließen, um das (erweiterte) Muskelpotential optimal auszuschöpfen.

Im Muskelaufbautraining verwendet man Lasten, die im Bereich von 70–85% der Maximalkraft liegen. Interessant ist dabei, dass erst bei einer Intensität von 80% der Maximalkraft nahezu alle Muskelfasern eines Muskels aktiviert werden [230]. Untrainierte erreichen jedoch bereits mit geringeren Intensitäten (40–60%) gute Effekte und sollten in der Intensität (= Trainingslast) nicht zu hoch einsteigen, um Verletzungen und Überlastungsschäden zu vermeiden. Die geeignete Trainingslast kann durch einen Maximalkrafttest ermittelt werden, von dem man den entsprechenden Prozentsatz (z.B. 70%) errechnet.

Allerdings hat es sich in der Praxis ebenfalls bewährt, die Last im Training durch die Dauer der Einzelserie zu bestimmen: Die Last wird hierbei so hoch gewählt, dass die muskuläre Ermüdung innerhalb einer bestimmten Zeit eintritt. Beim Muskelaufbautraining beträgt diese Dauer der Einzelserie 20–45 Sekunden [35, 207]. Der wirksamste Bereich liegt bei etwa 20–30 Sekunden und entspricht in etwa einer Wiederholungszahl von 8–12 pro Serie. Es werden gewöhnlich etwa 3–5 Serien pro Übung durchgeführt. Im Anfängertraining reichen allerdings auch geringere Belastungsumfänge von 1–2 Serien pro Übung aus, um gute Effekte zu erreichen. Wer die Abwechslung liebt, kann auch als Fortgeschrittener mit einer oder zwei Serien pro Übung trainieren, sollte dann allerdings mehrere Übungen für dieselbe Muskelgruppe durchführen. Bei einem niedrigen Trainingsvolumen (also wenigen Serien pro Übung) sollte man die jeweilige Serie jedoch mit einer ausgeprägten muskulären Erschöpfung beenden. Für eine besonders intensive Ausbelastung innerhalb einer Serie stehen so genannte Intensivtechniken zur Verfügung, die in Kap. 6.1.3 dargestellt sind.

Innerhalb einer Serie werden im Muskelaufbautraining zwischen den einzelnen Wiederholungen keine Pausen eingelegt, da dies als effektiver gilt [80]. Der Muskel soll während der Einzelserie ständig auf Spannung gehalten werden, ohne dass das Gewicht abgesetzt wird. Zwischen den einzelnen Serien einer Übung liegen die Serienpausen. Da konkrete Studien zur optimalen Pausenlänge zwischen den Serien fehlen, muss man sich an die bewährten Empfehlungen der Experten und Praktiker halten, die für das Muskelaufbautraining Serienpausen von 1–3 Minuten empfehlen [28, 85, 128, 212]. Insbesondere da der auslösende Reiz für ein Muskelwachstum noch nicht hinreichend geklärt ist, bleibt unklar, ob eher eine unvollständige Erholung zwischen den Serien bei kurzer Pause (30–60 sec.) wünschenswert ist oder eine eher vollständige mit längeren Pausen von 2–3 Minuten. Wenn keine hochintensive Ausbelastung der Muskulatur in der Einzelserie stattfindet, sind wohl Pausen von 1–2 Minuten als ausreichend und effektiv anzusehen.

6.1.2 Das Innervationstraining

Im höchsten Intensitätsbereich, wo Lasten bewegt werden, die zwischen 90 und 100% des maximal zu bewältigenden Gewichts liegen, kommt es aufgrund der geringen Reizdauer kaum zu einem nennenswerten Muskelwachstum. Dafür lernt der Sportler, seine vorhandene Muskelmasse koordinativ optimal zu nutzen. Sowohl die inter- wie auch die intramuskuläre Koordination (Kap. 6.1) werden bei höchsten Lasten intensiv verbessert. Natürlich finden solche koordinativen Trainingseffekte auch im Intensitätsbereich des Muskelaufbautrainings statt, allerdings sind die Effekte hier deutlich geringer [230]. Daher reichen bei dem Sportler, der im Wettkampf die größtmögliche Last bewältigen muss (Gewichtheber, Kraft-Dreikämpfer), Muskelaufbauprogramme allein nicht aus. Die Wettkampfübung muss mit höchsten Lasten trainiert werden. Die Wiederholungszahlenbereiche zwischen 1 und 3 (maximal 5) pro Serie stehen in diesem so genannten Innervationstraining im Vordergrund.

Innervation bezeichnet die Ansteuerung der Muskulatur durch das Nervensystem, wobei eben jene, oben erläuterten, inter- und intramuskulären Koordinationsfähigkeiten die zentrale Rolle spielen. Im Gegensatz zum Muskelaufbautraining ist beim Innervationstraining das Absetzen des Gewichts nach jeder Wiederholung durchaus sinnvoll, weil dann der koordinative Zyklus als Ganzes wiederholt werden muss, d.h. auch das Anheben der Last. Eine solche Wiederholungenpause dauert allerdings meist nur wenige Sekunden. Hiervon ist dann abhängig, wie lange die Einzelserie dauert. Es kann aber auch ohne Absetzen der Last trainiert werden, um die speziellen koordinativen Anforderungen der Umkehrphase im Bewegungsablauf zwischen exzentrischer und konzentrischer Kontraktion einzubeziehen. Oft liegt die Dauer der Einzelserie bei dieser Trainingsmethode unter 10 Sekunden. Ob die Übung mit explosivem Krafteinsatz oder langsamerem Kraftanstieg in der Startphase ausgeführt werden sollte, richtet sich nach der Sportart, für die trainiert wird. Beim Innervationstraining im Rahmen eines Schnellkrafttrainings oder bei einigen wettkampfnahen Übungen der Gewichtheber sind vor allem explosive Krafteinsätze sinnvoll. Die Serienzahl liegt beim Innervationstraining im Bereich 5–8 [54, 230]. Da es sich um koordinative Lernprozesse handelt, ist eine höhere Serienzahl effektiver, solange die einsetzende Ermüdung von Muskulatur und Nervensystem die Übungsdurchführung nicht behindert. Daher werden in bestimmten Trainingsphasen von einer wettkampfnahen Übung auch z.T. deutlich mehr als 8 Serien pro Trainingseinheit trainiert, z.B. beim Gewichtheben [54]. Um die Ermüdung möglichst hinauszuzögern, sind die Serienpausen länger als beim Muskelaufbautraining. Die Dauer der Serienpause liegt bei mindestens 3–5 Minuten. Wird im Gewichtheben nahe am persönlichen Maximalgewicht gehoben, werden häufig noch deutlich längere Pausen eingelegt [230].

Tab. 12: Belastungsnormative beim Maximalkrafttraining

Trainingsziel	Wiederholungen	Dauer der Serie	Serienzahl pro Übung	Serienzahl pro Muskel	Dauer der Serienpause	Intensität in %
Muskelaufbau	6–12	20–30 sec	(1–) 3	3–9	1–3 min	70–85
Innervationstraining	1–3 (5)	< 15 sec	5–8	–	3–5 min	90–100

Das Training mit sehr hohen Lasten birgt naturgemäß ein erhöhtes Verletzungsrisiko. Zudem ist eine gute Belastbarkeit des Bewegungsapparates des Sportlers notwendig, um Überlastungen zu vermeiden. Daher sollte die hier beschriebene Form des Innervationstrainings nur bei 6–12-monatiger Krafttrainingserfahrung und sicherer Bewegungstechnik durchgeführt werden. Für Trainierende, die nicht auf das Heben maximaler Gewichte oder hoch entwickelte Schnellkraftqualitäten angewiesen sind, ist diese Trainingsmethode nicht sinnvoll. Breitenstein spricht sich für Bodybuilder sogar ausdrücklich gegen die Anwendung dieser Methode aus, die nur etwas für das »Ego«, nichts aber für den Muskelaufbau bringe [28].

6.1.3 Intensivtechniken im Muskelaufbautraining

Aus dem Bodybuilding stammen einige Trainingstechniken, die auf die intensivere Erschöpfung der Muskulatur innerhalb einer Serie abzielen, indem nach dem eigentlichen Ermüdungsabbruch verschiedene Tricks angewendet werden, um die Serie ohne längere Pause fortsetzen zu können. Diese Techniken spielen insbesondere im so genannten »High-Intensity-Training« eine wichtige Rolle, bei dem nur eine Serie pro Übung mit maximaler Ausbelastung der Zielmuskeln durchgeführt wird. Hierbei lohnt es sich, zunächst einen Blick auf die unterschiedlichen Möglichkeiten einer »Ausbelastung« des Muskels zu werfen:

In Anlehnung an Jürgen Giessing (2006) kann man vier Arten der muskulären Beanspruchung des Muskels innerhalb einer Serie unterscheiden [72]:

a) Die Serie wird bei einer bestimmten, zumeist vorher festgelegten Wiederholungszahl oder Dauer beendet, obwohl der Muskel noch länger durchhalten würde.
b) Die Serie wird beendet, wenn der Muskel die vollständige Bewegung gerade noch ein letztes Mal ohne Abfälschen oder Schwungholen bewältigen kann.
c) Die Serie wird beendet, wenn eine bereits begonnene Wiederholung nicht mehr beendet werden kann, da der Muskel spontan aufgeben muss.
d) Die Serie wird bis zum Zeitpunkt des spontanen Muskelversagens durchgeführt und dann mittels einer Intensivtechnik erweitert.

Um zu ermöglichen, dass die Serie nach dem Punkt des momentanen Muskelversagens fortgesetzt werden kann, stehen vor allem folgende Intensivtechniken zur Verfügung:

Bei *Intensivwiederholungen* hilft ein Partner oder der »freie Arm« das Gewicht erneut anzuheben, so dass weitere Wiederholungen möglich sind. Das Helfen sollte so dosiert werden, dass der Trainierende mit größter Mühe weitere Hebungen schafft. Wird zuviel geholfen, ist der Trainingseffekt nicht mehr optimal. Die exzentrische Phase der Intensivwiederholung (also das Herablassen des Gewichts in die Ausgangsposition) sollte der Trainierende allein bewältigen. Dies ist möglich, da die exzentrische Kraft deutlich höher liegt als die konzentrische. Intensivwiederholungen sind eine gängige Praxis in Krafträumen und Fitness-Studios, insbesondere als Partnerübung im Bank- und Nackendrücken.

Beim ***Reduktionssatz*** wird am Punkt des Muskelversagens das Gewicht abgesetzt und sofort um ein oder zwei Stufen bzw. ca. 10% reduziert, um ohne Pause weitere Wiederholungen durchführen zu können. Die Lastreduktion kann vom Trainierenden selbst oder von einem Trainingspartner vorgenommen werden. Reduktionssätze sind jedoch auch sehr gut allein durchführbar, z.B. indem man sich beim Muskelversagen im Bizepscurl sofort die nächst kleinere Kurzhantel greift oder bei Seilzugübungen bzw. Maschinentraining den Stecker einfach höher steckt. Für Reduktionssätze im Langhanteltraining dauert der Lastwechsel meist zu lang, um noch optimal effektiv zu sein. Beim Reduktionssatz wird mindestens zwei bis dreimal das Gewicht verringert, bis die Serie endgültig beendet ist.

Bei *Teilwiederholungen* wird am Punkt des Muskelversagens nur noch ein bestimmter Bewegungsbereich der Übung weitergeführt, in dem aufgrund günstiger biomechanischer Umstände die Last noch bewältigt werden kann. Die »Schwachpunkte« des ursprünglichen Bewegungsablaufs werden somit ausgespart, um weitere Bewegungen bis zum Muskelversagen im Teilbereich ausführen zu können. Da es bei dieser Methode zu einem intensiven Brennen der Muskulatur durch die hohe Produktion von Milchsäure im Muskel kommt, werden Teilwiederholungen auch als »Burns« (engl. to burn = brennen) bezeichnet.

Beim Bizepscurl würde man z.B. den unteren Bewegungsbereich (fast gestreckte Ellbogen) auslassen, um ab 90-Grad-Ellbogenbeugung aufwärts weitere Wiederholungen durchzuführen.

Negativwiederholungen arbeiten mit der Erkenntnis, dass in der exzentrischen Phase einer Bewegung (Herablassen des Gewichts) bis zu etwa 40% mehr Kraft entwickelt werden kann als bei dynamisch-konzentrischer Arbeit. Daher sind exzentrische Kontraktionen immer noch möglich, selbst wenn das Gewicht nicht mehr gegen die Schwerkraft angehoben werden kann. Hier hilft dem Trainierenden in der überwindenden, konzentrischen Phase der Trainingspartner oder die freie Extremität (Arm oder Bein), um das Gewicht hochzustemmen. Die absenkende Bewegung wird vom Trainierenden vollkommen allein bewältigt. Man kann z.B. einbeiniges Beinstrecken an der Maschine trainieren und am Punkt des Muskelversagens mit beiden Beinen das Gewicht hochdrücken, um es dann mit dem bereits ermüdeten Bein langsam und kontrolliert wieder abzusenken. Der Unterschied zu den oben beschriebenen Intensivwiederholungen besteht darin, dass bei Negativwiederholungen dem Trainierenden die konzentrische Phase erheblich erleichtert wird, er dafür aber die exzentrische Phase betont langsam ausführt.

Falls kein Trainingspartner zur Verfügung steht, um die konzentrische Phase zu bewältigen, wenn der Muskel bereits erschöpft ist, wenden manche Kraftsportler das ***Abfälschungsprinzip*** an. Hierbei wird eine Ausweichbewegung oder ein Schwungholen vorgenommen, um das Gewicht noch hochbewegen zu können. Es wird dann vom höchsten Punkt wiederum exzentrisch vom Trainierenden, langsam und kontrolliert herabgelassen. Experten raten z.T. von dieser Methode ab, da einerseits die abfälschende Aufwärtsphase die Zielmuskulatur nicht gezielt genug belaste und andererseits das Verletzungsrisiko durch Schwung und Ausweichbewegungen zu hoch sei [72]. Ein Beispiel für ein Abfälschen ist das schwunghafte Zurückbewegen des Oberkörpers beim Bizepscurl, um die Hantel aus dem »ungünstigen Winkelbereich« mit Hilfe der Rückenmuskeln herauszuwuchten.

Eine wiederum sinnvolle Intensivierungstechnik ist das so genannte ***Rest-Pause-Training***. Hierbei wird das Gewicht, wenn das Muskelversagen eintritt, für wenige Sekunden völlig abgesetzt. Dann nimmt es der Trainierende wieder auf und führt weitere Bewegungen bis zum erneuten Muskelversagen aus. Dies kann man mehrmals fortsetzen, bis der Muskel das

Gewicht auch nach der Pause nicht mehr bewältigen kann.

Ein weiteres sehr probates Mittel der Intensivierung des Trainings einer Muskelgruppe sind die so genannten ***Verbundsätze*** (z.T. auch als Supersätze bezeichnet). Hierbei wird eine komplexere Übung, auch Grundübung genannt, bis zum Muskelversagen ausgeführt, um danach ohne Pause zu einer Isolationsübung für dieselbe Muskelgruppe überzuwechseln und diese ebenfalls erst am Punkt des Muskelversagens zu beenden. Dies kann z.B. eine Kombination von Kniebeugen und Beinstrecken am Gerät für den vorderen Oberschenkel (M.quadriceps femoris) sein oder die Verbindung von Langhantelbankdrücken mit der Butterfly-Maschine für den großen Brustmuskel (M.pectoralis maior). Darüber hinaus gibt es so genannte Antagonisten-Supersätze, bei denen im direkten Wechsel eine Kraftübung für die eine Muskelgruppe mit einer für die entgegengesetzte, antagonistische Muskelgruppe kombiniert wird. Eine plausible physiologische Begründung für dieses Vorgehen fehlt meines Erachtens, weshalb diese Methode hier nur am Rande erwähnt werden soll.

Manche Kraftathleten trainieren auch zunächst eine Grundübung mit mehreren Serien zu Ende, bevor sie nach einer kleinen Pause zu mehreren Serien der Isolationsübung für die gleiche Zielmuskulatur übergehen. Diese so genannte ***Nachermüdung*** ist ebenfalls eine wirksame Methode, im Gegensatz zur ***Vorermüdung***, die der wissenschaftlichen Prüfung nicht standhalten konnte [72]. Beim Prinzip der Vorermüdung wird die Isolationsübung vor die Grundübung geschaltet. Die Idee dabei ist, dass die vorzeitige Ermüdung der »schwächsten Glieder« einer Grundübung (z.B. beim Bankdrücken die Trizepsmuskeln) ein erschöpfendes Ausbelasten der eigentlichen Zielmuskulatur (z.B. beim Bankdrücken die Brustmuskulatur) verhindert. Daher soll die Zielmuskulatur per Isolationsübung vorermüdet werden, damit sie in der nachfolgenden Grundübung voll ausbelastet werden kann.

Bei allen Intensivierungstechniken ist zu beachten, dass sie den Muskel sehr stark belasten und eine längere Regenerationszeit erfordern als ein Training, das vor dem Muskelversagen die Serie beendet oder »nur« bis zum momentanen Muskelversagen andauert. Wenn man eher ein Volumentraining mit vielen Serien pro Übung und mehreren Trainingseinheiten pro Muskelgruppe in der Woche trainiert, sollte man die Intensivierungstechniken nur selten einsetzen. Die Gefahr eines Übertrainings, das zu einem Verpuffen der mühsam erarbeiteten Trainingsreize führt, ist einfach zu groß. Trainiert man mit geringem Serienvolumen (1–2 Serien pro Übung) und hochintensiv, aber selten, mit großen Abständen der Trainingseinheiten (jede Muskelgruppe nur 1–2 mal pro Woche), so können die beschriebenen Techniken auch längere Zeit eingesetzt werden. Das High-Intensity-Training ist enorm zeitsparend und allein deshalb für alle interessant, die nur wenig Zeit für ihr Training zur Verfügung haben. Ambitionierte Bodybuilder und Fitness-Sportler können profitieren, wenn sie mehrwöchige Phasen eines High-Intensity-Trainings (HIT) in ihren jährlichen Trainingsplan integrieren. Aus physiologischer Sicht erscheint es sinnvoll, das Gewicht für die Ausbelastungsserie im HIT so zu wählen, dass es etwa 80–85% der Maximalkraft entspricht, da man auf diese Weise nahezu alle Muskelfasern in das Training einbeziehen kann. Die großen, weißen motorischen Einheiten werden in den ersten 5–8 Wiederholungen ermüdet, die kleineren, schließlich vorwiegend roten Einheiten erst in den späten Wiederholungen der Intensivierungstechniken.

6.2 Das Trainingsziel Kraftausdauer

Im Kraftausdauertraining wendet man Intensitäten an, die mindestens 30% der Maximalkraft erfordern. Unterhalb dieser Grenze spielt weniger die Kraftausdauer als vielmehr die lokale, aerobe Ausdauer eine Rolle.

Beim Kraftausdauertraining bekommt der Muskel nicht mehr ausreichend Sauerstoff für eine ökonomische, aerobe Energiegewinnung, so dass er in eine spezielle Stoffwechselvariante, die anaerobe Glykolyse, umschalten muss. Hierbei fällt Milchsäure (Laktat) an, die sich bei weiterer Belastung immer stärker anreichert, ein Ziehen und Brennen im Muskel hervorruft, und schließlich zum Ermüdungsabbruch zwingt. Laktatanstiege auf 6–7 mmol/Liter sind im Krafttraining großer Muskelgruppen keine Seltenheit [61]. Bei Kraftausdauerleistungen im Bereich von 30–50% der Maximalkraft spielen vor allem Anpassungsmechanismen für einen optimalen Energiefluss im Muskel eine zentrale Rolle, z. B. die Verbesserung des lokalen Sauerstofftransports sowie des Glykogenstoffwechsels. Da in diesem Intensitätsbereich die lokale, aerobe Ausdauer noch einen bedeutenden Teil zur Leistungsfähigkeit beiträgt, sprechen einige Trainingswissenschaftler hier noch nicht von Kraftausdauer, sondern von »Ausdauerkraft« [176].

Ab einer Kontraktionsstärke von 50% der Maximalkraft wird die Blutzufuhr des Muskels vollständig unterbrochen und somit der Sauerstoffnachschub über das Blut unmöglich gemacht [222]. Bei Kraftausdauerbeanspruchungen oberhalb der 50%-Marke spielt es somit eine entscheidende Rolle, die Laktattoleranz und den Laktatabbau zu optimieren, damit der Ermüdungsabbruch hinausgezögert wird. Um auf die gewünschten hohen Laktatwerte im Training zu kommen, sollten mindestens drei Serien für eine Muskelgruppe durchgeführt werden [61]. Neben den Anpassungen des Stoffwechsels können bei einem intensiven Kraftausdauertraining (> 50% MVC) darüber hinaus auch Muskelwachstumsreize für die langsamen Muskelfasern erzielt werden.

Charakteristisch für ein Kraftausdauertraining sind in beiden Fällen jedoch relativ hohe Wiederholungszahlen innerhalb einer Serie, viele Serien pro Übung und sehr kurze Pausenzeiten zwischen den Einzelserien. Zwischen den Einzelwiederholungen innerhalb einer Serie werden entweder keine oder extrem kurze bzw. sportartspezifische Pausen eingesetzt. Die Belastungsdauer pro Serie liegt bei 45–90, maximal bei 120–180 Sekunden. Dies entspricht etwa 20–60 Wiederholungen. Das Bewegungstempo entspricht der Zielsetzung: Für die allgemeine Kraftausdauer sind langsame Bewegungsausführungen effektiv. Für die sportspezifische Kraftausdauer sollten sportspezifische Bewegungsgeschwindigkeiten (bis hin zu

Tab. 13: Belastungsnormative beim Kraftausdauertraining

Trainingsziel	Wiederholungen	Dauer der Serie	Serienzahl pro Übung	Dauer der Serienpause	Intensität in %
Kraftausdauer, intensiv	15–25	45–90 sec	3–5	1–2 min	50–65
Kraftausdauer, extensiv (Ausdauerkraft)	30–50	> 90 sec	4–6	0,5–1 min	30–50

explosiven Krafteinsätzen und Reaktivkraft-Einsätzen) angewendet werden.

Die lange Belastungsdauer pro Einzelserie, die stark aufstockende Ermüdung sowie die erhebliche Übersäuerung der Muskulatur bei höheren Lastintensitäten fordern den Sportler auch mental heraus. Erschöpfende Kraftausdauerleistungen sind daher oft mit größerer Willensanstrengung verbunden als kurzfristige Maximalkraftbelastungen. Tabelle 13 gibt mögliche Belastungsnormative für zwei Kraftausdauermethoden an.

Kraftausdauertraining wird häufig im Vereinssport wie im Schulsport als Zirkeltraining durchgeführt. Für die spezifische Kraftausdauerförderung einer bestimmten Muskelgruppe oder Zielbewegung ist das Stationstraining zu empfehlen (Kap. 5.4).

6.3 Trainingsziel Schnellkraft und Reaktivkraft

Das Training der Schnellkraft ist ein typisch sportartspezifisches Ziel. Es spielt im gesundheitsorientierten Krafttraining oder im leistungsorientierten Fitnesstraining bzw. Bodybuilding keine große Rolle, sondern ist bedeutsam für Sportarten mit Schnellkraftanteilen, wie Springen, Wurf und Stoß oder Sprint. Zudem haben viele Ballspiele und leichtathletische Disziplinen Schnellkraftanteile, ebenso das Gewichtheben. Bei vielen Sportarten kommt es darauf an, eine hohe Start- und Explosivkraft zu entwickeln, d.h. eine hohe Anfangsgeschwindigkeit der Kraftbildung zu erreichen, da nur wenig Zeit für die Kraftentwicklung zur Verfügung steht. Da die Maximalkraft erst nach 300–400 Millisekunden (ms) erreicht werden kann, viele Zeiträume für Schnellkraftleistungen jedoch deutlich kürzer sind (100–200 ms), wird deutlich, dass eine schnellere Kraftbildung häufig den entscheidenden Vorteil bringt. Das bedeutet zugleich, dass die Maximalkraft umso mehr an Bedeutung verliert, je kürzer die Muskelaktionsdauer der Zielbewegung ist [193, 230]. Im Sprint liegt die Muskelaktionsdauer nach Zatsiorsky (1996) bei 80–100 ms, beim Weitsprung bei 110–120 ms und beim Speerwurf und Kugelstoßen bei 150–180 ms [230]. Neben der Zeit für die Muskelaktion spielt auch der Widerstand, gegen den die Kraft entwickelt werden muss, eine Rolle. Die Maximalkraft hat bei schnellkräftigen Muskelaktionen gegen geringe Widerstände (z.B. beim Boxen oder Torschuss beim Fußball) weniger Einfluss auf den Erfolg der Zielbewegung als bei solchen gegen höhere Widerstände (z.B. Sprünge). Bei solchen Belastungen mit höheren Widerständen sind Maximalkrafttrainingsmethoden wirksamer für eine Schnellkraftsteigerung. Daher legen Kugelstoßer (Kugelgewicht Männer 7,257 kg) mehr Wert auf Maximalkrafttraining und Muskelmassenzuwachs als Speerwerfer (Speergewicht Männer 0,8 kg), obwohl beides Wurfdisziplinen sind [230]. Bei Wurfdisziplinen steht allerdings weniger die hohe Anfangskraft im Mittelpunkt, sondern das Erreichen einer hohen Endgeschwindigkeit.

Insbesondere bei Widerständen, die über 25% der Maximalkraft erfordern, hat die Maximalkraft einen maßgeblichen Einfluss auf die Schnellkraftfähigkeit.

Eine weitere wichtige Überlegung bei der Methodenwahl ist, ob eine konzentrische Schnellkraftentwicklung (Torschuss, Boxschlag, Kugelstoß) oder eine reaktivkräftige Muskelaktion im Dehnungs-Verkürzungs-Zyklus (Sprint, Weit- und Hochsprung) vorliegt.

Dementsprechend teilen wir die Betrachtung nun in Methoden der »normalen«, konzentrischen Schnellkraftentwicklung und in die der Reaktivkraftsteigerung.

Für beide Methoden sollte allerdings das Folgende beachtet werden: Da für die Schnell- und Reaktivkraftverbesserung in der Regel mit höchsten Widerständen und/ oder explosiver Kraftentwicklung gearbeitet wird, muss zuvor unbedingt ein gründliches Aufwärmen des Organismus allgemein und im Speziellen der Zielmuskulatur erfolgen.

6.3.1 Schnellkraftmethoden

Im Wesentlichen ist die Schnellkraft von drei Faktoren abhängig [169]:

- von einem schnellen Kraftanstieg
- vom Kraftmaximum (isometrische Maximalkraft)
- von der Dauer der Kraftwirkung (auf die zu beschleunigende Masse)

Somit spielen die muskelphysiologischen Faktoren der inter- und intramuskulären Koordination sowie der Kontraktionsgeschwindigkeit und der Kontraktionskraft eine entscheidende Rolle. Für die Schnellkraftverbesserung müssen also Methoden angewendet werden, die diese Faktoren maßgeblich beeinflussen. Die intermuskuläre Koordination verbessert sich durch sportartspezifisches Techniktraining. Die intramuskuläre Koordination sowie die Kontraktionsgeschwindigkeit profitieren am wirksamsten von explosiven Krafteinsätzen gegen sehr hohe (90–100% MVC) Widerstände. Die Kontraktionskraft kann durch Muskelaufbaumethoden und intramuskuläres Koordinationstraining gesteigert werden. Daher sind neben einem Technik- und Muskelaufbautraining (in der Vorbereitung) vor allem (explosive) maximale Krafteinsätze (= Innervationstraining; Kap. 6.1.2) zu empfehlen. Die klassische Schnellkraftmethode, die immer noch verbreitet ist und zur Verbesserung der Kraftbildungsgeschwindigkeit eingesetzt wird, arbeitet mit geringen bis mittleren Widerständen (ca. 30–60% MVC) bei explosiver Bewegungsausführung. Trotz der geringeren Widerstände ist es auch bei dieser Methode durch die explosive Ausführung möglich, die größeren motorischen Einheiten mit schnellzuckenden, weißen Muskelfasern zu aktivieren, so dass ein günstiger Trainingseffekt auf die Schnellkraft möglich ist [213, 214].

Tatsächlich ist es im Schnellkrafttraining wichtig, eine maximal schnelle Kraftentwicklung zu produzieren. Daher sollte man explosiv in die Bewegung hineingehen, um die Last so schnell wie möglich zu beschleunigen. Bei sehr hohen Lasten ist die Bewegungsgeschwindigkeit natürlich immer gering. Dennoch kann die Kontraktionsgeschwindigkeit beim Krafteinsatz explosiv erfolgen. Betont langsame Kontraktionen, die bei einigen Muskelaufbauprogrammen durchgeführt werden, sind für die Schnellkraftentwicklung nicht effektiv. Ein Absetzen der Last zwischen den einzelnen Wiederholungen ist im Gegensatz zu Muskelaufbauprogrammen sinnvoll, um das neuronale Programm bei jeder Wiederholung komplett neu starten zu lassen, eine hohe Konzentration auf jede einzelne Wiederholung zu ermöglichen sowie eine energetische Ermüdung hinauszuzögern. Eine ausgeprägte muskuläre Ermüdung, wie sie beim Muskelaufbautraining oder Kraftausdauertraining notwendig ist, sollte beim Schnellkrafttraining vermieden werden, damit auch die letzten Wiederholungen der Serie hochgradig explosiv und mit höchstmöglicher Geschwindigkeit durchgeführt werden können. Daher sind die Wiederholungszahlen pro Serie eher niedrig, die Anzahl der Serien begrenzt und die Pausenlänge zwischen den Serien eher lang zu gestalten. Eine Ausnahme bildet das so genannte Schnellkraftausdauertraining, bei dem eine Erweiterung des glykolytischen Stoffwechselpotentials und eine erhöhte Laktattoleranz wichtige Ziele sind [169].

Neben den bekannten »normalen«, konzentrischen Krafteinsätzen, kommen auch ***exzentrische maximale Belastungen*** im Schnellkrafttraining zum Einsatz [193]. Hierbei verwendet man Lasten, die höher als die individuelle, konzentrische Maximalkraft (also über 100% MVC) liegen. Die konzentrische Phase, um die Last in die Ausgangsposition zu bringen, kann von Helfern bzw. Trainingspartnern bewerkstelligt werden. Das Herablassen der Last (exzentrische Phase) wird vom Trainierenden allein geleistet. Diese hochintensive Trainingsform ist aufgrund der Verletzungsgefahr nur für erfahrene Leistungssportler zu empfehlen und wird mit wenigen Wiederholungen pro Serie und wenigen Serien pro Übung durchgeführt.

Als Trainingsmittel verwendet man im Schnellkrafttraining spezielle und konventionelle Kraftmaschinen, Seilzüge und Hanteln sowie sportartspezifische Geräte, die schwerer als die Wettkampfgeräte sind (z.B. Kugel, Diskus, Speer), Gewichtswesten oder Gewichtsschlitten (die z.B. vom Sprinter gezogen werden).

Ein Vorschlag zur Gestaltung eines Schnellkraftausdauertrainings findet sich bei Pampus (2001). Dabei werden keine Pausen zwischen den einzelnen Wiederholungen einer Serie eingelegt, allerdings Serien- und Wiederholungszahl derart begrenzt, dass noch die letzten Wiederholungen möglichst explosiv und hochfrequent durchgeführt werden können (Siehe Tabelle 15).

6.3.2 Reaktivkraftmethoden (Plyometrisches Training)

Bei reaktivkräftigen Muskelaktionen unterscheidet man langsame und schnelle Dehnungs-Verkürzungs-Zyklen (DVZ). Langsame DVZ sind solche, die länger als 200 Millisekunden (ms) dauern, z.B. der Absprung beim Volleyball oder der Sprungwurf beim Basketball. Schnelle DVZ dauern zwischen 100 und 200 ms und betreffen z.B. Bodenkontaktzeiten in Sprungdisziplinen oder im Sprint [169]. Bei schnellen Dehnungs-Verkürzungs-Zyklen spannt sich die Streckmuskulatur der Beine bereits 100–150 ms vor dem Bodenkontakt an [169].

Tab. 14: Methoden der Schnellkraftentwicklung

Methode	Wiederholungen	Serienzahl pro Übung	Dauer der Serienpause	Intensität in % MVC
Maximale Krafteinsätze	1–3	5	3–5 min	90–100
»Klassische« Schnellkraftmethode mit geringen bzw. mittleren Lasten	6–10	4–6	3–5 min	30–60

Tab. 15: Training der Schnellkraftausdauer nach Pampus (2001)

Trainingsziel	Wiederholungen	Serienzahl pro Übung	Dauer der Serienpause	Intensität in % MVC
Schnellkraftausdauer	10–20	3–5	2–3 min	40–70

Dadurch wird beim Bodenkontakt eine Menge elastischer Energie in der Muskulatur gespeichert (»wie wenn eine Feder gespannt wird«). Diese Energie wird in der Abdruckphase frei und sorgt dadurch, unterstützt von Dehnungsreflexen und der »normalen« Muskelanspannung, für eine hohe Kraftentwicklung [193]. Die Dehnungsreflexe werden durch Sensoren in der Muskulatur, so genannte Muskelspindeln, ausgelöst, die bei plötzlicher Muskeldehnung reflektorisch eine Gegenreaktion in Form einer Kontraktion auslösen. Je stärker und schneller die Dehnung, desto stärker die Kontraktion. Dieser Mechanismus trägt erheblich zur hohen Kraftentwicklung in der konzentrischen Phase (Abdruckphase) eines schnellen DVZ bei.

Die Reaktivkraft ist muskelphysiologisch von folgenden Faktoren abhängig [169]:

- Muskelquerschnitt und Faserzusammensetzung (möglichst großer Querschnitt und ein hoher Anteil an schnellzuckenden Muskelfasern)
- Elastizität von Muskeln und Sehnen (zur Speicherung und Abgabe der Energie)
- Innervationsverhalten (Spannungsaufbau und Spannungserhalt, damit mechanische Energie gespeichert werden kann)

Beim langsamen DVZ (300–600 ms) spielt die Speicherung elastischer Energie eine geringere Rolle, während die »normale«, konzentrische Muskelkraftentwicklung an Bedeutung gewinnt. Daher ist das dynamische Kraftmaximum und somit die Maximalkraft die entscheidende Einflussgröße [83].

Für schnelle DVZ werden in der Regel Lauf- und Sprungübungen mit Körpergewicht oder Gewichtsweste durchgeführt. Die Sprünge werden beidbeinig, einbeinig und als Wechselsprünge trainiert. Kurze Bodenkontaktzeiten und maximale Sprunghöhe sind häufig erwünscht.

Eine besonders effiziente, aber aufgrund der hohen Muskel- und Sehnenbelastung nur für trainierte Sportler geeignete Methode zur Verbesserung der reaktiven Spannungsfähigkeit (= Toleranz hoher Muskelspannungen in der Bremsphase des DVZ), sind so genannte Tief- oder Niedersprünge. Hierbei springt der Sportler von einer erhöhten Standfläche (z. B. Turnkasten) auf den Boden und versucht sofort wieder mit maximaler Kraft in die Höhe zu springen, z. B. auf eine zweite erhöhte Plattform.

Dabei werden Tiefsprünge unterschieden in solche, die mit geringer Kniebeugung und kürzestem Bodenkontakt arbeiten (der Sportler springt sofort wieder hoch, wie wenn er auf eine »heiße Herdplatte« springt) und solche, die mit stärkerer Kniebeugung und etwas längerem Bodenkontakt verbunden sind [230]. Die Intensität des Tiefsprungtrainings hängt von der Höhe der Plattformen ab. Man kann z. B. mit einer Fallhöhe von 20 cm beginnen und im Verlauf der Trainingswochen diese progressiv steigern. Das gleiche gilt für die Plattform auf die gesprungen wird. Wenn kurze Bodenkontaktzeiten erwünscht sind, darf die Sprunghöhe nur so hoch sein, dass die Ferse beim Bodenkontakt nicht den Boden berührt. Zudem sollte bei höheren Sprunghöhen auf Zusatzlasten verzichtet werden, da sonst eine reflektorische Hemmung (Schutzmechanismus) die Kraftentwicklung in der konzentrischen Phase behindern kann [169]. Allgemein wird empfohlen, bei Sprungübungen und Laufformen zur Verbesserung der Schnell- und Reaktivkraft nur Zusatzlasten (z. B. Gewichtswesten) von bis zu 13% des Körpergewichts des Sportlers zu verwenden [222]. Ein zusätzlich wich-

Tab. 16: Methoden des Trainings im kurzen Dehnungs-Verkürzungs-Zyklus (in Anlehnung an Schmidtbleicher 1994 und Güllich & Schmidtbleicher 1999)

Übungsart	Wiederholungen	Serienzahl pro Übung	Dauer der Serienpause	Intensität in % der max. Sprungleistung	Dauer der Kontraktion
Tiefsprünge	10	3–5	10 min	100%	< 170 msec
Sprünge, Sprungläufe	10 (–30)	5	5 min	100%	< 170 msec
Exzentr.-konzentr. Methode	6–8	3–5	3 min	70–90%	–

tiger Aspekt ist die Wiederholungenpause. So sollten bei Sprungserien zur Entwicklung der maximalen vertikalen oder horizontalen Sprunghöhe zwischen zwei Einzelsprüngen kurze Pausen von 6–10 Sekunden eingelegt werden. Das Springen ohne Pause zwischen den Einzelsprüngen führt zu einer schnellen Ermüdung und entwickelt eher die Sprungkraftausdauer. Bei Tiefsprüngen sollte vor jedem Sprung eine längere Pause liegen, die allerdings allein dadurch häufig erreicht wird, dass der Sportler die Ausgangsposition wieder einnehmen muss.

Reaktivkrafttraining ist auch mit Hanteln möglich, z.B. bei der exzentrisch-kon-

Abb. 23: Tiefsprünge (hier im kurzen Dehnungs-Verkürzungszyklus) erhöhen die Reaktivkraft

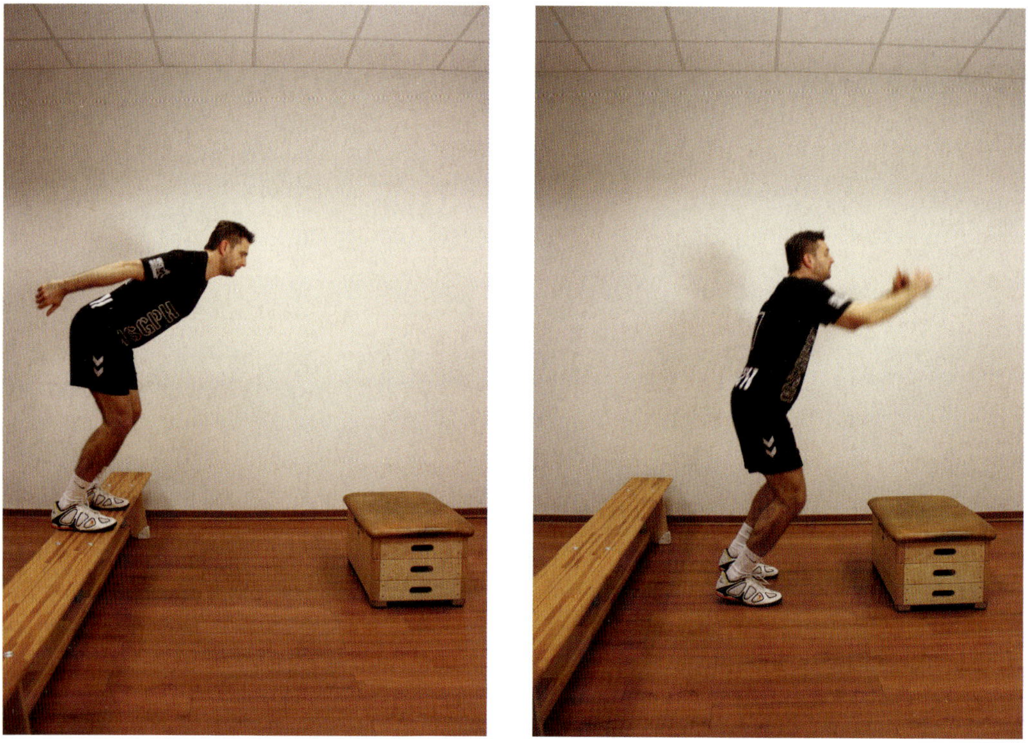

Tab. 17: Methoden zum Training im langen Dehnungs-Verkürzungs-Zyklus

Übungsart	**Wiederholungen**	**Serienzahl pro Übung**	**Dauer der Serienpause**	**Intensität in % der max. Sprungleistung**	**Dauer der Kontraktion**
Counter-Movement-Jump	5	3–5	5 min	100%	< 400 ms
Tiefsprünge	6–8	3–4	10 min	100%	200–400 ms

zentrischen Methode. Hierbei lässt man die Last (z.B. Hantel) quasi frei fallen (die Hände bleiben natürlich an der Stange), um sie dann abzufangen und sofort wieder konzentrisch in die Höhe zu bringen. Typische Übungen hierfür sind das Bankdrücken, das Stand-Umsetzen oder die Viertelkniebeuge. Die Belastungsnormative für diese Art des Trainings sind in Tabelle 16 dargestellt.

Für langsame Dehnungs-Verkürzungs-Zyklen sind sportartspezifische Bewegungsmuster mit Zusatzlasten (z.B. Gewichtswesten) in der typischen Bewegungsgeschwindigkeit durchzuführen, ebenso »langsame« Tiefsprünge mit längeren Bodenkontaktzeiten. Es werden auch spezielle Beinpressen und normale Langhanteln eingesetzt, um in halben oder Viertelkniebeugen in schneller Bewegungsausführung trainieren zu können. Typisch ist das Bewegungsmuster des »Counter-Movement-Jump«.

Die Bewegung wird so durchgeführt, dass die exzentrische Phase der Bewegung

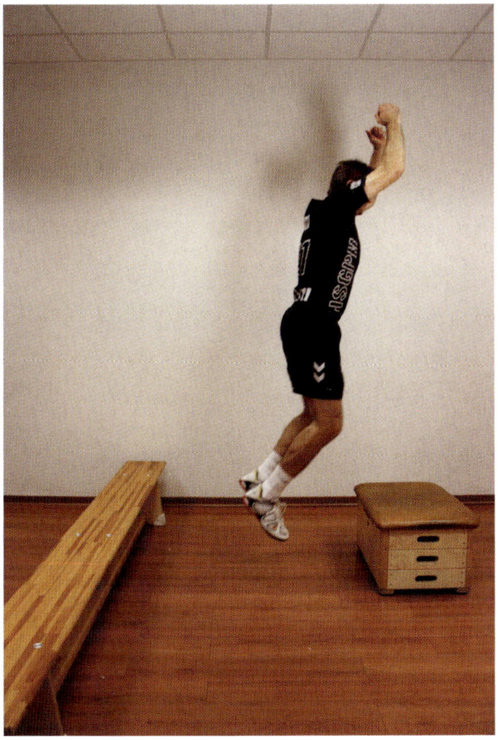

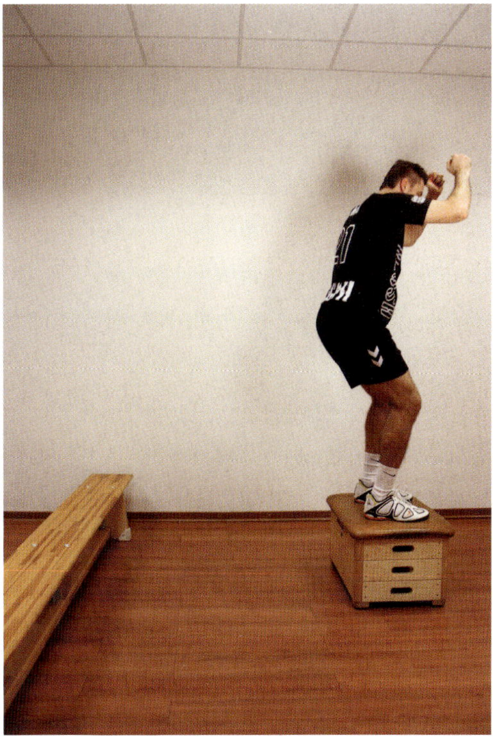

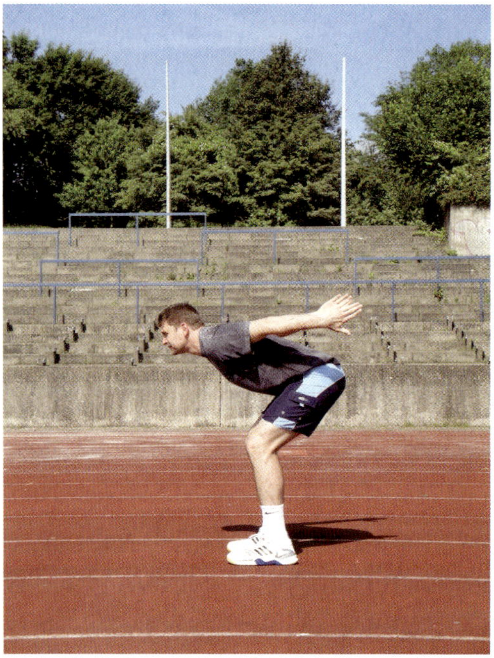

Abb. 24: Der Sportler zeigt die Absenkung im Counter-Movement-Jump

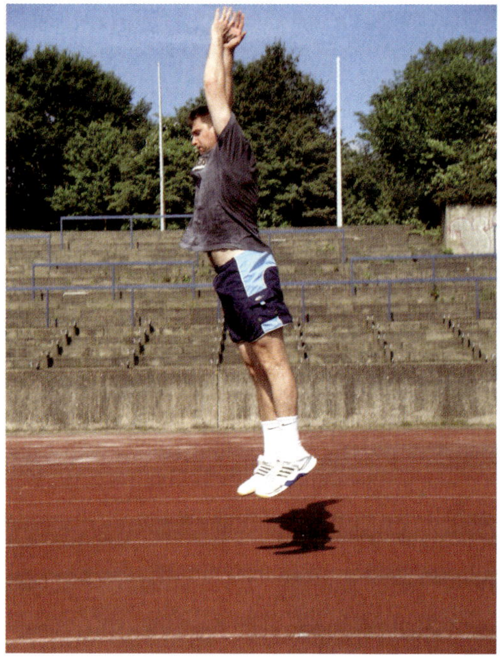

Abb. 25: Die maximale Sprunghöhe im Counter-Movement-Jump ist ein Maß für die Sprungkraft

zu einer »ruhigen« Ausgangsposition mit hoher Spannung in einer kurzen Haltephase führt, die dann in eine explosive, konzentrische Beschleunigungsarbeit aufgelöst wird (148)

Abschließend ist zu bemerken, dass Schnellkraftmethoden (und Reaktivkraftmethoden) im Training vieler Sportarten, die nicht dem Kraftsport zuzurechnen sind (z.B. Sprung-, Lauf- oder Ballsportarten), vorkommen. Wird hierbei mit Hanteln, Kraftmaschinen oder anderen wettkampffernen Übungsformen gearbeitet, sollte beachtet werden, dass die so gewonnenen Schnellkraftzuwächse auch in die jeweilige wettkampftypische Bewegung mit ihrer spezifischen Dynamik und Kinematik umgesetzt werden müssen (Utilisation). Daher sollten Krafttrainingsblöcke immer von wettkampfspezifischen Übungsformen durchsetzt sein, z.B. dass der Sportler nach einem Schnellkrafttraining am Montag am Dienstag Sprungformen oder Laufübungen absolviert oder sogar nach einzelnen Serien oder am Ende der Krafteinheit geringintensive, wettkampfnahe Muskelaktionsformen durchführt [169].

6.4 Methodische Sonderformen des Krafttrainings

6.4.1 Sensomotorisches Krafttraining

Die Kraft eines Muskels ist die Grundlage für alle Bewegungen in Alltag und Sport. Doch die Fähigkeit, ein hohes Maß an Kraft zu entwickeln, garantiert noch keine optimale Muskelfunktion für jede Belastungssituation. Erst das optimale »Timing« des Krafteinsatzes, die schnelle Reaktion und das koordinierte Zusammenspiel aller an einer Bewegung beteiligten Muskeln stellen eine situationsangemessene Dosierung der Kraft, Bewegungssicherheit und -stabilität sowie einen optimalen Gelenkschutz zur Verfügung.

Daher hat sich das so genannte »sensomotorische Krafttraining« oder auch »propriozeptive Krafttraining« [222] in Leistungssport und Therapie verbreitet.

Es beinhaltet, dass kräftigende Übungen unter erschwerten koordinativen Bedingungen, also mit erhöhten Störfaktoren, durchgeführt werden, z.B. Kniebeugen auf instabilen Gummi- oder Schaumstoffunterlagen, Seilzugübungen auf wackligen Therapiekreiseln oder Liegestütz auf einer Wippe. Besonders populär ist das so genannte »Core-Training« zur Kräftigung der wirbelsäulen- und beckenstabilisierenden Muskulatur, bei dem viele der Übungen auf einem großen Gummiball (Sitzball) ausgeführt werden, der durch seine elastischen Eigenschaften eine destabilisierende Wirkung erzielt [219].

Das komplexe System aus Muskel-, Sehnen- und Gelenkrezeptoren, Spannungs- und Dehnungsmessorganen, die in ständigem Austausch mit dem zentralen Nervensystem (Rückenmark und Gehirn) stehen, soll durch ein sensomotorisches Training stärker beansprucht werden und daraufhin seine Funktionskapazität verbessern.

Nach Wilke und Froböse (2003) meint sensomotorisches Training eine »Schulung der Wahrnehmung sowie eine Verarbeitung und Umsetzung sensorischer Informationen in eine adäquate Bewegungshandlung« [225, S.139]. Für das Bewegungslernen ist die Qualität der Bewegungsausführung wichtiger als die Quantität, d.h. wichtiger als Widerstand und Dauer der Belastung [16]. Von einem sensomotorischen Krafttraining kann man allerdings erst dann sprechen, wenn die Muskulatur gegen höhere Widerstände kontrahieren muss, damit die typischen neuromuskulären und metabolischen Effekte eines Krafttrainings eintreten. Bei dieser Form des sensomotorischen Trainings sind Intensität und Belastungsumfang also durchaus relevant. Zur Frage der Höhe der Intensität gibt es allerdings keine verlässlichen Aussagen. Bei der Wahl der Widerstände sollte die Qualität der Bewegungsausführung nicht wesentlich leiden. Daher ist es häufig nur möglich, mit 30–50% der Maximalkraft, die unter »stabilen« Bedingungen, also ohne die erhöhten Störfaktoren erbracht wurde, zu trainieren. Die Lastintensitäten eines Trainings »unter stabilen« Bedingungen« können im sensomotorischen Training nicht erreicht werden. Allerdings ist bei gleichen Lastbedingungen die muskuläre Aktivierung unter »instabilen Bedingungen« häufig höher als unter »stabilen«, wobei es erhebliche individuelle Unterschiede in der muskulären Reaktion gibt und zum Teil auch keine Erhöhungen bzw. niedrigere Aktivierungsmuster gefunden wurden [126, 226, E12]. Auf jeden Fall gilt: Je einfacher die sensomotorische Zusatzaufgabe, desto höher kann die Intensität (Zusatzlast) gewählt werden.

Abb. 26: Eine Kniebeuge auf instabiler Unterlage im sensomotorischen Krafttraining

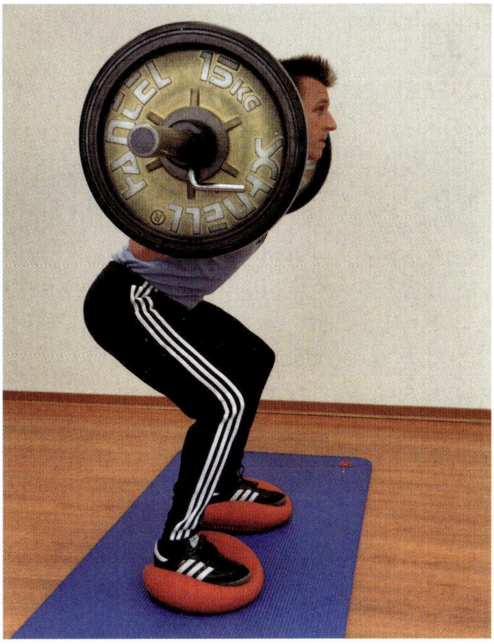

Eine besondere Bedeutung hat das sensomotorische Krafttraining nach Ansicht einiger Trainer und Wissenschaftler in der Verletzungsprävention und Leistungsoptimierung im Leistungssport, in der Sturzprophylaxe im Training älterer Menschen, im gesamten Bereich des orthopädisch-medizinischen Aufbautrainings (nach Verletzungen, Operationen oder bei chronischen Schmerzerkrankungen) sowie im Kindes- und Jugendalter zur Ausbildung vielseitiger motorischer Fähigkeiten. Für die Rehabilitation nach Verletzungen ist die positive Wirkung des sensomotorischen Trainings am besten belegt, insbesondere gilt dies für Sprunggelenksverletzungen [43]. Leistungsfördernde Effekte bei gesunden Athleten sind allerdings fraglich. Die Trainingsreize für die untere Extremität beim Training auf instabilen Unterlagen sind, bezogen auf die meisten Wettkampfbedingungen, als unspezifisch anzusehen. Zudem wird die antagonistische Muskulatur unter instabilen Bedingungen stärker aktiviert, wo doch gerade der Antagonistenhemmung ein positiver Einfluss auf Kraft- und Schnellkraftparameter zugeschrieben wird [186].

Aufgrund der höheren koordinativen Anforderungen liegen die Trainingslasten im sensomotorischen Krafttraining in der Regel deutlich niedriger als im »stabilen« Krafttraining, so dass die Effekte eines Trainings im höchsten Intensitätsbereich offensichtlich nicht erreicht werden können. Daher sind diese Übungen, was die Extremitätenmuskulatur betrifft, zur Leistungsmaximierung im Sport höchstens ergänzend einzusetzen, da ein maximaler Muskel- und Kraftaufbau nicht möglich ist. Eine Studie an amerikanischen Fußballspielern fand nach sensomotorischem Training sogar eine Verschlechterung einiger sportartspezifischer Leistungsparameter [43]. Eine gewisse Bedeutung wird dem Training unter instabilen Verhältnissen allerdings weiterhin für die Verbesserung der Rumpfstabilität zugesprochen. Der Rumpf wird in vielen Sportarten quasi als zentrale Basis (Kern = engl. »core«) angesehen, von der aus eine optimale Kraftübertragung der Extremitätenmuskulatur auf Körper oder Wettkampfgerät erfolgt. Zudem soll eine erhöhte Fähigkeit zur Rumpfstabilisation unter variablen Störfaktoren einen Schutz vor Wirbelsäulenverletzungen darstellen.

Grundprinzipien des sensomotorischen Krafttrainings sind:

- Übungen am Anfang einer Trainingseinheit (nach dem Aufwärmen) im »wachen«, nicht ermüdeten Zustand ausführen.
- Übungen mit sehr geringen Zusatzlasten beginnen und erst bei stabiler Bewegungs- und Haltungssicherheit die Anforderungen erhöhen.
- Zunehmende Steigerungen der Anforderungen über die Erhöhung der Last und/oder der koordinativen Anforderungen (z. B. instabilere Unterlagen verwenden, Augen schließen etc.)

Die Schwierigkeit der Übungen wird entsprechend der Zielsetzung gesteigert. Man beginnt häufig mit statischen Übungen und geht zu dynamischen und schließlich dynamisch-reaktiven Übungsformen über [16]. Auch durch ein Austauschen der verwendeten Geräte kann die Schwierigkeit erhöht werden.

Eine lokale Ermüdung der Muskulatur und eine zentrale Ermüdung des Organismus setzen die sensomotorischen Fähigkeiten herab, ebenso akute oder chronische Schmerzen, strukturelle Veränderungen (z. B. nach Verletzungen, Operationen) und Arthrose.

Häufig verwendete Hilfsmittel im sensomotorischen Krafttraining sind Unterlagen wie Therapiekreisel, Schaukeln, Wippbrettchen, Trampolin, luftgefüllte Gummikissen, Schaumstoffmatten oder oszillierende Stäbe und der große Sitzball. Äußere, irritierende Widerstände werden über Gummibänder, Seilzüge oder Manschetten hinzugenommen. Kleine Bälle werden ebenfalls eingesetzt, z.B. um während einer Beinübung durch Fangen und Werfen des Balles die Schwierigkeit zu erhöhen.

6.4.2 Isometrisches Krafttraining

Beim isometrischen Krafttraining kontrahiert der Muskel bei gleichbleibender Gelenkwinkelstellung. Er zieht sich zwar zusammen, erzeugt jedoch keine Bewegung. Die Kontraktion wird dabei über die elastischen Anteile des Muskel-Sehnen-Systems kompensiert.

Isometrische Kontraktionen kommen im Alltag und Sport häufig vor, werden aber selten in Form von isometrischen Übungen trainiert. Lediglich ausgewählte Sportler, wie Skiabfahrtsläufer, Kunstturner oder Schützen, haben größere Anteile isometrischer Kraftübungen in ihren Trainingsplänen. Viele isometrische Anspannungen werden quasi begleitend durch dynamische (bewegende) Übungen entwickelt, wie z.B. die isometrische Haltekraft der Rückenstreckmuskulatur beim Kreuzheben oder die der Bauchmuskulatur beim Liegestütz.

Abb. 27: Isometrische Kontraktionen beim Winkelstütz am Barren

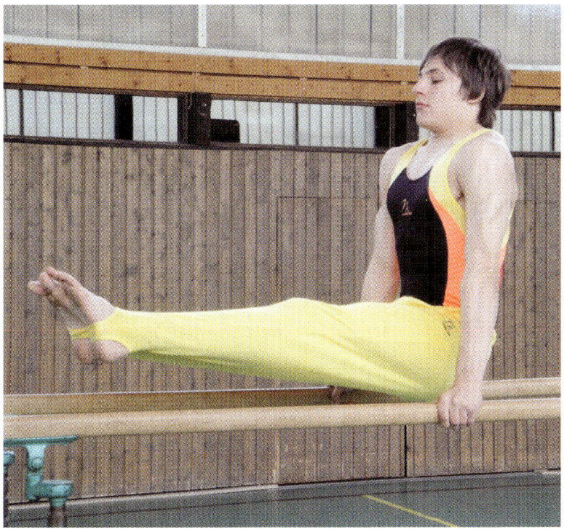

Von isometrischem Krafttraining sollte allerdings nur dann gesprochen werden, wenn die Hauptzielmuskulatur einer Übung trainingswirksam kontrahiert, ohne dass sich ihr Ursprung und Ansatz am Knochen einander annähern.

Bei isometrischen Kraftübungen sollte man unterscheiden in
a) Übungen, in denen eine bestimmte Last (z.B. Körpergewicht oder Hantel) den Widerstand vorgibt,
b) Übungen, in denen der Trainierende seine Zielmuskulatur willkürlich gegen einen unüberwindbaren Widerstand anspannt.

Erstgenannte Übungen wären z.B. der Winkelstütz beim Turnen (Abb. 27) oder das Halten einer Hantel am ausgestreckten Arm im Schützentraining. Die zweite Trainingsform beinhaltet Übungen wie beidarmiges Armdrücken in einem Türrahmen oder das Zusammendrücken der Knie gegen den eingelegten Unterarm (Abb. 28).

Bei isometrischen Übungen sind alle Intensitätsbereiche der Anspannung möglich, von extrem gering bis maximal (100% der Maximalkraft). Das macht die Übungen grundsätzlich sowohl für den immobilen, bettlägerigen Patienten durchführbar als auch für den Hochleistungssportler. Dabei ist zu berücksichtigen, dass die Dauerleistungsgrenze für isometrische Kontraktionen bei 15% der Maximalkraft liegt [97]. Bei

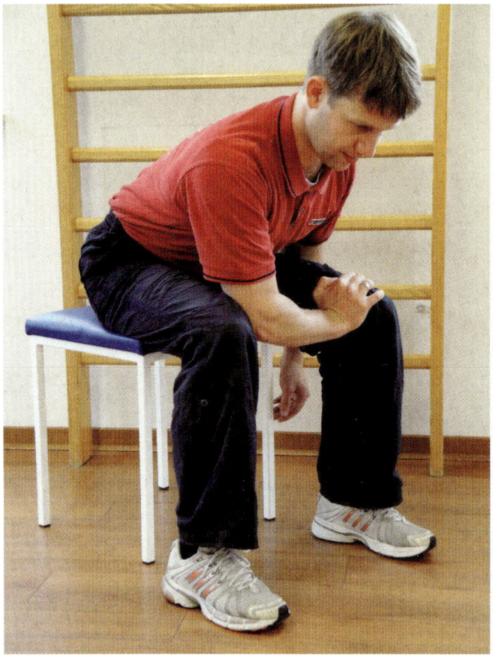

Abb. 28: Isometrische Übung für die Adduktorenmuskeln

höheren Intensitäten beginnt die Durchblutung durch den erhöhten Muskelinnendruck abzunehmen bis bei etwa 50% Kontraktionskraft ein Gefäßverschluss ohne weitere Durchblutung und damit eine rein anaerobe Stoffwechselsituation mit zunehmender Milchsäureanhäufung eintritt. Bei etwa 30% der Maximalkraft (MVC) liegt beim Untrainierten die Reizschwelle für einen Kräftigungseffekt. Der optimale Intensitätsbereich für diese Zielgruppe beträgt 40–70%. Für die Vorbeugung eines starken Kraftverlusts bei bettlägerigen Personen oder mit Gipsverband ist zu berücksichtigen, dass bei Untrainierten bereits Anspannungen von 20% der Maximalkraft ausreichen, um einem Kraftverlust durch Immobilisation entgegenzuwirken [97].

Für den Fitness- und Gesundheitssport, inklusive isometrischer Halteübungen in der Therapie von Rücken- und Gelenkerkrankungen werden für isometrische Anspannungen Haltezeiten von 6–20 Sekunden bei hoher individueller Beanspruchung als trainingswirksam empfohlen [46]. Die Dauer der Anspannung kann – relativ betrachtet – im Training mit Untrainierten gering gehalten werden, da bereits mit 20–30% der maximalen Haltedauer bei einer gegebenen Intensität trainingswirksame Reize gesetzt werden können [97]. Eine starke Ermüdung oder gar Ausbelastung ist somit in dieser Zielgruppe nicht erforderlich. Bei kurzzeitigen isometrischen Kontraktionen über wenige Sekunden kann ein Optimum an Kraftzuwachs bei Untrainierten durch 5 maximale Anspannungen von 2–4 Sekunden pro Tag erreicht werden [46].

Bei isometrischen Anspannungen über 80% der Maximalkraft ist zu berücksichtigen, dass es zwangsläufig zu einer Pressatmung kommt, was im Training gering belastbarer Personen (Herzpatienten, Ältere) problematisch sein kann, da hierdurch der ohnehin hohe Blutdruckanstieg bei intensiven isometrischen Kontraktionen noch verstärkt wird.

Ist es im Leistungssport das Ziel, die isometrische Kraftausdauer zu verbessern, sind – je nach Sportart – entsprechend lange Haltephasen bei einer spezifischen Intensität anzustreben. Die Methode der ***Totalen Isometrie*** beinhaltet, dass eine isometrische Kontraktion mit gegebenem Widerstand (z.B. Gewicht der Beine beim Winkelstütz) bis zum Ermüdungsabbruch gehalten wird. Diese Methode entwickelt die isometrische Kraftausdauer und (je nach Widerstand) ein Muskelwachstum [222]. Bei der Methode der ***Maximalen Isometrie*** wird über 4–6 Sekunden eine maximale isometrische Kontraktion gegen einen unüberwindbaren Widerstand gehalten [222]. Diese Methode entwickelt die Maximalkraft. Ferner können zur Entwicklung der Schnellkraftfähigkeiten der Muskulatur explosive isometrische Kontraktionen gegen unüberwindbare Widerstände eingesetzt werden (z.B. an einer Beinpresse mit Arretierungsvorrichtung). Hierbei empfehlen sich Wiederholungenpausen (z.B. 5–10 Sekunden) und kürzeste Anspannungszeiten (ca. 1 Sekunde).

Zuweilen werden Übungen im dynamischen Krafttraining mit isometrischen Haltephasen im Bewegungsablauf kombiniert, um wirksame Trainingsreize für Kraftausdauer und/oder Hypertrophie zu setzen, in dem die Dauer der Einzelwiederholung und somit der Muskelanspannungszeit verlängert wird. Häufig wird die isometrische Haltephase als so genannte »Endkontraktion« eingesetzt, d.h. im Umkehrpunkt der Bewegung, meist im »schwächsten« Teilabschnitt (z.B. beim Latziehen am tiefsten Punkt der Bewegung), wird für wenige Sekunden verharrt, bevor die exzentrische (bzw. konzentrische) Phase beginnt. Diese Methode wird u.a. im »Kieser-Training« eingesetzt [114].

Ein bedeutender Nachteil isometrischer Übungen ist, dass der Kraftzuwachs im Wesentlichen auf denjenigen Gelenkwinkelbereich beschränkt ist, der isometrisch trainiert wird [230]. Daher sollten isometrische Übungen besonders in den Winkelstellungen trainiert werden, die für den Trainierenden eine spezifische Bedeutung haben (z.B. Gelenkwinkel im Knie beim Skiabfahrtslauf). Um eine größere Verfügbarkeit des (isometrisch erworbenen) Kraftzuwachses über eine größere Gelenkamplitude zu erreichen, kann man in mehreren Winkelstellungen im Abstand von 15–30° trainieren (z.B. Kniestreckertraining bei 60, 80 und 100° Kniebeugewinkel).

Weitere Nachteile des isometrischen Trainings sind die fehlende Koordinationsschulung und damit fehlende Übertragbarkeit des Kraftgewinns in die dynamische (sportliche) Bewegung, ferner der starke Blutdruckanstieg bei hohen Intensitäten sowie die schnelle Stagnation der Leistungsentwicklung. Ein motivationales Problem ist die Eintönigkeit eines isometrischen Trainings, sprich: es ist relativ langweilig. Zatsiorsky (1996) weist zudem daraufhin, dass die mechanische Belastung bei Spitzensportlern, die ihr Kraftpotenzial voll ausschöpfen können, bei isometrischen Übungen extrem hoch liegt und dadurch zu Überlastungen des Bewegungsapparates führen kann. Die Vorteile des isometrischen Trainings liegen in einem schnellen Kraftgewinn, kurzen Erholungszeiten und einem minimalen Zeit- und Mittelaufwand. Isometrische Übungen erfordern häufig keine Geräte und sind auf engstem Raum möglich.

Tab 18: Belastungsnormative des isometrischen Trainings

Trainingsziel	Dauer der Anspannung	Ausführung	Serienzahl	Serien-Pause	Intensität in % MVC
Maximalkraft	4–10 sec	kontinuierlich	3–5	1–3 min	80–100
Hypertrophie, Kraftausdauer	10–30 sec	kontinuierlich	3–5	1–2 min	50–70
Kraftausdauer	30–120 sec oder mehr	kontinuierlich	3–5	0,5–2 min	30–50
Schnellkraft	10x 1 sec*	explosiv	3	3–5 min	100

* mit Wiederholungenpausen von ca. 5–10 sec

Man kann unbemerkt in der Straßenbahn, im Zug oder beim Warten an der Haltestelle trainieren.

6.4.3 Exzentrisches Krafttraining

Eine exzentrische Kontraktion bedeutet eine Anspannung gegen einen Widerstand, bei der sich Ursprung und Ansatz des Muskels voneinander entfernen, d.h. der Gelenkwinkel sich öffnet. Man bezeichnet dies auch als nachgebende Kontraktion. Aufgrund der Unterstützung durch die elastischen Stellkräfte des Muskel-Sehnen-Systems kann bei exzentrischen Kontraktionen bis zu 40% mehr Kraft entwickelt werden als bei einer konzentrischen, überwindenden Muskelarbeit. Bei jeder Krafttrainingsübung kommt es normalerweise zu einer konzentrischen (Hinweg) und einer exzentrischen Phase der Bewegung (Rückweg).

Exzentrisches Krafttraining ist eine Trainingsform in der
a) entweder die exzentrische Phase der Bewegung besonders betont wird oder
b) nur die exzentrische Phase der Bewegung durchgeführt wird.

Bei exzentrischen Kontraktionen werden weniger Muskelfasern eingesetzt als bei konzentrischen. Diese wenigen Muskelfasern werden allerdings höher beansprucht. Bei hochintensiven oder schnellkräftigen exzentrischen Kontraktionen werden selektiv vor allem die schnellen, weißen Muskelfasern aktiviert. Ferner bewirken exzentrische Kontraktionen eine geringere Stoffwechselaktivität (d.h. auch einen geringeren Milchsäureanstieg im Muskel) und eine niedrigere Herz- und Kreislaufbelastung als konzentrische, da Blutdruck und Herzfrequenz geringer ansteigen. Dies macht exzentrische Kontraktionen im Training mit älteren Menschen oder Herzpatienten interessant (Kap. 9.1).

Durch die Möglichkeit im exzentrischen Training deutlich höhere Lasten zu bewältigen, wenn die konzentrische Phase dem Sportler erleichtert bzw. abgenommen wird, können extrem hohe Muskelspannungen erreicht werden, was einen hochintensiven Anpassungsreiz für Kraftzuwachs und Muskelaufbau bedeutet [222]. Dies kann in der Praxis z.B. dadurch realisiert werden, dass man an der Beinpresse ein Gewicht beidbeinig hochstemmt (konzentrische Phase) und einbeinig herunterlässt (exzentrische Phase), das man einbeinig nicht hochdrücken könnte. Die Überwindung der konzentrischen Phase kann auch durch einen Partner erfolgen, der beim Anheben der Hantel (z.B. beim Bankdrücken) hilft, während das Herablassen vom Trainierenden allein bewerkstelligt wird. Auch ein Tiefsprungtraining (Kap. 6.3.2) betont die exzentrische Phase durch eine gesteigerte Muskelaktivierung, die bei »normalen« Sprüngen in die Höhe nicht realisierbar wäre [222]. Für das exzentrische Training mit Zusatzlasten können bei krafttrainingserfahrenen, belastbaren Sportlern Widerstände bis zu 140% der konzentrischen Maximalkraft (1-RM) im Training eingesetzt werden.

Tab. 19: Beispiele für exzentrische Krafttrainingsformen im Leistungssport

Zielgruppe	Intensität	Wdh./Serie	Serien	Serienpause
Leistungssportler	140%	1–3	1–3	5 min
	100–130%	3–4	3–5	3–5 min

Exzentrisches Krafttraining erzeugt einen sehr starken Muskelkater, der bis zu einer Woche anhalten kann. Daher sollte diese Trainingsmethode sparsam und gezielt eingesetzt werden, da die Muskelkraft in den Tagen nach dem exzentrischen Training in der Regel reduziert ist. Es wird ausdrücklich vor dem übertriebenen und unangemessenen Einsatz dieser Methode gewarnt [230].

Im therapeutischen Bereich werden exzentrische Kontraktionen seit Jahren zur Behandlung chronischer Sehnenerkrankungen (Tendinosen) erfolgreich eingesetzt, z. B. bei Schmerzen an der Patellasehne, bei Achillessehnenbeschwerden und beim Tennis-Ellbogen [94, 118, 130, 140]. Die exzentrischen Trainingsformen führen zu einer Normalisierung der gestörten Gewebestruktur und revidieren die krankhaft erhöhte Kapillarisierung der Sehnen [94, 118]. Die konzentrische Phase der Bewegung wird bei exzentrischen Trainingsformen in der Therapie häufig umgangen bzw. deutlich erleichtert, z. B. indem diese durch den Therapeuten, das gesunde Bein/den gesunden Arm des Patienten oder durch gerätetechnische Hilfestellung (z. B. isokinetisches Gerät mit Motor) ersetzt bzw. unterstützt wird.

Ein Beispiel für exzentrische Übungen zur Behandlung von Schmerzen an der Kniescheibensehne (Patellasehne) sind »Drop-Squats« (Fallenlassen in die Kniebeuge) oder ein einbeiniges Absenken des Körpers in die Kniebeuge auf einem Winkelpodest (Abb. 29).

Abb. 29: Einbeinige Absenkphase im exzentrischen Training bei Kniesehnenbeschwerden

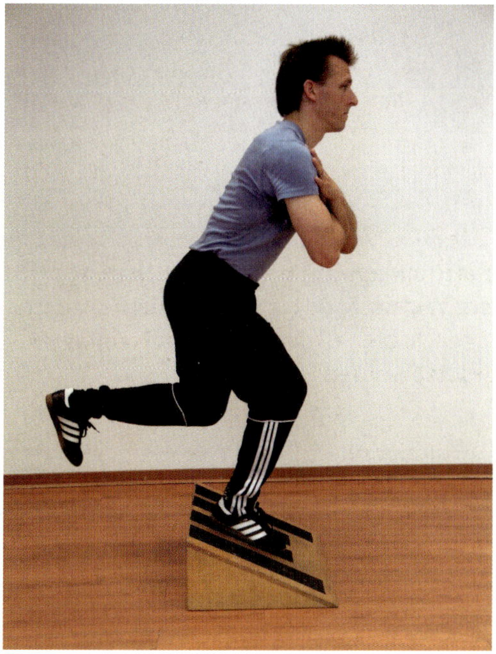

Für Achillessehnenbeschwerden wird ein einbeiniges Absenken der Ferse angewendet. Bei Übungen mit einbeinigem Absenken wird die Ausgangsposition i. d. R. durch einen beidbeinigen Einsatz wieder eingenommen. Die Intensitäten sind bei diesen Trainingsformen durchaus hoch, sollten jedoch – wenn möglich – im schmerzfreien Bereich angelegt sein. Es sind allerdings auch gute Therapieerfolge bei exzentrischen Trainingsmaßnahmen unter tolerierbaren Schmerzen erzielt worden, so dass die Schmerzfreiheit während der Übung keine Voraussetzung für eine erfolgreiche Behandlung darstellt [130]. Die exzentrische Trainingsmethode wurde in mehreren Studien wie folgt vorgenommen: 3x 15 Wiederholungen, 2mal täglich (!) über 4–12 Wochen [95].

6.4.4 Pyramidentraining

Das Pyramidentraining ist die bekannteste Methode im so genannten kombinierten Krafttraining, in dem versucht wird, innerhalb einer Trainingseinheit unterschiedliche Trainingsreize miteinander zu verbinden. Die klassische Pyramide kombiniert in einer Übung Kraftausdauer-, Hypertrophie- und Innervationsreize. Häufig werden Pyramiden bei Grundübungen, z. B. Bankdrü-

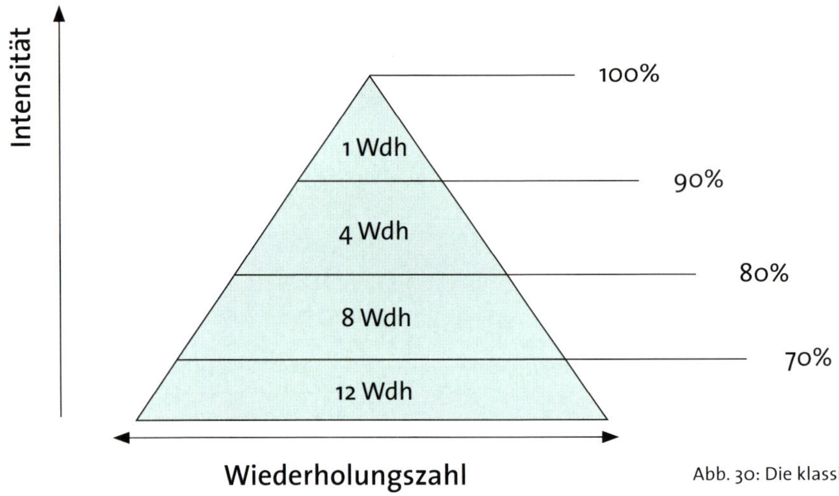

Abb. 30: Die klassische Pyramide

cken, Kniebeugen, Kreuzheben oder Beinpressen eingesetzt.

Eine geringe Intensität mit hoher Wiederholungszahl bildet die Basis der Pyramide. Mit jeder Serie wird das Gewicht gesteigert und die Wiederholungszahl reduziert. Die ***klassische Pyramide*** wird also ***aufwärts***, d.h. von unten (Basis) nach oben (Spitze) trainiert. Als Belastungsumfang werden im Pyramidentraining 3 bis 8 Serien vorgegeben bei Serienpausen von 2–3 Minuten. Dabei ist eine hohe Ausbelastung in jeder Serie erwünscht, um jeweils die notwendige Reizschwelle zur Anpassung zu überschreiten. Hierdurch ergibt sich allerdings das Problem, dass bei dieser klassischen Form der Pyramide optimale Trainingsreize im höheren Intensitätsbereich behindert werden, da die Muskulatur durch das Training in der Basis bereits erheblich vorermüdet ist. Für ein effektives Training der intramuskulären Koordination (= Innervation) gilt die klassische Pyramide daher als uneffektiv [230].

Ein leistungsphysiologisch sinnvollerer Ansatz ist es, die Pyramide ***abwärts*** zu trainieren. Man nennt dies auch eine »umgekehrte Pyramide«. Hierbei wird – nach einem gründlichen Aufwärmen – mit der höchsten Intensität begonnen und dann mit jeder Serie das Gewicht verringert und die Wiederholungszahl erhöht. Dies scheint die effektivste Mischmethode für eine Kombination von Innervations-, Hypertrophie- und Kraftausdauertraining zu sein, da die intramuskuläre Koordination auf diese Weise nicht im ermüdeten Zustand trainiert werden muss. Beim Training für Muskelaufbau und Kraftausdauer hingegen ist eine stoffwechselbedingte Ermüdung erwünscht, die mit jeder Serie der Pyramide zunimmt.

Lässt man die höchsten Intensitäten (z.B. 90–100% MVC) aus, spricht man von einem ***Pyramidenstumpf***. Dieser fokussiert die Reizsetzung im Bereich Hypertrophie und Kraftausdauer. Lässt man die Basis aus, betont man die ***Pyramidenspitze***, was effektiver für die Verbesserung der intramuskulären Koordination ist. Beide Varianten können aufwärts oder abwärts trainiert werden. Bei einer ***Doppelpyramide*** wird zunächst die klassische Pyramide aufwärts, dann im direkten Anschluss wieder abwärts trainiert. Diese Form wird häufig auch ohne Serienpause absolviert, was eine hohe Stoffwechselbelas-

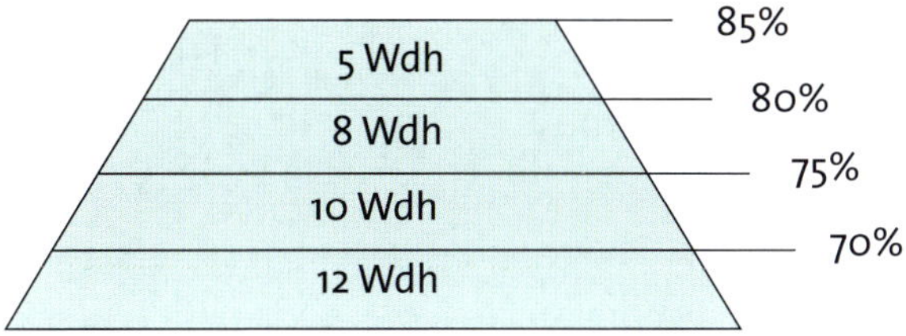

Abb. 31: Pyramidenstumpf

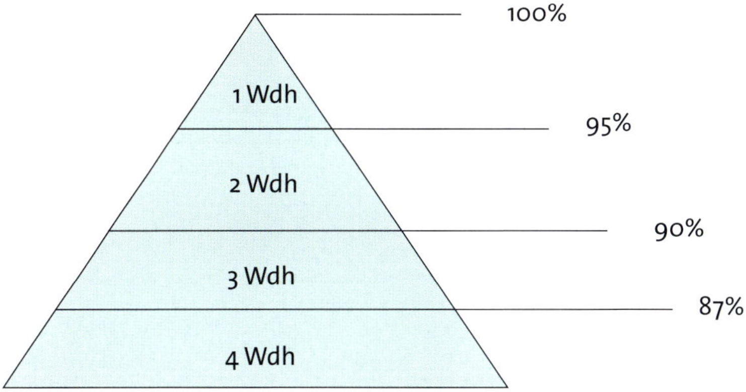

Abb. 32: Pyramidenspitze

tung im Sinne eines Kraftausdauertrainings bedeutet. Da aufgrund der rasch eintretenden Ermüdung hierbei kein effektives Innervationstraining möglich ist, sollten solche Doppelpyramiden am besten gleich als Doppelstumpf trainiert werden.

Welche Pyramidenformen sind nun aus trainingswissenschaftlicher Sicht überhaupt noch sinnvoll? Ich halte Pyramidenstümpfe, insbesondere wenn sie abwärts trainiert werden, für eine effektive Pyramidenform im Muskelaufbau- und Kraftausdauertraining. Eine Betonung der Spitze eignet sich für Maximalkraftsportler, insbesondere für Kraft-Dreikämpfer (Kap. 8.3). Die klassische Pyramide wird im Hochleistungstraining von Schnellkraftsportlern, insbesondere Gewichthebern, aufgrund der oben genannten Nachteile mittlerweile nicht mehr eingesetzt [230]. Ansonsten kann man Formen des Pyramidentrainings als Abwechselung im Trainingsplan eines Fortgeschrittenen einsetzen, wobei man sich immer fragen sollte, ob man die hohe mechanische Belastung eines Trainings mit Pyramidenspitze (90–100% MVC) wirklich eingehen muss. Im Gesundheits- und Fitnessbereich sowie im Bodybuilding sind diese hohen Intensitäten in der Regel nicht zweckdienlich.

Pyramidenformen, die nicht mit einer Ausbelastung in der Einzelserie arbeiten, sondern die jeweilige Intensität mit submaximaler Wiederholungszahl trainieren (z.B. vier Wiederholungen bei 80% MVC), haben zur Vorbereitung und Gewöhnung an hohe Lasten eine gewisse Berechtigung, insbesondere im Nachwuchs- und Rehabilitationsbereich. Der Vorteil des Pyramidenstumpfes, der aufwärts und mit submaximaler Wiederholungszahl trainiert wird, liegt darin, dass der Sportler koordinativ und metabolisch (im Sinne einer spezifischen Erwärmung) sowie auch psychisch optimal auf den (ungewohnt) hohen Intensitätsbereich vorbereitet wird.

7 Die zeitliche und inhaltliche Planung des Krafttrainings

7.1 Der Aufbau einer Trainingseinheit

Der Aufbau einer Trainingseinheit folgt bestimmten Überlegungen bezüglich der Effektivität des Trainings sowie seiner Gesundheitsverträglichkeit. Eine Trainingseinheit ist die Gesamtheit der Bewegungsaktivitäten, die ohne nennenswerte zeitliche Unterbrechung zusammenhängend und mit bestimmter Zielsetzung durchgeführt werden. Für das Krafttraining im Fitnessbereich bedeutet dies meist die 60- bis 90-minütige Anwesenheit auf der Trainingsfläche an einem Tag. Im Leistungssportbereich können durchaus auch zwei oder drei Trainingseinheiten pro Tag, meist dann von kürzerer Dauer (30–60 Minuten), auf dem Plan stehen.

Am Anfang der Trainingseinheit sollte ein aktives ***Aufwärmen*** des Körpers erfolgen. Das Aufwärmen dient der Vorbereitung von Muskulatur, Sehnen, Gelenkknorpel und anderen Strukturen des Bewegungsapparates auf die bevorstehende Belastung. Es soll die Stoffwechselvorgänge ankurbeln, die Durchblutung und die Gewebetemperatur erhöhen, das Nervensystem sensibilisieren und den Trainierenden mental auf das Training einstimmen. Da im Krafttraining meist in jeder Übung mit hoher Anstrengung gearbeitet wird, ist das Aufwärmen hier besonders wichtig, um optimale Leistungen erbringen zu können und die Gewebe vor Überlastungen zu schützen. Es gilt der Satz: Je höher die Trainingsintensität (d.h. das Trainingsgewicht in Bezug auf die jeweilige Leistungsfähigkeit), desto intensiver muss aufgewärmt werden. Es sollte betont werden, dass warmes Wetter oder passives Aufwärmen durch warme Bäder o.ä. den aktiven Aufwärmprozess durch Bewegung nicht ersetzen können.

Das ***allgemeine Aufwärmen*** hat die Aufgabe, den Gesamtkörper in eine erhöhte Leistungsbereitschaft zu versetzen, während das ***spezielle Aufwärmen*** die jeweilige Körperregion, die bei einer bestimmten Übung trainiert wird, vorbereiten soll. Das allgemeine Aufwärmen umfasst etwa 10 Minuten und sollte aus kreislaufaktivierenden, zyklischen Bewegungsabläufen bestehen, z.B. Radfahren, Crosstrainer, Laufband oder Jogging. Hierbei ist eine Pulsfrequenz von 120–140 Schlägen pro Minute zweckmäßig. Wenn man mit dem Training des Oberkörpers beginnen möchte, sollte dieser bereits in den allgemeinen Aufwärmprozess einbezogen werden, z.B. durch ein Ruderergometer oder ein Oberkörperergometer.

Das spezielle Aufwärmen bedeutet die direkte Vorbereitung auf die nachfolgenden Trainingsschwerpunkte. Will der Sportler beispielsweise mit freien Klimmzügen beginnen, die die Gelenke und Muskulatur bereits relativ stark beanspruchen, ist eine spezielle Vorbereitung durch Latissimus-Ziehen am Gerät mit wenig Gewicht (z.B. 50% des späteren Trainingsgewichts) und einer Wiederholungszahl von mindestens 20 Zugbewegungen sinnvoll. Hierdurch wird nicht nur der Stoffwechsel in den für Klimmzüge relevanten Muskeln angekurbelt, sondern auch die Muskulatur koordinativ vorbereitet. Bei Übungen, die eine starke Dehnung in bestimmten Muskelgruppen erfordern, z.B. Butterfly-Maschine (Brustmuskulatur) oder Kniebeugen (hintere Oberschenkelmuskulatur) empfiehlt sich neben der Vorbereitungsserie mit wenig Gewicht auch ein kurzes Andehnen der entsprechenden Muskulatur. Die Dehnung sollte dynamisch (langsam in die Dehnung rein- und rausbewegen) oder statisch erfolgen, 10 Sekunden Dauer nicht überschreiten und 2–3 Durchgänge umfassen. Lange, gehaltene Dehnungen (Stretching) allein sind kein effektives Aufwärmen und können die muskuläre Leistungsbereitschaft herabsetzen [56, 183].

Ein spezielles Aufwärmen sollte nicht nur am Anfang der Trainingseinheit erfolgen, sondern auch zwischendurch, wenn Körperregionen trainiert werden, die vorher nicht aktiv waren. So empfiehlt es sich, beim Übergang vom Oberkörper zum Beintraining nochmals spezifische Aufwärmübungen für die Oberschenkel und Waden durchzuführen. Das Aufwärmen hat neben den physiologischen Effekten auch wichtige psychische Effekte (mentale Vorbereitung auf das Training).

Gut aufgewärmt können die intensiven ***Kraftübungen*** beginnen: Man startet üblicherweise mit den technisch schwierigsten Übungen bzw. mit komplexen Übungen, die mehrere Muskelgruppen einbeziehen. Technisch einfache Übungen und Übungen, die nur einzelne, kleinere Muskelgruppen beanspruchen, werden zu einem späteren Zeitpunkt trainiert. Übungen wie Reißen, Umsetzen und Stoßen (Kap. 4.2) werden also aufgrund des technischen Anspruchs an den Anfang der Trainingseinheit platziert. Ebenso sollten Kniebeugen als komplexe Übung vor dem isolierten Beinstrecken am Gerät erfolgen. Dabei gilt allerdings in der Regel, dass Übungen für gleiche Muskelgruppen hintereinander gesetzt werden, bevor die Muskelgruppe bzw. Körperregion wechselt. Man setzt also gemeinhin zwischen Klimmzüge und Bizepsübungen keine Kniebeugen, da hierbei völlig andere Muskelgruppen arbeiten müssen. Will man allerdings den entsprechenden Muskelgruppen bewusst eine längere Pause gönnen, um sie danach intensiver belasten zu können, kann man auch gezielt andere Übungen einschieben. Hat man seine Kraftübungen beendet, ist es günstig, ein so genanntes ***Abwärmprogramm*** (auch »Cool-Down«) durchzuführen. Dabei geht es darum, in der ermüdeten Muskulatur durch lockeres Bewegen die Durchblutung zu fördern, um eine schnellere Erholung der belasteten Strukturen einzuleiten. Eine Dauer von 5–10 Minuten kann hierfür als sinnvoll und ausreichend angesehen werden. Die Pulsfrequenz beim Abwärmen sollte 120 Schläge pro Minute nicht übersteigen und der Sportler sollte subjektiv das Gefühl haben, eine lockere, erholsame Aktivität durchzuführen.

Sind in der Trainingseinheit auch andere Schwerpunkte geplant, z.B. Beweglichkeits-, Schnelligkeits- oder Ausdauertraining, so gelten hinsichtlich des Ablaufes folgende Regeln [127]:

- Koordinatives (technisches) Training steht vor konditionellem Training (Kraft, Schnelligkeit, Ausdauer, Beweglichkeit)

- Schnelligkeitstraining steht vor Krafttraining
- Krafttraining steht vor Ausdauertraining

Das Training der Beweglichkeit mittels spezieller Dehn- und Gymnastikübungen ist eher an den Anfang der Trainingseinheit zu setzen, d.h. vor oder nach dem koordinativen (technischen) Training. Man sollte jedoch beachten, dass sehr intensives Beweglichkeitstraining die neuromuskuläre Aktivierbarkeit herabsetzen kann und daher nicht direkt ***vor*** einem intensiven Schnelligkeits- oder Krafttraining erfolgen sollte [224]. Wird dennoch ein intensiveres Dehnprogramm vor Kraft- oder Schnelligkeitsübungen durchgeführt, empfiehlt es sich, danach durch mehrere, in ihrer Stärke ansteigende Kontraktionen der gedehnten Muskulatur diese auf die anstehende Kraftbelastung vorzubereiten.

Nach dem Kraft- und Schnelligkeitstraining ist die Muskulatur in der Regel ermüdet und dadurch steifer, so dass ein Beweglichkeitstraining mit intensiven Dehnübungen wenig effektiv ist. Wenn also Dehnübungen eingesetzt werden sollen, dann möglichst im Anschluss an das allgemeine Aufwärmen, mit kurzen Haltephasen (< 10 sec) und eher dynamisch (d.h. langsam-federnd). Im Abwärmprogramm werden von manchen Autoren Dehnübungen als »funktionelle Entspannung« und zur Reduktion der trainingsbedingten Muskelsteifigkeit empfohlen [73, 222]. Ich halte zu diesem Zweck allerdings eine geringintensive Lockerungsgymnastik und durchblutungsfördernde, aerobe Muskelaktivitäten für sinnvoller.

Innerhalb einer Trainingseinheit Kraft- und Ausdauertraining zu verbinden, ist nur im Fitness- bzw. Rehabilitationsbereich akzeptabel, wenn keine maximale Ausbelastung im jeweiligen Bereich und keine hochspezifischen Anpassungseffekte gefordert sind. Ein Leistungssportler sollte intensive Krafttrainingseinheiten von den Ausdauereinheiten trennen, da Ermüdungsprozesse und Stoffwechselendprodukte die Leistungsfähigkeit in der zweiten Hälfte des Trainings herabsetzen.

Für den Hauptteil einer Krafttrainingseinheit gelten folgende Gliederungsregeln:

- Technisch anspruchsvolle Übungen werden vor einfachen Übungen trainiert
- Grundübungen werden vor Isolationsübungen trainiert
- Große Muskelgruppen werden vor kleinen trainiert
- Gleiche Muskelgruppen werden hintereinander trainiert
- Wettkampfübungen werden am Anfang der Trainingseinheit trainiert

Üblicherweise dauern intensive Krafttrainingseinheiten mit Aufwärmen und Abwärmen ca. 60–70 Minuten. Eine zu lange Trainingsdauer macht die Übungen, die am Ende platziert sind uneffektiv, da der Organismus insgesamt zu ermüdet ist. 6–10 Übungen und insgesamt 15 bis maximal 30 Serien werden in der Regel in einer Einheit absolviert. Da mit steigendem Leistungsstand und Leistungsanspruch das Krafttraining meist noch umfangreicher geplant wird, ist es oft erforderlich, so genannte Split-Trainings durchzuführen. Beim Split (engl. »to split« = teilen, trennen) wird das geplante Gesamtvolumen von Übungen auf mehrere Trainingseinheiten verteilt. So kann man z.B. am Montag intensiv die Beine trainieren, am Dienstag den Oberkörper usw. Werden zwei Trainingseinheiten am Tag nach diesem Prinzip absolviert, spricht man von einem Doppel-Split-Training. Die Begriffe stammen aus dem Bodybuilding-/Fitnesstraining, da der Körper hier gezielt in bestimmte Muskelbereiche aufgeteilt wird. Die Praxis, unterschiedliche Übungen und Trainingsschwerpunkte auf mehrere Trainingseinheiten zu verteilen, ist jedoch in vielen Sportarten üblich.

7.2 Die Trainingshäufigkeit pro Woche

Bei der Frage nach der geeigneten Trainingshäufigkeit pro Woche, muss man einerseits berücksichtigen, wie oft man mindestens trainieren muss, um einen Kraftzuwachs zu erreichen, andererseits wie oft man höchstens trainieren darf, um der Muskulatur ausreichend Erholungszeiten zu ermöglichen und ein Übertraining mit Leistungsverlust zu vermeiden. Wichtig ist auch zu unterscheiden, ob an jedem Trainingstag die gleichen Muskelgruppen belastet werden oder an unterschiedlichen Tagen unterschiedliche Muskelgruppen.

Für das Trainingsziel Kraftzuwachs scheint ein zwei- bis dreimaliges Training pro Woche und Muskelgruppe optimal zu sein.

Dies zeigt sowohl die Trainingspraxis als auch die wissenschaftliche Literatur [62]. Steht ausreichend Zeit zur Verfügung sollte dreimal pro Woche trainiert werden, da die Zuwachsraten hier etwas höher liegen als bei zwei Trainingseinheiten [62]. Ein einmaliges Training pro Woche ermöglicht höchstens untrainierten Personengruppen Kraftzuwächse. Für leistungsambitionierte Kraftsportler ist einmal pro Woche eindeutig zu wenig. Lediglich im Falle des so genannten »High-Intensity-Training«, wo der Muskel bis zur absoluten Erschöpfung ausbelastet wird, findet man die Diskussion, ob ein einmaliges Training pro Woche das Optimum darstellt, da ansonsten die Erholungszeiten zu kurz sein könnten [72]. Abgesehen von dieser speziell im Bodybuilding bedeutsamen Diskussion wird angenommen, dass Leistungssportler im Kraftsport durch ein einmaliges Training pro Woche ihr hohes Kraftniveau nicht erhalten können, sondern höchstens einen Leistungsverlust verzögern [20]. Bei gesundheitsorientierten Trainierenden reicht ein einmaliges Training pro

Tab. 20: Empfohlene Regenerationszeiten bis zur nächsten gleichartigen Reizsetzung im Krafttraining

Methode	Beanspruchung	Zeitintervall zur nächsten gleichartigen Reizsetzung
Bewegungslernen, Techniktraining	überwiegend neuronal, gering metabolisch	3–6 Stunden
extensives Kraftausdauertraining	mittelgradig metabolisch	24 Stunden
intensives Kraftausdauertraining, moderates Hypertrophietraining, moderates Innervationstraining, moderates Sprungtraining	intensiv metabolisch, moderat strukturell, moderat neuronal	48 Stunden
intensives Hypertrophietraining, intensives Innervationstraining, intensives Sprungtraining	intensiv metabolisch, intensiv strukturell, intensiv neuronal	72–96 Stunden
High-Intensity-Training, hochintensives Sprungtraining (Tiefsprünge)	hochgradig metabolisch, hochgradig strukturell	> 96 Stunden bis 7 (10) Tage

Es ist anzumerken, dass die wissenschaftliche Datenlage für die Festlegung der optimalen Trainingshäufigkeit im Krafttraining lückenhaft ist. Die meisten Studien messen nur den Zuwachs an Maximalkraft, aber nur wenige den Muskelquerschnitt oder die Kraftausdauerentwicklung [62].

Woche allerdings aus, um das erreichte Niveau zu erhalten [47, 62].

Um ein Übertraining durch zu häufiges Trainieren zu vermeiden, ist es wichtig, die Regenerationszeiten abschätzen zu können, die ein Muskel nach einem intensiven Training benötigt. Die Faustregel ist, dass ein Muskel nach einem intensiven Training 48 Stunden Ruhe braucht [62]. Das bedeutet, dass nach einem Trainingstag ein trainingsfreier Tag für die zuvor trainierte Muskulatur eingelegt wird. Für komplexe Übungen großer Muskelgruppen, z.B. schwere Kniebeugen, werden Regenerationszeiten von 72–96 Stunden empfohlen [230], nach hochintensivem Muskelaufbautraining mit Intensivtechniken und Pyramidentraining mit abnehmenden Lasten bis zu 7 Tage [72, 222]. Auch intensives Reaktivkrafttraining erfordert längere Erholungszeiten: für Sprünge von Bänken oder Hürdensprünge 3 Tage; für Tiefsprungtraining vom Hochkasten bis zu 10 Tage [222].

Tabelle 20 zeigt, welche Regenerationszeiten für eine vollständige Regeneration bei unterschiedlichen Krafttrainingsarten veranschlagt werden sollten.

Natürlich ist die Erholungsfähigkeit nach Trainingseinheiten auch abhängig vom Trainingszustand. Dieser Aspekt ist jedoch zweiseitig zu betrachten: Leistungssportler benötigen – bei gleicher Beanspruchung – in der Regel kürzere Regenerationszeiten als Untrainierte, weil ihre Regenerationsfähigkeit besser entwickelt ist. Da Leistungssportler andererseits in der Lage sind, sich stärker auszubelasten, können die notwendigen Regenerationszeiten z.T. auch länger sein.

Bei einem Blick in die Trainingspraxis zeigt sich: Während gesundheitsorientierte Fitnesssportler mit einem zwei- bis dreimaligen Training pro Woche, das alle großen Muskelgruppen des Körpers umfasst, bestens versorgt sind, trainieren ambitionierte, leistungsorientierte Kraftsportler an bis zu sechs Tagen in der Woche. Spitzengewichtheber und Bodybuilder sogar zweimal pro Tag. Dies ist natürlich nur möglich, wenn an unterschiedlichen Tagen unterschiedliche Muskelgruppen und Übungen trainiert bzw. Trainingsintensitäten variiert werden. Insbesondere bei technischen Übungen (z.B. Reißen und Stoßen im Gewichtheben) wird die Trainingsintensität innerhalb einer Woche variiert.

7.3 Periodisierung im Krafttraining

Eine Periodisierung teilt den langfristigen Zeitraum des (Kraft-)Trainings in mehrere Phasen ein, in denen jeweils unterschiedliche Trainingsziele, Trainingsmethoden und Trainingsinhalte im Vordergrund stehen.

Man teilt einen Zyklus üblicherweise in drei Perioden ein:

1. Vorbereitungsperiode (Entwicklung der sportlichen Leistungsfähigkeit)
2. Wettkampfperiode (Erhalt und Weiterentwicklung der sportlichen Leistungsfähigkeit sowie ihre Anwendung im Wettkampf)
3. Übergangsperiode (aktive Erholung und Regeneration des Sportlers unter Verlust der sportlichen Höchstform)

Diese drei Perioden ergeben insgesamt einen so genannten Makrozyklus. Üblicherweise ist der Jahresplan eines Sportlers in einen oder zwei solcher Makrozyklen eingeteilt, je nachdem, ob es eine oder zwei Wettkampfperioden gibt. Es kommen aber auch so genannte dreigipflige Periodisierungsmodelle vor. Periodisierungsmodelle wurden vor allem für Wettkampfsportler entwickelt. Als grundlegend galt hierfür lange Zeit das lineare Modell von Leo Matwejew für Gewichtheber.

Aber auch für den nicht wettkämpfenden, fortgeschrittenen Fitnesssportler macht die Periodisierung eines längeren Trainingsabschnitts Sinn, wie wir sehen werden. Im klassischen Periodisierungsmodell verläuft die Entwicklung von einem allgemeinen, umfangsorientierten Krafttraining mit mittleren Intensitäten und Wiederholungszahlen (Muskelaufbau) hin zu einem speziellen, intensitätsorientierten Krafttraining mit wenigen Wiederholungen und hohen bzw. höchsten Lasten (Innervationstraining). Dementsprechend wird die Vorbereitungsphase normalerweise noch in eine allgemeine und eine spezielle Phase unterteilt. Unterperioden der Hauptphasen bezeichnet man als Mesozyklus. Die Mesozyklen, die meist 4 bis 6 Wochen dauern, werden in noch kleinere Untereinheiten, die so genannten Mikrozyklen eingeteilt, so dass eine verfeinerte Planung der Methoden und Inhalte erfolgen kann. Ein Mikrozyklus und dessen spezifische Inhalte umfassen meist mehrere Tage bzw. etwa eine Woche.

Eine Periodisierung des Trainingsjahres in verschiedene Phasen ist sinnvoll, da bei gleich bleibend intensivem Training mit gleichen Inhalten und Methoden trotz Steigerungen der Trainingsgewichte nur anfangs eine effektive Leistungsverbesserung erreicht wird. Nach einigen Wochen bzw. Monaten setzt eine Stagnation der Leistungsentwicklung ein; es kommt zu einem so genannten »Deckeneffekt« [80, 230]. Durch einen Wechsel der Trainingsmethoden und -inhalte kann einer solchen Stagnation entgegengewirkt werden. Zudem kann man feststellen, dass in Zeiten eines harten Trainings keine Bestleistungen im Wettkampf

Tab. 21: Periodisierungsmodell mit inhaltlichen Schwerpunkten

Phase	**Ziel**	**Inhalte**
Vorbereitungsperiode	allgemeiner Leistungsaufbau	Grundlagentraining Muskelaufbau Technik hohe Umfänge
	spezieller Leistungsaufbau	Wettkampfspezif. Training Innervationstraining Technik hohe Intensitäten
Wettkampfperiode	Erreichen und Erhaltung der Höchstform	Wettkampfspezif. Training hohe Intensitäten geringe Umfänge
Übergangsperiode	Erholung und Regeneration	Trainingsformen mit niedriger Intensität andere Sportformen

möglich sind, da es häufig zu einer Ermüdungsanhäufung kommt, die die maximale Leistungsentfaltung behindert. Unter einer (Rest-)Ermüdung sind keine Höchstleistungen möglich. Daher muss in der Wettkampfperiode der Trainingsumfang reduziert werden. Schließlich gilt es zu berücksichtigen, dass die positiven Effekte harter Trainingsperioden zum Teil erst verzögert eintreten. Als Beispiel sei hier der Effekt eines Trainingslagers angeführt, wo derart starke Trainingsreize in kurzer Folge gesetzt werden, dass die Teilnehmer am Ende erschöpft sind. Erst etwa 10 Tage nach einem Trainingslager, wenn der Körper wieder erholt ist, steht eine höhere Leistungsfähigkeit durch die Anpassungseffekte zur Verfügung. Dies entspricht dem »Modell des langzeitig verzögerten Trainingseffekts« [148].

Im klassischen Periodisierungsmodell ist es üblich, sich in bestimmten Phasen auf bestimmte Inhalte und Trainingsschwerpunkte festzulegen, da dies als effektiver angesehen wird als wenn man versucht, alle notwendigen Ziele (z.B. Muskelaufbau, Innervationstraining, Reaktivkrafttraining) gleichzeitig zu verbessern [230]. Eine sehr strenge Unterteilung der Periodisierung in einzelne »Blöcke« mit der Festlegung auf einen Methodenschwerpunkt bezeichnet man als Blockperiodisierung.

In einer Blockperiodisierung gelten Muskelaufbauphasen von 4–12 Wochen als effektiv, während die Phasen neuronalen Aktivierungstrainings kürzer sind, z.B. 3–5 Wochen [148, 222]. Aufgrund der Spezifität von Trainingsanpassungen müssten allerdings auch in Muskelaufbauperioden Trainingsreize zur neuronalen Ansteuerung und wettkampfspezifische Übungsformen eingesetzt werden und umgekehrt, um zuvor erarbeitete Trainingseffekte optimal zu erhalten.

Das klassische Periodisierungsschema von Matwejew, das sehr starr unterschiedliche Inhalte unterschiedlichen Mesozyklen zuweist, gilt heute im Hochleistungssport weitgehend als überholt, während es im Anfängertraining, Jugendtraining und im mittleren Leistungsbereich noch eine gewisse Relevanz besitzt [E 11, 222]. Im Hochleistungssport stehen fast ausschließlich sportartspezifische Belastungsintensitäten in relativ kurzen Trainingseinheiten und eine sehr wettkampforientierte Ausrichtung der Methoden und Übungen im Vordergrund [222]. Die streng lineare Progression der Intensität im klassischen Modell, von einem volumenorientierten Muskelaufbautraining hin zu einem intensitätsorientierten Innvervationstraining ist hier mittlerweile durch nonlineare Periodisierungsmodelle, insbesondere eine so genannte ***wellenförmige Periodisierung*** (verschiedene Intensitäten innerhalb von Meso- bzw. Mikrozyklen), ergänzt bzw. ersetzt worden [80]. »Wellenförmig« bedeutet, dass Umfang und Intensität innerhalb eines Mesozyklus wechseln, was eine wellenförmige Struktur ergibt (Diagramm 2).

Dies betrifft im Wesentlichen die Hauptphase der Vorbereitung. Im Mesozyklus direkt vor dem Wettkampf wird das Trainingsvolumen meist deutlich reduziert und sehr wettkampfspezifisch trainiert. In der Wettkampfphase selbst werden neben den Wettkämpfen häufig auch so genannte »erhaltende Trainingseinheiten« durchgeführt, nach denen, anders als in der Vorbereitung, eine vollständige Erholung des Körpers stattfinden muss, damit im Wettkampf wieder die volle Leistung erbracht werden kann.

Beim wissenschaftlichen Vergleich der klassischen, linearen Periodisierung und der wellenförmigen, nonlinearen Periodisierung ergeben sich nach aktuellen Recherchen keine deutlichen Unterschiede in der

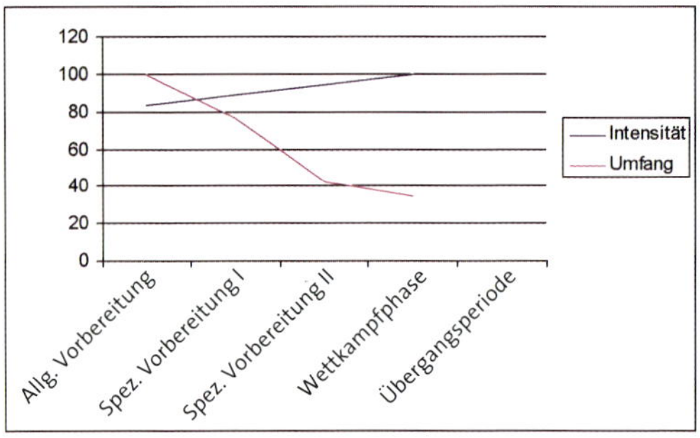

Diagramm 1: Struktur des klassischen, linearen Periodisierungsmodells

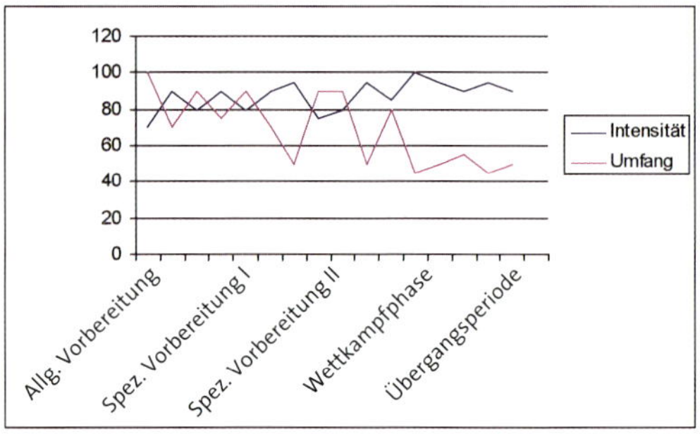

Diagramm 2: Struktur einer wellenförmigen Periodisierung

Effektivität. Beide Methoden sind effektiv, ohne dass eine von beiden für eine bestimmte Zielgruppe oder Zielsetzung als grundsätzlich überlegen angesehen werden darf [63].

Der Sinn einer Periodisierung an sich wird allerdings kaum in Frage gestellt. Keine Periodisierung anzuwenden hieße, ständig mit den gleichen Intensitäten und Umfängen zu trainieren, was im Fitness-Sport durchaus häufig zu finden ist, im Hochleistungssport dagegen nicht.

Da eine Leistungsstagnation durch Trainingsmonotonie auch bei einem Krafttrainierenden einsetzt, der keine Wettkämpfe bestreitet (z.B. ambitionierte Fitnesssportler), macht auch bei ihm eine Periodisierung Sinn. Er kann z.B. Phasen eines Trainings mit hohen Lasten und wenigen Wiederholungen (5–8) mit Phasen geringerer Lasten bei mittleren Wiederholungszahlen (10–15) abwechseln. Er kann zudem hochintensives Einsatztraining mit weniger intensivem Mehrsatztraining abwechseln, Übungen für bestimmte Muskelgruppen durch andere ersetzen oder auch Phasen mit Grundübungen (Kniebeugen, Bankdrücken, Kreuzheben) und spezielleren Übungen für kleinere Muskelgruppen (Seitheben, Bizepscurls, Trizepsdrücken) alternieren lassen. Natürlich sollten auch Phasen eingeplant werden, wo Erholung und Regeneration im Vordergrund stehen. Hier werden andere sportliche Betä-

Tab. 22: Periodisierungsbeispiel für einen fortgeschrittenen, ambitionierten Fitnesssportler mit Trainingsziel Muskelaufbau für einen 17-wöchigen Makrozyklus

Methode	Dauer in Wochen	Intensität MVC in %	Wiederhol. pro Serie	Serien pro Übung	Übungen pro Muskel	Trainingseinheit pro Woche
Standardmethode	8	80	8–10	3	1–3	4
Pyramidenstumpf	3	85–70	6–15	4	1–3	4
High Intensity	4	85–50	6+ x*	1	2–3	2
Regeneration	2	50	15	2–3	1	1–2

* x = Wiederholungszahl der Serienerweiterung;
Anm.: Bei 4 Trainingseinheiten pro Woche wird ein sog. Split-Training durchgeführt.

tigungen ohne Leistungsaspekt durchgeführt und/oder in Volumen und Intensität reduzierte Krafttrainingseinheiten absolviert. Durch eine sinnvolle Einplanung von Phasen geringerer Trainingsbelastung wird ein Übertraining vermieden, welches eine Leistungssteigerung unmöglich macht und häufig sogar zu einem Leistungsverlust führt. Wenn die Leistungsfähigkeit über mehrere Monate (oder Jahre) aufgebaut wurde, ist der Leistungsverlust durch Trainingspausen und Regenerationszyklen sehr gering (Prinzip: »Wie gewonnen, so zerronnen«). Zudem erlangt der trainierte Sportler seine ursprüngliche Kraft sehr schnell zurück, wenn er wieder mit dem Training beginnt.

Auch im Trainingssprozess eines Patienten in der Rehabilitation ist eine Periodisierung des Trainings sinnvoll: Hier richten sich die Trainingsintensitäten und Umfänge allerdings vor allem nach der Belastbarkeit der verletzten oder operierten Gewebestrukturen. In der frühen Rehabilitationsphase kommen Krafttrainingsmethoden im geringintensiven, vorwiegend den Stoffwechsel aktivierenden Bereich zum Einsatz (10–30% MVC). Bei fortgeschrittener bzw. abgeschlossener Heilung werden sukzessive intensivere Kraftausdauer- und Muskelaufbaumethoden trainiert (50–80% MVC) bis hin zu hochintensiven Methoden, die allerdings in der Regel nur in der Rehabilitation von Leistungssportlern angewendet werden.

8 Methodik für das Training mit unterschiedlichen Zielgruppen

8.1 Das Training im Bodybuilding

Das Training im Bodybuilding ist Vorreiter des modernen Fitness-Krafttrainings. Da die Entwicklung von möglichst viel Muskelmasse und deren harmonischer Komposition im Vordergrund steht, ist eine hohe Übungsvielfalt gegeben, damit jeder Skelettmuskel speziell und optimal ausgebildet werden kann. Ein Training mit höchsten Widerständen zur neuronalen Aktivierung ist für die eigentliche Zielsetzung ungeeignet, weshalb im Wesentlichen der typische Intensitätsbereich des Muskelaufbautrainings angewendet wird, d.h. Widerstände von 60–85% der Maximalkraft und 6–12 (maximal 20) Wiederholungen. Für den Bodybuilder ist es wichtig, eine große Variationsbreite der Trainingsintensität einzusetzen, da es im Training um die möglichst vollständige Erschöpfung aller Muskelfasern geht. Die schnellzuckenden, weißen Muskelfasern benötigen hohe Gewichte (mindestens 80% MVC), während die langsam zuckenden, roten Fasern mit einer längeren Belastungsdauer im niedrigeren Intensitätsbereich erschöpft werden [230].

Die erworbene Muskelmasse wird im Wettkampf in einer Posingkür präsentiert, weshalb zwar das Techniktraining anderer Sportarten wegfällt, allerdings eine gewisse Trainingszeit für das Planen und Einstudieren der Posingkür verwendet werden muss. Die Übungsauswahl im Bodybuilding besteht aus so genannten Grundübungen, die mehrere, große Muskelgruppen gleichzeitig intensiv beanspruchen, wie Bankdrücken, Kniebeugen oder Latissimus-Ziehen, sowie aus Isolationsübungen, bei denen eine relativ kleine Muskelgruppe gezielt trainiert wird, z.B. Bizepscurls, Wadenheben, Beinstrecken oder Unterarmcurls. Der Bodybuilder teilt den Körper in unterschiedliche Muskelgruppen ein, z.B. Brust, Rücken, Beine, Schultern, Arme und Bauch [28]. Für jede Trainingseinheit werden bestimmte Muskelgruppen ausgewählt, die er mit entsprechend geeigneten Übungen trainiert.

Die Serienzahl pro Muskelgruppe ist im Bodybuilding häufig hoch. 3–6 Serien pro Übung und 2–4 Übungen pro Muskelgruppe sind die Regel. Da sich hieraus ein großes Trainingsvolumen ergibt, kann der Sportler nicht an einem Tag den gesamten Körper trainieren, weshalb so genannte Split-Programme angewendet werden. Ein solches Programm verteilt das Training bestimmter Muskelgruppen über die Trainingstage der Woche. So werden z.B. am Montag Brust, Schultern und Arme trainiert, am Dienstag die Beinübungen und am Mittwoch Rücken- und Bauchmuskeln. Nach einem Tag Trainingspause wiederholt sich dann diese Abfolge. Wichtig ist dabei, dass die Muskeln

Tab. 23: Beispiel für einen Trainingstag Rücken, Bizeps und Bauchmuskeln (Aufbauphase)

Übungsform	Serien x Wiederholungen
Aufwärmen	
Latissimus-Ziehen, breiter Obergriff	4x 8–10
Rudern sitzend (Maschine)	3x 10
Rudern vorgeneigt mit Kurzhantel, einarmig	2x 12
Rückenstrecken (Maschine)	3x 10–12
Bizepscurl mit SZ-Stange	3x 8
Scottcurl einarmig mit Kurzhantel	3x 6 + Intensivwiederholungen
Bauch-Crunch	3x 20
Rumpfseitneigung am Gerät mit Zusatzlast	3x 12
Abwärmen	

häufig genug trainiert werden, um optimale Kraft- bzw. Massezuwächse erreichen zu können, dass aber andererseits die Erholungsphasen ausreichend lang sein müssen, um den Trainingseffekt nicht durch ein so genanntes Übertraining zu gefährden. Dies kann vor allem Muskelgruppen der Arme und des Schultergürtels betreffen, da diese speziell trainiert werden, aber auch beim Rücken- und Brusttraining erforderlich sind.

Abb. 33: Isolationsübungen wie der Scott-Curl sind typische Übungen im Bodybuilding

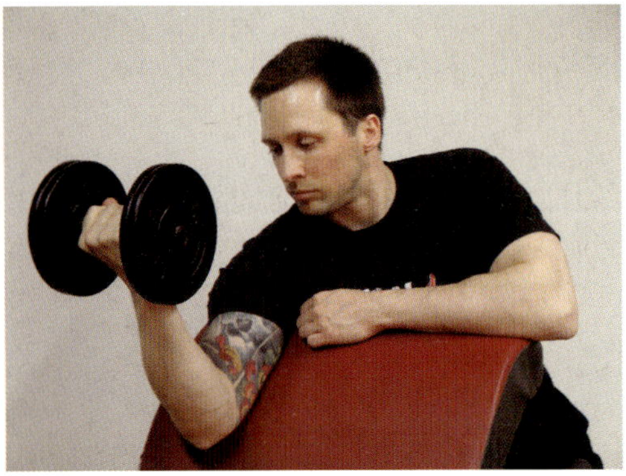

Manche Bodybuilder führen ein so genanntes Hochintensitätstraining (HIT) durch. Hierbei wird der Trainingsumfang deutlich reduziert, aber jede Serie bis zum Muskelversagen durchgeführt und durch Intensivtechniken erweitert (Kap. 6.1.3). Ein Hochintensitätstraining arbeitet normalerweise mit 1 Serie pro Übung und 2–3 (max. 4) Übungen pro Muskelgruppe [72]. Da die Reizdauer durch die intensive Ausbelastung und das Trainingsvolumen gering ist, werden im HIT weniger und kürzere Trainingseinheiten als beim üblichen Bodybuilding absolviert und längere Regenerationszeiten eingeplant, um ein Übertraining zu vermeiden.

Es dominiert allerdings grundsätzlich das volumenorientierte Mehrsatz-Training im Wettkampf-Bodybuilding. Im Mehrsatz-Training liegt die Dauer der Serienpause zwischen 30 Sekunden und 2 Minuten. Da eine aufstockende Ermüdung des Muskels das Ziel ist, können die Pausen kürzer gehalten werden als beim maximalkraftorientierten Powerlifting oder Gewichtheben.

Die Periodisierung enthält im Bodybuilding eine Aufbauphase, eine Definitionsphase, eine Wettkampfphase und eine Übergangs- bzw. Regenerationsphase. Der Jahreszyklus enthält häufig zwei längere Wettkampfphasen. In der Aufbauphase geht es um den maximalen Zuwachs von Muskelmasse. Diese Phase ist gekennzeichnet durch ein typisches Muskelaufbautraining mit schweren Gewichten (70–85% der Maximalkraft) und eine sehr energie- und proteinreiche Ernährung. In der Definitionsphase steht der Abbau von Körperfett und überflüssigem Gewebswasser im Vordergrund, um die Muskulatur optimal hervortreten zu lassen. Verschiedene Diätformen werden zu diesem Zweck mit eiserner Disziplin eingehalten. Darüber hinaus findet eine vermehrte Konzentration auf individuelle Schwachstellen in der Muskelentwicklung statt, z.B. durch eine Erweiterung des Übungsprogramms. Hierbei kommen auch so genannte Isolationsübungen verstärkt zum Einsatz, die nur einen oder wenige Muskeln beanspruchen [200]. Die Bedeutung des aeroben Trainings zur Aktivierung des Fettstoffwechsels nimmt in dieser Phase zu und das Trainingsvolumen steigt durch eine Erhöhung der Serienzahl pro Trainingseinheit bei Reduzierung der Lastintensität deutlich an. Die erarbeitete Muskulatur muss dabei jedoch erhalten bleiben, weshalb weiterhin auch mit schweren Gewichten trainiert werden sollte [28]. Die Wettkämpfe sind eingebettet in die Definitionsphase bzw. schließen diese ab. Nach wichtigen Wettkämpfen wird eine Regenerationsphase eingelegt, in der der Körper die Möglichkeit erhält, sich von den hohen Anforderungen an den Bau- und Energiestoffwechsel der vergangenen Monate zu erholen. Die Dichte der Trainingseinheiten, die Trainingsumfänge und Gewichte (Intensität) werden dabei deutlich reduziert. Daneben stehen regenerative sportliche Betätigungen auf dem Programm, z.B. Radfahren, lockeres Jogging oder Schwimmen.

Insbesondere in der Kraftsportart Bodybuilding spielt eine gezielte Ernährung in jeder Phase der Periodisierung eine sehr wichtige Rolle. Zu eng sind der Muskelzuwachs, der Körperfettanteil und der Wassergehalt von der Ernährung abhängig, um sich durch Fehler in der Nahrungszufuhr um den Trainings- und Wettkampferfolg zu bringen. Daher spielt die Vielfalt der Nahrungskonzentrate und anderer Hilfsstoffe (Kreatin, Carnitin) im Bodybuilding eine größere Rolle als beim Gewichtheben und Kraft-Dreikampf.

Die Muskulatur, die durch das spezielle Bodybuilding-Training entsteht, ist im Aufbau durch ein besonders ausgeprägtes Sarkoplasmavolumen gekennzeichnet. Im Sarkoplasma, dem Gewebe zwischen den kontraktilen Myofibrillen, wird durch das spezifische Training mehr Energie eingelagert, was gleichzeitig mit einer höheren Anlagerung von Wasser verbunden ist. Besteht ein »normaler« Muskel zu etwa 85% aus Myofibrillen, so enthält ein Bodybuilder-Muskel nur etwa 70% davon [97]. Einige Autoren sprechen daher beim Bodybuilding von einer »sarkoplasmatischen Hypertrophie«, während Gewichtheber und andere Maximalkraftsportler eher eine »myofibrilläre Hypertrophie« aufweisen [230].

8.2 Das Training im Gewichtheben

Das Training im Gewichtheben ist gemäß dem Ziel der Sportart ausgerichtet, das höchstmögliche Gewicht in den beiden Wettkampfübungen Reißen und Stoßen zur Hochstrecke zu bringen. Da die Hebetechnik relativ anspruchsvoll ist, muss ein großer Teil des Trainings technische, d.h. koordinative Anteile enthalten. Entscheidende Parameter im Techniktraining sind die Kraftverläufe (Krafteinsatz durch den Sportler) sowie die Geschwindigkeits- und Wegverläufe (der Hantel) in den wettkampfspezifischen Übungen [131]. Im Jugendtraining, was dem Anfängertraining entspricht, steht das Erlernen der Hebetechniken sowie die Erhöhung der allgemeinen Belastbarkeit im Vordergrund. Es wird auf eine vielseitige athletische Ausbildung geachtet, zu der auch Sprungübungen, Sprints und turnerische Bewegungselemente gehören. Einen hohen Anteil machen Technikübungen mit leerer Hantelstange aus. Erst wenn die Hebetechniken sicher beherrscht werden, dürfen hohe bzw. maximale Lasten (90–100%) gehoben werden. Allerdings findet erst ab Intensitäten im Bereich von 80% der Maximalkraft/Bestleistung eine echte Annäherung an die Sollstruktur der Bewegungscharakteristika in der Wettkampfübung statt, so dass ein großer Teil der Technikübungen eines fortgeschrittenen Sportlers in diesem Bereich stattfinden sollte [131].

Gewichtheben ist eine Schnellkraftsportart, weshalb neben Muskelaufbaumethoden (70–85% MVC) und dem Training der intramuskulären Koordination (90–100% MVC) auch Methoden zur Steigerung der Explosivkraft zur Anwendung kommen. Hierfür wird im hohen Lastbereich (> 70% MVC) mit explosivem Krafteinsatz und maximaler Bewegungsgeschwindigkeit trainiert. Im Wesentlichen betrifft dies Übungsformen zum »Anreißen« (»Pulls«), Umsetzen und Ausstoßen der Hantel.

Bei der Übungsauswahl kann man unterscheiden in Übungen, die die Wettkampftechniken direkt betreffen (Reißen und Stoßen als Gesamtbewegung, ihre Zerlegung in Umsetzen, Anstoßen und Ausstoßen, ferner das Standreißen, Standumsetzen) und in Hilfsübungen, die die Hauptfunktionsmuskulatur trainieren, wie Kniebeugen für die Beine, Überkopfdrücken für die Arme und Schultern sowie Bauch- und Rückenmuskelübungen für die Rumpfstabilität [54]. Insbesondere Kniebeugen sind unter den Hilfsübungen ein sehr wichtiger Bestandteil [131]. Es werden Frontkniebeugen (Hantel auf der Brust), Back-Squats (Hantel im Nacken) und Überkopfkniebeugen (Hantel über dem Kopf) durchgeführt. Bei den Rückenmuskelübungen sind unterschiedliche Varianten der »Good mornings« sowie das Rumänische Kreuzheben (mit fast gestreckten Beinen) üblich. Tabelle 24 zeigt den prozentualen Anteil verschiedener Übungen in unterschiedlichen Periodisierungsphasen, wo deutlich wird, dass mit zunehmender Nähe der Wettkämpfe Hilfsübungen reduziert und wettkampfspezifische Formen intensiviert werden.

Tab. 24: Anteil der Hebungen unterschiedlicher Übungskategorien im Training eines amerikanischen Gewichthebers (nationale Klasse) nach Cissik (1998)

Übungskategorie	Anteil an Hebungen in der allgemeinen Vorbereitungsphase	Anteil der Hebungen in der speziellen Vorbereitungsphase	Anteil der Hebungen in der Wettkampfphase
Übungen »Reißen«*	17,5%	22,9%	32,0%
Übungen »Stoßen«*	22,0%	30,9%	35,0%
Kniebeugen	24,9%	18,3%	9,4%
Zugübungen/«Pulls«	19,3%	15,5%	14,9%
Rückenübungen	9,1%	5,8%	1,8%
Schulterpressübungen	9,1%	5,8%	1,8%

* Hierzu zählt sowohl die Wettkampfübung selbst als auch ihre Variationen (Zerlegung der Wettkampfübung in einzelne Bestandteile, außer »Pulls«)

Im Training fortgeschrittener Gewichtheber stehen Wiederholungszahlen von 1–6 pro Serie für die Wettkampfübungen im Vordergrund, wobei 1–2 Wiederholungen den überwiegenden Anteil ausmachen [230]. Bei assistierenden Übungen wie Kniebeugen oder Schulterdrücken steigt die Wiederholungszahl (z.B. 5–10 Wiederholungen). Rücken- und Bauchübungen werden überwiegend im Bereich 8–10 Wdh. trainiert [54, 230]. Es werden für die Wettkampfübungen 5–8 (z.T. bis zu 12) Serien trainiert, bei den assistierenden Übungen 3–5 Serien. Die Serienpausen liegen zwischen 3–5 Minuten oder länger, insbesondere wenn nahe des Kraftmaximums gehoben wird. Nach Zatsiorsky (1996) beträgt die Dauer für die vollständige Erholung nach einer maximalen Hebung 10–15 Minuten [230]. Der tägliche Trainingsumfang im modernen Spitzensport ist meist auf zwei (selten drei) Trainingseinheiten pro Tag verteilt. Dabei werden täglich 30–50 Serien Gesamtumfang absolviert [230]. Trainiert wird an 4 bis 6 Tagen in der Woche [54].

Für die Übungsreihenfolge gilt folgender Ablauf [230]:

- Hauptübungen werden vor Hilfsübungen trainiert
- Dynamische, schnellkräftige Übungen stehen vor langsamen (z.B. Kniebeuge)
- Große Muskelgruppen werden vor kleinen trainiert

Die Periodisierung im Gewichtheben entspricht dem typischen dreiteiligen Schema von Trainingsphasen: Vorbereitungsphase, Wettkampfphase, Übergangsphase. Da hier nicht der Platz ist, ausführlich ins Detail der sportartspezifischen Periodisierung einzusteigen, hier nur ein paar grundsätzliche Anmerkungen: Die Einzelphasen im Trainingsaufbau sind meist 4–6-wöchige Mesozyklen mit wechselnden Schwerpunkten (Kap. 7.3). Im letzten Mesozyklus vor einem Wettkampf werden die Belastungsumfänge deutlich reduziert, um die Ermüdungsaufstockung der Aufbauphasen abzubauen und die verzögert einsetzenden Leistungsgewinne nutzen zu können. In dieser Phase werden weniger Trainingseinheiten pro Woche, weniger Übungen pro Einheit und weniger Serien pro Übung durchgeführt. Die Wiederherstellung zwischen den Trainingseinheiten sollte in der direkten Wettkampfvorbereitung vollstän-

Tab. 25: Beispiel für eine Trainingseinheit mit Schwerpunkt Reißen (Aufbauphase)

Übungsform	Serien x Wiederholungen
Aufwärmen	
Reißen (Wettkampftechnik	5x 3
Überkopfkniebeuge	3x 3
Standreißen (»Hang Power Snatch«)	4x 2
Frontkniebeugen	3x 6
Rückenstrecken (»Good Mornings«)	3x 8
Abwärmen	

Tab. 26: Beispiel für eine Trainingseinheit mit Schwerpunkt Stoßen (Aufbauphase)

Übungsform	Serien x Wiederholungen
Aufwärmen	
Stoßen (Wettkampftechnik)	5x 3
Zugübung (»Pull«) vom Boden zur Hüfte	4x 3
Backsquats (Nackenkniebeuge)	3x 6
Push Press	3x 3
Frontdrücken im Stehen (»Shoulder Press«)	3x 6
Abwärmen	

dig sein, d.h. es sollten keine Ermüdungsrückstände bleiben [230]. Im Anschluss an einen Wettkampf folgt eine Phase regenerativen Trainings.

8.3 Das Training im Kraft-Dreikampf

Das Training im Kraft-Dreikampf oder Powerlifting hat ähnliche Ziele wie das Gewichtheben, nämlich maximal schwere Gewichte in den Wettkampfdisziplinen zu heben. Die drei Wettkampfübungen, Bankdrücken, Kniebeuge und Kreuzheben, werden gezielt trainiert, wobei die Bewegungsausführung wesentlich einfacher ist als beim Reißen oder Stoßen der Gewichtheber. Daher muss weniger Zeit auf Techniktraining verwendet werden und die Übungen werden in der Regel auch nicht so konsequent in Einzelbestandteile zerlegt wie beim Gewichtheben. Powerlifter wenden allerdings häufig Varianten der Wettkampfübungen an, um einer Leistungsstagnation durch einseitige Trainingsreize entgegenzuwirken. So wird neben dem klassischen Kreuzheben auch der Sumo-Stil (Hände greifen die Hantel zwischen den Oberschenkeln) und das Rumänische Kreuzheben (Ausführung mit nur leicht gebeugten Knien, z.T. von einem Podest) praktiziert. Bei der Kniebeuge finden sich als Varianten Frontkniebeugen und Box-Squats (Kap. 10.1). Die drei Wettkampfdisziplinen werden allerdings meist nur ein- oder zweimal pro Woche trainiert.

Hilfsübungen im Powerlifting sind z.B. Langhantelrudern, Nackendrücken, Bizepscurls, Trizepsdrücken und verschiedene Beinübungen. Für eine optimale Rumpfstabilität stehen auch Bauchübungen wie Sit-Ups oder Rückenübungen wie »Good Mornings« auf dem Programm. Üblich sind 3–10 Serien für die Wettkampfübungen und etwa 3–4 Serien für Hilfsübungen [54]. Die Wiederholungszahlen pro Serie liegen bei den Wettkampfübungen und deren Varianten bei 1–5 mit einer hohen Dichte zwischen 3 und 5. Bei Hilfsübungen liegen die Wiederholungszahlen im Bereich von 5–10. Höhere Wiederholungszahlen sind kaum geeignet, da Anpassungen im Kraftausdauerbereich für die schweren Hebungen im Wettkampf irrelevant sind. Im Gegensatz zum Gewichtheben wird im Kraft-Dreikampf auch ein so genanntes Pyramidentraining eingesetzt, bei dem in jeder Serie die Gewichte gesteigert und die Wiederholungszahlen reduziert werden. In Aufbauphasen werden die Wettkampfübungen häufig mit 5 Serien zu 5 Wiederholungen mit hoher Ausbelastung durchgeführt. In Phasen zur Steigerung der maximalen Hebeleistung sind 3 Serien zu je 3 Wiederholungen üblich. Es kommen zu diesem Zweck allerdings auch Wiederholungszahlenbereiche von 1–2 mit höchsten Intensitäten und höheren Serienzahlen zur Anwendung, vor allem in der direkten Wettkampfvorbereitung. Die Serienpausen dauern im Kraft-Dreikampf zwischen zwei und sieben Minuten. Wie beim Gewichtheben erfordern sehr hohe Lasten entsprechend lange Pausenzeiten.

Tab. 27: Beispiel für ein Training der Kniebeuge mit Betonung des Spitzenbereichs der Intensität (Athlet mit aktueller Trainingsbestleistung 290 kg): Trainingsziel: Verbesserung der maximalen Hebeleistung.

Serie	Wiederholungszahl	Gewicht in kg	% von 1-RM
1	3	240	83%
2	2	260	90%
3	1	275	95%
4	1	275	95%
5	1	285	98%

Tab. 28: Beispiel für einen Trainingstag mit Schwerpunkt Kniebeuge (Aufbauphase)

Übungsform	Serien x Wiederholungen
Aufwärmen	
Box-Squats (explosiv)	3x 3
Kniebeugen	5x 5
Beinstrecken (Maschine)	3x 8
Beinbeugen (Maschine)	3x 8
Sit-Ups	4x 10
Wadenheben (Multipresse)	3x 10
Abwärmen	

Tab. 29: Beispiel für einen Trainingstag mit Schwerpunkt Bankdrücken (Aufbauphase)

Übungsform	Serien x Wiederholungen
Aufwärmen	
Bankdrücken	5x 5
Schulterdrücken mit Kurzhanteln	3x 6
Trizepsdrücken im Liegen (French Press)	3x 8
Langhantelrudern	3x 6
Bizepscurls mit Kurzhanteln	3x 8
Rückentraining (Good Mornings)	3x 10
Abwärmen	

War früher die lineare Belastungssteigerung in Form einer Blockperiodisierung üblich, wird im modernen Kraft-Dreikampf zunehmend auch mit einer wellenförmigen Periodisierung (Kap. 7.3) gearbeitet. Die grundsätzliche Periodisierung entspricht auch im Powerlifting dem typischen, dreigliederigen Modell von Vorbereitungs-, Wettkampf- und Übergangsperiode.

Neben den Muskelaufbaumethoden (70–85% der Maximalkraft) und Methoden zur Entwicklung der intramuskulären Koordination (90–100%), kommen auch Trainingsinhalte aus dem Schnellkrafttraining mit explosiven Krafteinsätzen und geringeren Intensitäten (50–60%) zur Anwendung. Das Trainingsequipment besteht im Wesentlichen aus Langhanteln und Kurzhanteln, ergänzt durch wenige Krafttrainingsmaschinen. In neuerer Zeit verwenden viele Powerlifter auch schwere Ketten und starke Gummizüge zur Intensivierung ihres Freihanteltrainings. Diese Hilfsmittel sind in Kap. 11.6 beschrieben.

Da Powerlifter mit sehr hohen Lasten arbeiten, die u. U. nicht immer kontrolliert werden können, wird im Training wie im Wettkampf häufig mit »Spottern« gearbeitet, d.h. Personen (Trainer oder Kollegen), die dem Sportler helfen, die Hantel in die Ausgangsposition zu bringen, diese während der Bewegungsausführung zu sichern und sie am Ende der Übung wieder sicher abzulegen. Die Gewichtheber sind im Training und Wettkampf beim Reißen und Stoßen »allein«. Bei einem missglückten Versuch wird im Gewichtheben die Hantel fallengelassen.

8.4 Das Krafttraining im Fitnessbereich

Der Begriff »Fitness« steht allgemein für die »Lebenstauglichkeit des Menschen«, im Besonderen allerdings für die »aktuelle Eignung für beabsichtigte Handlungen« [109, S.165]. »Fit« zu sein bedeutet also gewissermaßen, alle körperlichen und geistigen Voraussetzungen für die Bewältigung des eigenen, individuellen Lebensalltags zu erfüllen. Ein Fitnesstraining verfolgt daher bei unterschiedlichen Trainierenden ganz unterschiedliche Ziele, meist jedoch auf den Körper und seine Leistungsfähigkeit bezogene. Häufige Ziele von Trainierenden sind Muskelaufbau, Figurverbesserung, Gesundheit und allgemeine oder sportartspezifische Fitness.

8.4.1 Sanftes Krafttraining

In den vorangegangenen Kapiteln habe ich die Trainingsmethoden in den wettkampforientierten Kraftsportarten vorgestellt. Da es darin um Leistungssport geht, ist die Trainingsintensität, d.h. die Ausbelastung der Muskulatur, in der Regel sehr hoch. In diesem Kapitel wird das so genannte »sanfte Krafttraining« vorgestellt, da es eine effektive Methode für die zahlreichen Fitnesssportler ohne leistungssportliche Ambitionen darstellt, um Kraft und Muskulatur aufzubauen und die Belastbarkeit des Organismus zu erhöhen, ohne das Risiko einer Überlastung einzugehen.

Charakteristisch für das *sanfte Krafttraining* ist, dass die einzelne Serie einer Trainingsübung nicht bis zur muskulären Ausbelastung durchgeführt wird, sondern bereits endet, bevor der Muskel erschöpft ist. Dabei wird die Wiederholungszahl je nach Trainingsziel relativ eng festgelegt, also z.B. 10–12 Wiederholungen pro Serie für ein Muskelaufbautraining, 20 Wiederholungen für ein Kraftausdauertraining usw. Das Gewicht wird so gewählt, dass am Ende jeder Serie das subjektive Belastungsempfinden vom Trainierenden als »mittel« bzw. »mittel bis schwer« beurteilt wird. Fortgeschrittene Krafttrainierende sollten beim Belastungsempfinden »schwer« die Serie beenden. Die subjektive Einschätzung wird z.B. anhand einer siebenstufigen Skala vorgenommen, siehe Tabelle 30.

Das sanfte Krafttraining wurde in den Studien über die Wirksamkeit dieser Methode über 8 Wochen bei dreimaligem Training pro Woche mit 4 Serien zu je 15 (+/- 3) Wiederholungen durchgeführt und brachte sehr gute Ergebnisse [20]. Die Zuwachsraten an Maximalkraft und Kraftausdauer liegen zwar bei einem Training bis zur Muskelerschöpfung etwas höher, jedoch sind die Leistungsgewinne durch das sanfte Krafttraining dennoch für ein gesundheitsorientiertes Training oder ein Fitnesstraining ohne Wettkampfambitionen in der Regel völlig ausreichend. Die Studien zeigen, dass durch diese Methode große Verbesserungen in Maximalkraft und Kraftausdauer erreicht werden, bei Männern ein Muskelzuwachs eintritt und der Körperfettanteil bei beiden Geschlechtern abnimmt.

Als Vorteile der beschriebenen Methode gegenüber einem Krafttraining bis zur Ausbelastung der Muskulatur nennen die Bayreuther Sportwissenschaftler Boeckh-Behrens und Buskies (2005) u.a.:

- eine geringere Belastung des aktiven und passiven Bewegungsapparates,
- eine geringere Herz- und Kreislaufbelastung,
- einen geringeren Laktat- (Milchsäure-) Anstieg,
- eine reduzierte Gefahr der Pressatmung,
- eine geringere Immunsuppression (vorübergehende Schwächung des Immunsystems durch ein sehr hartes Training),
- eine Verkürzung der notwendigen Erholungszeiten nach dem Training,
- eine geringere psychische und motivationale Belastung.

Somit sinkt das Verletzungs- und Überlastungsrisiko bei gesunden Fitnesssportlern

Tab. 30: Siebenstufige Skala zur subjektiven Einschätzung der Belastungsintensität (modifiziert nach Boeckh-Behrens und Buskies 2005, S. 32)

1	sehr leicht
2	leicht
3	leicht bis mittel
4	mittel
5	mittel bis schwer
6	schwer
7	sehr schwer

Tab 31: Methoden für ein fitnessorientiertes, »sanftes« Krafttraining (in Anlehnung an Boeckh-Behrens und Buskies 2005)

Ziel	Intensität (MVC)	Subjektive Belastung	Wiederholungen	Serien
Muskelaufbau	keine Angabe*	»mittel« bzw. »mittel bis schwer« (A) »schwer« (F)	8–15	3
Kraftausdauer	keine Angabe*	»mittel« bzw. »mittel bis schwer« (A) »schwer« (F)	15–25	3

(A) = Anfänger; (F) = Fortgeschrittene

* Da das Training über die subjektive Selbsteinschätzung gesteuert wird, wird kein Maximalkrafttest durchgeführt. Folglich gibt es keine genaueren Angaben über die Trainingsintensität bezogen auf die Maximalkraft (1-RM).

und auch bei Patienten mit orthopädischen Beschwerden (Gelenk- und Wirbelsäulenschmerzen), die ein Muskelaufbautraining durchführen wollen.

Deshalb ist das sanfte Krafttraining sowohl für diese Zielgruppen als auch für den Seniorenbereich (> 60 Jahre) sehr gut geeignet. Leistungssportler, die einen schnellen und hocheffizienten Kraft- und Muskelzuwachs in kurzer Zeit erreichen wollen, sollten nach wie vor allerdings die Einzelserie bis zur muskulären Erschöpfung durchführen.

Die Nachteile des sanften Krafttrainings für leistungsambitionierte Sportler gegenüber der Ausbelastungsmethode sind

- ein geringerer Kraftzuwachs in Maximalkraft und Kraftausdauer,
- eine geringere Ausschüttung von Wachstumshormonen nach dem Training,
- ein geringerer Trainingseffekt auf die psychophysische Bereitschaft »sich zu überwinden« und Belastungsschmerzen zu tolerieren, was im Wettkampfsport von großer Bedeutung sein kann.

8.4.2 Das ILB-Trainingssystem

Ein für den Fitnessbereich sehr interessantes Trainingssystem ist die so genannte »ILB-Methode«, die von Jürgen Raber konzipiert und zunächst vor allem von der renommierten BSA-Akademie in ihren Trainerausbildungen gelehrt wurde. Durch wissenschaftliche Untersuchungen wurde ihre Wirksamkeit abgesichert [209]. Aufgrund eigener langjähriger Erfahrungen als Trainierender und Trainer habe ich diese Methode schätzen gelernt und möchte sie deshalb hier vorstellen. Die Abkürzung »ILB« steht für »individuelles Leistungsbild«. Die Lastintensität und deren Fortschreiten im Trainingsprozess wird exakt berechnet, wodurch sich ein sehr systematisches Trainieren ergibt. Das Herzstück dieses Systems ist ein Eingangstest über eine vorgegebene Wiederholungszahl, von dessen Ergebnis aus eine 6-Wochen-Planung der Intensität vorgenommen wird. Ein solcher so genannter Wiederholungen-Maximum-Test (Kap. 1.2) prüft im Gegensatz zum klassischen Maximalkrafttest auch die individuelle Stoffwechselleistungsfähigkeit der Muskulatur, die für Muskelaufbau- und Kraftausdauertrainingsmethoden ein wichtiger Parameter für die Trainingssteuerung ist.

Zunächst wählt man das Trainingsziel aus und bestimmt dadurch, mit welcher Wiederholungszahl pro Serie trainiert werden soll. Als Beispiel wählen wir 10 Wiederholungen für ein Muskelaufbautraining. Im Test wird ermittelt, mit welchem Gewicht der Trainierende gerade noch 10 saubere Wiederholungen bewältigen kann. Dieses Gewicht gilt als 100%. Der Test sollte nach 2–3 Versuchen das Ergebnis erbringen, sonst bietet sich eine Wiederholung des Tests an, da die Ermüdung zu stark fortschreitet und das Ergebnis verfälscht [208]. Im Beispiel hat unser Trainierender 10 Wiederholungen mit 80 Kilogramm an der Beinpresse geschafft. Diese 80 Kilogramm sind also seine 100% für diese Übung. Der Test wird für alle geplanten Übungen des Trainingsprogramms durchgeführt. Nun wird die Intensität für die nächsten 6 Wochen Training errechnet, wobei in jeder Woche die Trainingslast erhöht wird. Der wesentliche Punkt ist, dass im Training mit 3 Serien pro Übung trainiert wird, so dass die Trainingsintensität in Bezug auf die individuelle Beanspruchung höher liegt als die angegebene Prozentzahl vom Test, der ja nur eine Serie umfasst. Das Intensitätsraster setzt bei Untrainierten mit 50–70% tiefer an als bei erfahrenen, leistungsorientiert Trainierenden, die mit 80–100% des Testgewichts trainieren. Im Beispiel haben wir einen Fortgeschrittenen vor uns (Trainingserfahrung > 12–36 Monate), der nun mit 70–90% seines 10-Wiederholungen-Testgewichts trainiert, und zwar nach dem Schema in Tabelle 32.

Die errechneten Werte müssen oft gerundet werden, damit das Gewicht exakt einstellbar ist. Übungen, bei denen eine Feinstabstimmung der Gewichte schwierig ist (z. B. Kurzhanteln), sind für dieses System nicht so gut geeignet, dennoch liegen die Vorteile einer solchen, exakt festgelegten Gewichtsprogression auf der Hand: Man zwingt einerseits die Muskulatur, sich ständig an den neuen, erhöhten Lastreiz anzupassen und andererseits wird die Trainingsintensität unabhängig von Tagesform oder Motivation festgelegt. Jede Übung, auf die dieses System angewendet wird, sollte zweimal pro Woche trainiert werden. Als Wiederholungszahlen für die unterschiedlichen Zielsetzungen werden 15–30 Wiederholungen für ein Kraftausdauertraining, 8–15 Wiederholungen für ein Muskelaufbautraining und 5–8 Wiederholungen für ein Maximalkrafttraining im Sinne einer erhöhten neuronalen Aktivierung empfohlen [208]. Die vier Leistungsstufen heißen »Beginner« (0–6 Trainingsmonate), »Geübter« (6–12 Trainingsmonate), »Fortgeschrittener« (12–36 Trainingsmonate) und »Trainierter« (> 36 Trainingsmonate). Das Intensitätsraster kann dabei wie in Tabelle 33 dargestellt aussehen.

Mittlerweile ist die ILB-Methode (engl. ILP = individual lifting performance) in neueren Publikationen dahingehend modifiziert worden, dass eine Intensitätsstufe (z. B. 50% für Beginner) für zwei Wochen gilt und dafür in 10%-Schritten (statt 5%) gesteigert wird. Dies ist insbesondere für Übungen, deren Feinabstufung im Trainingsgewicht kaum 5- oder 2,5%-Schritte zulassen, praktischer. Effektiv sind meiner Ansicht nach beide Intensitätsstufungen, wobei ich die feinere Abstufung bevorzuge.

Tab. 32: Beispiel einer ILB-Progression für einen Fortgeschrittenen

Übung	Wdh.	Test	1. Woche	2. Woche	3. Woche	4. Woche	5. Woche	6. Woche
Beinpresse	10 10	10 RM 80 kg	70% 55 kg*	75% 60 kg	80% 63,75 kg*	85% 67,5 kg*	87,5% 70 kg	90% 72,5 kg*

* Die Werte sind an die mögliche Gewichtsabstufung bei Steckgewichten angepasst (1,25 kg-Schritte).

Tab. 33: Intensitätsraster der ILB-Methode

Leistungsstufe	1. Woche	2. Woche	3. Woche	4. Woche	5. Woche	6. Woche
Beginner	50%	55%	60%	65%	67,5%	70%
Geübter	60%	65%	70%	75%	77,5%	80%
Fortgeschrittener	70%	75%	80%	85%	87,5%	90%
Trainierter	80%	85%	90%	95%	97,5%	100%

In den ersten zwei Trainingswochen des Trainings nach der ILB-Methode fühlt sich der Erfahrung nach der Trainierte oft eher unterfordert. Dies ändert sich jedoch im folgenden Verlauf, so dass eine hocheffektive Beanspruchung erreicht wird. Die Kraftgewinne sollen selbst bei den geringen Intensitäten der »Beginner«- und »Geübten«-Stufe bei etwa 20% liegen [208]. Am Ende eines sechswöchigen Trainingszyklus sollte ein neuer Test erfolgen, um die Trainingsgewichte dem erhöhten Leistungsstand anzupassen. Die ILB-Methode ist wie alle Methoden *eine* Möglichkeit des effektiven Trainings und kann in einem langfristig geplanten Trainingsprozess sinnvoll eingesetzt werden. Auf die Wichtigkeit der Methodenvariation im Krafttraining, um Leistungsbarrieren vorzubeugen, wurde in diesem Buch bereits mehrfach hingewiesen.

8.4.3 Die Standardmethode

Die Standardmethode im Fitnesstraining wird häufig bei Anfängern zur Trainingssteuerung eingesetzt. Zum Teil findet sie auch im Rehabilitationsbereich Anwendung. Sie eignet sich insbesondere da, wo keine enge Trainerbindung möglich ist und keine maximale Leistungsoptimierung verfolgt wird. Die Methode wählt für ein bestimmtes Trainingsziel eine spezifische Wiederholungszahl aus, mit der der Trainierende sein Training beginnt, z.B. 10 Wiederholungen für ein Muskelaufbauprogramm. Es wird nun ein Gewicht gesucht, bei dem der Trainierende nach Ende der gewünschten Serienzahl einer Übung eine deutliche Beanspruchung spürt. Dieses Gewicht wird in der Regel durch Ausprobieren mit dem Trainer ermittelt. Die Beanspruchung des Trainierenden beurteilt der Trainer durch Beobachtung bzw. anhand einer RPE-Skala (Kap. 1.1). Der Trainierende steigert in den folgenden Trainingseinheiten die Wiederholungszahl pro Serie immer dann, wenn er sich dazu in der Lage fühlt. Zum Beispiel steigert er in der dritten Trainingswoche von 10 auf 12 Wiederholungen. Sobald er 15 Wiederholungen pro Serie mit dem eingangs festgelegten Gewicht bewältigt, wird dieses in der nächsten Trainingseinheit um eine Laststufe erhöht. Die Wiederholungszahl wird dann jedoch wieder auf 10 abgesenkt. Nun versucht der Trainierende sich mit dem neuen Gewicht wieder auf 15 »hochzuarbeiten«, um es dann erneut zu steigern usw. Für Muskel- und Kraftaufbau werden für dieses System häufig 10–15, für Kraftausdauer 15–20 bzw. 20–25 Wiederholungen angewendet. Der Vorteil dieser Methode liegt in ihrer Einfachheit, so dass der Trainierende ohne aufwendige Tests seine Trainingsbelastung selbständig steuern und steigern kann. Nachteile ergeben sich, wenn der (zumeist) unerfahrene Trainierende mit dieser Methode »allein gelassen« wird. Anfänger sind häufig nicht in der Lage, ihre Leistungsfähigkeit gut einzuschätzen und verfallen zudem allzu leicht in eine

Tab. 34: Beispiel für die Durchführung der Standardmethode

Leistungsstufe	1. Woche	2. Woche	3. Woche	4. Woche	5. Woche	6. Woche
Bankdrücken	3x 10 mit 30 kg*	3x 12 mit 30 kg	3x 12 mit 30 kg	3x 15 mit 30 kg	3x 10 mit 35 kg	3x 10 mit 35 kg
Rudern	3x 10 mit 25 kg*	3x 12 mit 25 kg	3x 15 mit 25 kg	3x 10 mit 30 kg	3x 11 mit 30 kg	3x 12 mit 30 kg
Beinpresse	3x 10 mit 80 kg*	3x 10 mit 80 kg	3x 11 mit 80 kg	3x 12 mit 80 kg	3x 15 mit 80 kg	3x 10 mit 90 kg

* Trainingsgewicht mit Trainer ermittelt

monatelange Trainingsmonotonie, die Anpassungseffekte behindert und Spaß und Motivation gefährdet. Deshalb sollte auch die Standardmethode variiert und vom Trainer begleitet werden.

8.4.4 Fitness-Krafttraining für Frauen

Frauen erreichen in Tests in der Regel etwa nur zwei Drittel der Kraft der Männer. Besonders ausgeprägt ist der Unterschied zwischen den Geschlechtern in Schultergürtel und Armen, geringer in der unteren Extremität. Die höhere Kraft der Männer ist vor allem auf ihre deutlich größere Muskelmasse zurückzuführen. Bezieht man die Testergebnisse auf die fettfreie Körpermasse sind geschlechtsspezifische Unterschiede kaum noch vorhanden [163]. Da auch der relative Anteil der Muskulatur am Körpergewicht bei Frauen deutlich niedriger liegt, haben sie auch ein schlechteres Last-Kraft-Verhältnis als Männer, was bei Übungen mit dem eigenen Körpergewicht leistungsmindernd wirkt [115].

Frauen wollen durch ein Krafttraining häufig ihre Figur verbessern sowie Kraft und Fitness gewinnen, ohne »große Muskeln« aufzubauen, die häufig als unästhetisch empfunden werden. In der Regel ist diese Angst vor unansehnlichen Muskelpaketen unbegründet. Die Muskelberge von Bodybuilderinnen sind das Ergebnis extrem harten Trainings, einer strengen Diät, entsprechender Veranlagung und unter Umständen der Einnahme von Anabolika. Ein sanftes Krafttraining wie oben beschrieben (Kap. 8.4.1) bewirkt eher eine Verschlankung und Körperstraffung bei Frauen. Ihnen fehlt die hormonelle Voraussetzung der Männer, vor allem ein hoher Testosteronspiegel, um dicke Muskeln aufzubauen. Einige Frauen haben dennoch eine Veranlagung zu einem ausgeprägten Muskelwachstum, selbst wenn sie nicht so hochintensiv trainieren wie eine Bodybuilderin. Diese Frauen können einen starken Muskelzuwachs dadurch verhindern, dass sie geringintensive Kraftausdauermethoden (40% MVC) ohne Ausbelastung der Muskeln in der Einzelserie durchführen oder mit schweren Gewichten (80–85% MVC) nur 4 Wiederholungen pro Serie absolvieren und zwischen den einzelnen Wiederholungen eine kurze Pause von 3 Sekunden einlegen. Letzteres fördert die Kraft ohne ein starkes Muskelwachstum zu erzeugen. Dennoch sollte jede Frau zunächst die üblichen Methoden des Fitness-Krafttrainings ausprobieren, denn ein subjektiv empfundenes Zuviel an Muskelmasse kann jederzeit durch eine Reduzierung oder Umstellung des Trainings wieder rückgängig gemacht werden. Ein durch Training erhöhtes Maß an Muskelmasse hebt als Nebeneffekt allerdings den Energieverbrauch, da Muskulatur auch in Ruhe mehr Energie verbrennt als Fettgewebe. Dadurch steigt der tägliche Grundumsatz an Kilokalorien. Muskeln sind also »Fat-Burner«. Daher bringt die Kombination von Ausdauertraining und Krafttraining hinsichtlich des Wunsches nach Fettabbau, Figurformung, Gesundheit und körperlicher Leistungsfähigkeit die besten Ergebnisse. Hinsichtlich der Übungsauswahl sind Unterschiede zwischen den Fitness-Trainingsplänen von Frauen und Männern vor allem in persönlichen Vorlieben, weniger in leistungsphysiologischen Gegebenheiten begründet. Frauen betonen aus ästhetischen Gründen häufig das Training der Gesäß-, Bein- und Bauchmuskulatur. Übungen für die Hüftabduktoren (kleine Gesäßmuskeln) und Hüftadduktoren (Oberschenkelinnenseite)sowie Isolationsübungen für den Gluteus Maximus sind daher in Fitnessprogrammen von Frauen häufig, in denen von Männern nur selten zu finden. Aus leistungsphysiologischer Sicht wäre es sinnvoll, dass Frauen auch das Training der Schultergürtel- und Armmuskulatur ausreichend berücksichtigen, da sie hier häufig deutlichere Kraftdefizite aufweisen als in der Bein- und Rumpfmuskulatur. Aus präventiven Gründen sollten Frauen auch die Rückenstreckmuskulatur gezielt trainieren und nicht nur die Bauchmuskeln, damit eine optimale Rumpfstabilität gewährleistet ist.

Für Leistungssportlerinnen, die durch ein Krafttraining eine Leistungssteigerung in ihren jeweiligen Sportarten anstreben, gelten die gleichen Trainingsregeln wie für die Männer und sind abhängig von der spezifischen Zielsetzung zu gestalten [E 5].

Von einigen Autoren wird allerdings empfohlen, beim Training von ambitionierten Sportlerinnen die deutlichen hormonellen Schwankungen im weiblichen Zyklus zu berücksichtigen [115, 178]. So liegt in der ersten Phase des Menstruationszyklus (Follikelphase) eine Dominanz der Östrogene vor,

Abb. 34: Eine beliebte Übung im Fitnesstraining von Frauen ist das isolierte Hüftstrecken zum Training der Gesäßmuskulatur.

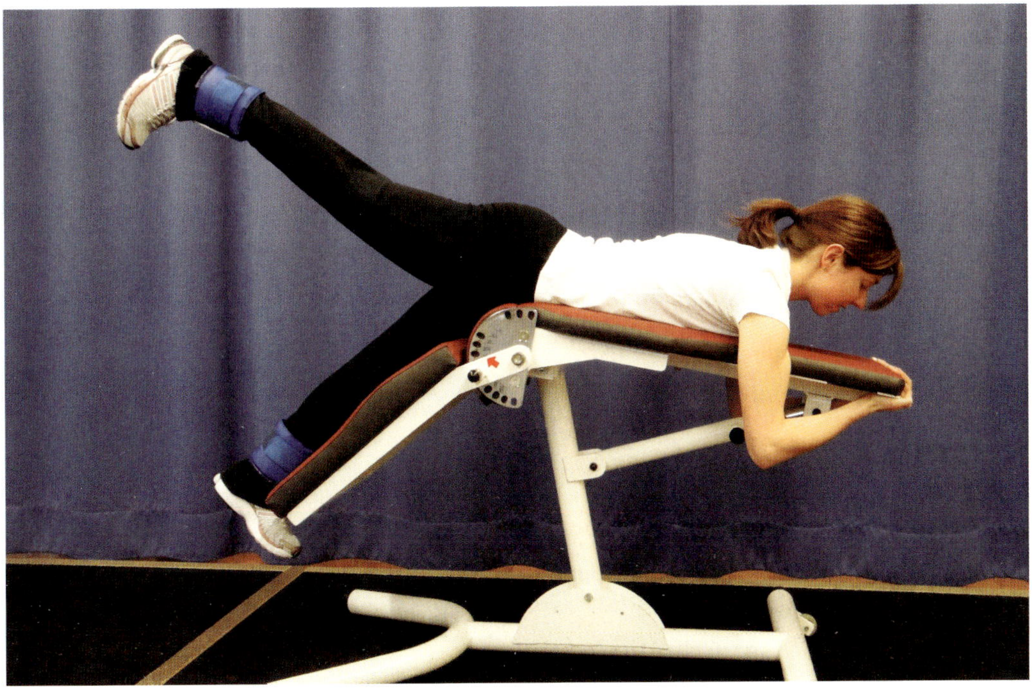

wobei vor allem dem Östradiol eine anabole Wirkung auf den Proteinstoffwechsel zugesprochen wird [178]. In der zweiten Phase des Zyklus (Lutealphase) ist die Trainierbarkeit für ein Muskelaufbautraining aufgrund des Anstiegs der Gestagene (insbesondere Progesteron) reduziert. Befunde aus trainingspraktischen Studien mit besseren Kraftzuwächsen bei einem follikelphasenbetonten Training stützen diese Überlegungen, so dass Schwerpunkte im Muskelaufbautraining vor allem in der Phase von der Menstruation bis zum Eisprung gesetzt werden sollten [178]. Probleme die den praktischen Einsatz dieser Befunde erschweren, sind die notwendige Dokumentation des Zyklus durch die Sportlerinnen, die Unregelmäßigkeiten im Zyklus, die im Leistungssport gehäuft auftreten, sowie Schamgrenzen [115]. Die Einnahme von Kontrazeptiva (»Anti-Baby-Pille«) reduziert die hormonellen Schwankungen, die in einem normalen Zyklus häufig zu Leistungs- und Stimmungsschwankungen führen. Zyklusbedingte Trainingsbeeinträchtigen sollen bei Einnahme der »Pille« daher deutlich seltener vorkommen [46, 115].

Weitere Besonderheiten im Fitness-Krafttraining bei Frauen sind die Bedeutung des Trainings der Beckenbodenmuskulatur, insbesondere nach Geburten, Unterleibsoperationen oder bei Inkontinenz sowie die Nutzung der knochenaufbauenden Wirkung beim Training nach den Wechseljahren zur Prophylaxe oder Therapie von Osteopenie bzw. Osteoporose (Kap. 9.5).

8.5 Krafttraining bei Kindern und Jugendlichen

In der Bewegungswissenschaft ist bekannt, dass heutige Kinder und Jugendliche bei sportmotorischen Tests deutlich schlechter abschneiden als ihre Altersgenossen früherer Jahrzehnte. Dabei spielen auch Kraftdefizite eine Rolle. Eine ältere Studie fand im Vergleich der Kinder einer dänischen Kleinstadt von 1954 und 1981 bei Leistungstests bereits einen Kraftverlust von 8–10% [87]. Der Erste Deutsche Jugendsportbericht zeigte, dass im Jahre 2001 nur 27% der getesteten Schüler die Durchschnittswerte der sportmotorischen Tests von Gleichaltrigen im Jahr 1986 erreichten. Auch in einem Vergleich zwischen 1976 und 1996 schnitten die Schüler der späteren Generation 10–20% schlechter ab als 20 Jahre zuvor [24].

Haltungsfehler und Haltungsschwächen werden bei mindestens der Hälfte der Schüler zwischen 8 und 18 Jahren diagnostiziert [97, 137]. Obwohl die Muskelkraft nicht der allein entscheidende Faktor für eine gute Haltung zu sein scheint, führt doch ein vielseitiges Training mit koordinativen, dehnenden und kräftigenden Anteilen zu einer Haltungsverbesserung im Kindes- und Jugendalter [13, 227]. Neben den schlechten Kraftwerten und Haltungsnoten sind etwa 15% der heutigen Kinder- und Jugendlichen übergewichtig [223].

Die Ursachen für die Leistungsschwächen im jungen Alter sind in dem zunehmenden Mangel an Bewegungs- und Belastungsreizen im Alltag zu suchen. Wer vor dem Fernseher oder dem Computer sitzt, setzt keine positiven, körperlichen Belastungsreize. Ein hoher Medienkonsum im Kindesalter bremst den Körper in seinen wichtigsten Entwicklungsphasen aus. So liegt beispielsweise das beste Lernalter für Bewegungstechniken und koordinative Fertigkeiten im Alter zwischen 9 und 13 Jahren [154]. In diesem Alter sitzen die Kinder schon täglich 4–5 Stunden in der Schule. Wenn sie dann noch in der Freizeit sitzen, werden sensible Phasen der körperlichen Entwicklung vergeudet. Daher ist der gezielte Einsatz von Bewegungs- und Krafttrainingsreizen schon ab dem frühen Schulalter von großer Bedeutung. Schulen und Sportvereinen fällt heute eine noch größere Verantwortung für die körperliche Erziehung der Kinder zu als in früheren Zeiten.

Natürlich geht es im vorpubertären Alter nicht unbedingt um ein Hantel- oder Maschinenkrafttraining, sondern um spielerische Übungsformen mit dem eigenen Körpergewicht oder moderaten Zusatzlasten: Klettern, Tauziehen, Seilturnen, Staffelsprints oder auch Spielformen mit Medizinbällen wirken hier förderlich und motivierend. Dennoch zeigen Untersuchungen, dass auch Maschinen und Freihanteln in dieser Altersgruppe sicher und erfolgreich eingesetzt werden können [78].

Dass Krafttraining schon bei Grundschulkindern wirkt, zeigen zahlreiche Studien, die häufig Kraftzuwächse zwischen 13 und 40% erzielen konnten [78]. Hierfür werden vor allem neuronale Anpassungen verantwortlich gemacht, d. h. die verbesserte Anspannungsfähigkeit innerhalb des Muskels sowie das verbesserte Zusammenspiel der Muskeln untereinander. Doch auch ein Muskelwachstum ist vorpubertär möglich; spielt allerdings eine geringere Rolle als im Jugendalter [78, 97]. Die früher häufig geäußerte Befürchtung, Krafttraining mit Zusatzgewichten könnte den passiven Bewegungsapparat und die Sehnenansätze überlasten, ist bei einem kompetent angeleiteten Training unbegründet. Sprünge, die im Bewegungsalltag von Kindergarten- und Grundschulkindern häufig vorkommen, erzeugen wesentlich höhere Kräfte, die auf die Gelenke wirken, als ein gut dosiertes Krafttraining mit Zusatzlasten. Neben den gesundheitlichen Aspekten ist für leistungssportlich ambitionierte Kinder und Jugendliche die Aufnahme eines altersgerechten Krafttrainings unbedingt angezeigt, wenn die Leistungsfähigkeit für eine bestimmte Sportart optimal entwickelt werden soll. Hier müssen bereits Grundlagen für eine gute Belastbarkeit, Verletzungsprophylaxe und sportartspezifische Kraftentwicklung gelegt werden [65, 222].

Im Training Heranwachsender werden fünf Stufen unterschieden [147, 222], die bestimmte Möglichkeiten und Besonderheiten aufweisen, die im Trainingsprozess berücksichtigt werden müssen:
- Vorschulalter (2–6 Jahre)
- Frühes Schulkindalter (6–9 Jahre)
- Spätes Schulkindalter (10–12 Jahre)
- Pubeszenz (11–14 Jahre)
- Adoleszenz (15–18 Jahre)

Die Einteilung nach Lebensjahren ist hierbei nicht exakt möglich, da die biologische Entwicklung unterschiedlich schnell verläuft. Man unterscheidet die
- Normalentwickler
- Frühentwickler (Akzelerierte)
- Spätentwickler (Retardierte)

Das kalendarische Alter unterscheidet sich also von dem so genannten »biologischen Alter«, das den tatsächlichen Reifegrad des Körpers ausmacht. Der Reifungsgrad ist u. a. erkennbar am Längenwachstum und am Körpergewicht. Diese Parameter sind beim Frühentwickler erhöht und ergeben in der Regel auch eine erhöhte Leistungsfähigkeit in puncto Kraft, Schnelligkeit und Ausdauer [222]. Die Unterschiede des biologischen Reifegrads in Bezug auf das gleiche kalendarische Alter können bis zu 5 Jahre ausmachen [222]. Die Mädchen sind den Jungen im Durchschnitt in der biologischen Entwicklung um 1–2 Jahre voraus.

Hinsichtlich der Kraftzunahme im Kindes- und Jugendalter unterscheidet man den »reifebedingten Kraftzuwachs« (Kraftzuwachs, der durch eine normale körperliche Entwicklung erreicht wird) und den durch spezielles Training erzeugten Zugewinn an Kraft.

Reifebedingt erreichen 6-jährige Jungen etwa 20% der Kraft 25-jähriger Männer. Bei 14-jährigen Mädchen sind es 50%, bei 14-jährigen Jungen 60% [147]. Durch Krafttraining lässt sich die Kraft in allen Altersstufen verbessern, und zwar Schnellkraft, Maximalkraft und Kraftausdauer.

Da der wachsende Organismus allerdings »sensible Zonen« aufweist, müssen einige Sicherheitsaspekte im Kinder- und Jugendtraining speziell berücksichtigt werden. Maximale Belastungen der Wirbelsäule, insbesondere maximaler Stauchungsdruck, ist zu vermeiden. Die Wirbelsäule erreicht erst mit dem 20. Lebensjahr ihre volle knöcherne Belastbarkeit [64]. Ebenso sind die knorpeligen Wachstumszonen am Knochen (Epiphysenfugen) und an Sehnenansätzen (Apophysen) noch nicht so belastbar wie im Erwachsenenalter. Deshalb sollten schwere Überkopfarbeit mit Gewichten (z.B. Hanteln) und Sprünge aus großen Höhen oder mit Zusatzlasten im Training gemieden werden. Ebenso sind extreme, schnellkräftige Belastungen der Extremitätengelenke kritisch zu beurteilen, z.B. der Fallstütz in den Liegestütz mit höchster Belastung der Schulter- und Ellbogengelenke (Diagramm 3).

Ob die genannten Belastungen in der späten Adoleszenz angewendet werden können, muss jeweils individuell nach Entwicklungsstand, Trainingsalter, Belastbarkeit und Sportart entschieden werden.

Diagramm 3: Bodenreaktionskräfte bei verschiedenen Liegestützformen als Maß für die Belastung der Gelenke der oberen Extremität (Schulter, Ellbogen, Handgelenke).

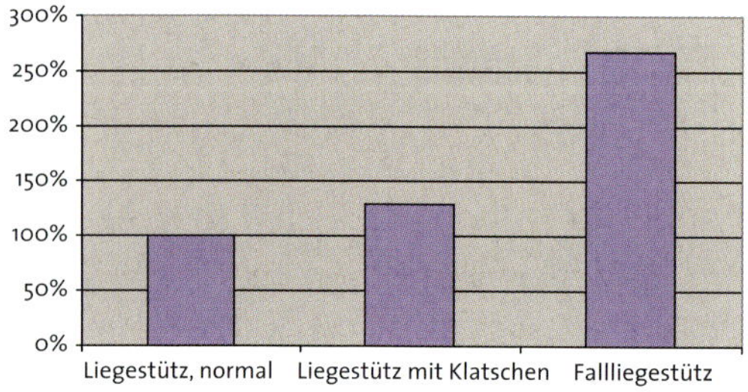

In Zusammenhang mit sportlicher Überlastung durch hohe Zug-, Druck- und Rotationskräfte werden z.B. Wirbelsäulenerkrankungen wie Morbus Scheuermann oder Spaltbildungen am Wirbelbogen (Spondylolyse) diskutiert. Ebenso können Verknöcherungsstörungen an den Wachstumsfugen aller großen Gelenke und an Sehnenansätzen auftreten sowie Störungen am hyalinen Knorpel der Gelenkflächen. Fehlbelastungsfolgen an Muskeln und der Sehne selbst sind im Kindes- und frühen Jugendalter sehr selten. Erst ab Mitte der Pubertät nehmen sie mit steigender Muskelkraft zu [64].

Grundsätzlich ist beim Krafttraining im Kindes- und Jugendalter darauf zu achten, dass das Training vielseitig und interessant gestaltet wird. Der Spaßfaktor spielt insbesondere im Training des Schulkindes und in der Pubeszenz eine wichtige Rolle. Die Vielseitigkeit empfiehlt sich auch zur Vermeidung muskulärer Ungleichgewichte, die zu Fehlhaltungen und Fehlbelastungen führen können. Krafttraining sollte ein Baustein neben anderen in der körperlichen Ausbildung von Kindern und Jugendlichen sein. Ausdauer, Schnelligkeit, vielseitiges Bewegen, Wassererfahrungen und Ballspiele sollten ebenso dazugehören.

8.5.1 Krafttraining im Vorschulalter

Im Vorschulalter spielt ein systematisches Krafttraining keine besondere Rolle. Allerdings ist entscheidend wichtig, dass die Kinder in diesem Alter ihren natürlichen Bewegungsdrang ausleben können und Bedingungen geschaffen werden, damit ihr Körper mit Kraftreizen konfrontiert wird: Klettern, Zieh- und Schiebeaufgaben, Laufen, Tragen, Hüpfen, Springen und Werfen sollten im Bewegungsalltag vorkommen.

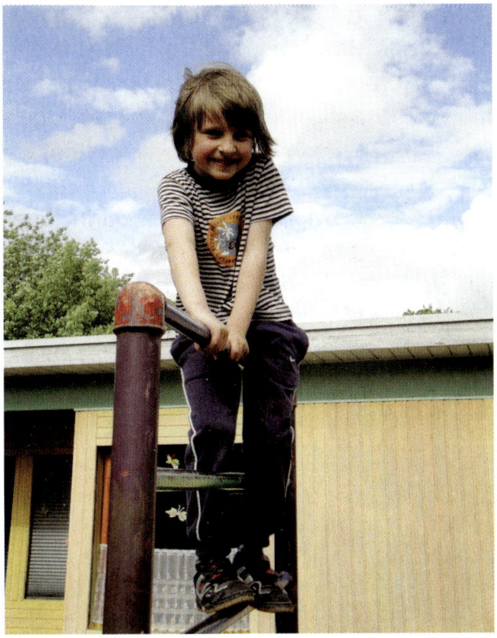

Abb. 35: Klettergerüste sind altersentsprechende Krafttrainingsgeräte im Vorschulalter

Insbesondere Klettermöglichkeiten (Klettergerüste, Bäume, Hindernisparcours beim Kinderturnen) sind ideale Bedingungen die Kraft zu entwickeln.

8.5.2 Krafttraining im Schulkindalter

Im Schulkindalter ist die Kraft bereits sehr effektiv trainierbar. Das Alter von 7–8 Jahren wird als Einstiegsalter für ein Krafttraining angesehen, sofern das Kind in der Lage ist, den Anweisungen der Trainer zu folgen und sie als Autorität zu akzeptieren. Die Reife für andere Sportarten, z.B. Fußball, Basketball oder Turnen befähigt auch zu einem Krafttraining [78, E 2]. Da es aufgrund der hormonellen Situation nur zu einem geringen Muskelwachstum durch das Training kommt, spielen bei der Verbesserung der Kraft vor allem die Steigerungen in der inter- und intramuskulären Koordination, im Energiestoffwechsel des Muskels sowie in der Entwicklung der psychodynamischen Komponente der Willenskraft eine Rolle [147]. Das Training für Jungen und Mädchen gestaltet sich gleichermaßen. Muskelphysiologisch werden für das Kindertraining vor allem dynamische Belastungen empfohlen. Intensive statische Belastungen sollten aufgrund der geringen anaeroben Kapazität des Kindes, der meist geringen koordinativen Anforderungen sowie des niedrigeren »Spaßfaktors« keinen großen Raum einnehmen. Für einige Sportarten (z.B. Turnen) sind allerdings statische Halteübungen aufgrund der sportartspezifischen Anforderungen unumgänglich.

Für einen Einstieg in das Krafttraining werden 6–8 Übungen mit 10–15 Wiederholungen in einer Serie an zwei bis drei Tagen in der Woche empfohlen [E 2]. Das Training sollte unter qualifizierter Aufsicht erwachsener Trainer erfolgen (Betreuungsschlüssel mindestens 1:10). Die Bewegungsabläufe werden zunächst ohne Gewicht eingeübt und müssen sicher beherrscht werden, bevor Zusatzlasten verwendet werden. Als Zusatzlasten eignen sich vor allem leichte Medizinbälle und das eigene Körpergewicht (u.a. an Kletterwänden, Turnbänken etc.). Mittlerweile sind auch kindgerechte Krafttrainingsmaschinen auf dem Markt, die ein sicheres, an die Körpergröße angepasstes Gerätetraining ermöglichen.

Für die Steuerung der Intensität wird bei dosierbaren Widerständen diejenige Zusatzlast ermittelt, mit der das Kind gerade noch die erwünschte Wiederholungszahl für das Training bewältigen kann (z.B. 15–20). Der Trainer muss dabei die saubere Bewegungsausführung bis zum Ende des Tests aufmerksam begleiten. Von der ermittelten Last kann eine Intensität von 60–70% bei Anfängern, von 70–80% bei Fortgeschrittenen eingesetzt werden. Ein Beispiel: Schafft das Kind 15 Wdh. mit 10 kg am Ruderzug kann es als Anfänger mit 6–7 kg be-

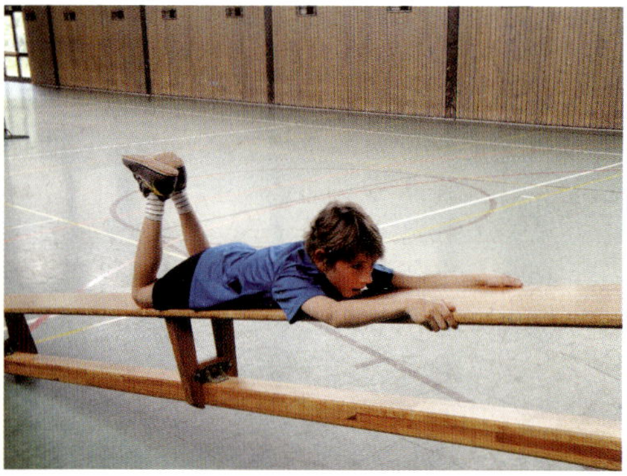

Abb. 36: Ein 10-jährige Schüler zieht sich zur Kräftigung der Schultergürtel- und Armmuskulatur eine erhöht eingehängte Turnbank hinauf.

ginnen, als Fortgeschrittener mit 7–8 kg. Eine weitere Möglichkeit ist die Steuerung über das subjektive Belastungsempfinden anhand einer RPE-Skala (Kap. 1.2). Hierbei ist eine Anstrengung im Bereich von »mittel« bis »mittel bis schwer« zu empfehlen. Ein Maximalkrafttest (1-Wiederholungsmaximum) ist insbesondere beim Anfänger aufgrund der koordinativen Mängel nicht zu empfehlen.

Die häufigste Organisationsform des Krafttrainings im Schulkindalter ist das so genannte Zirkeltraining. Hierbei ist die individuelle, feindosierte Belastungssteuerung natürlich nur eingeschränkt möglich. Die Belastung ist meist durch das Gewicht der Geräte (z.B. Medizinball) oder das eigene Körpergewicht vorgegeben. Es werden z.B. 6–8 Übungsstationen mit einer Belastungsdauer von 20 Sekunden und einer Pausendauer von 40 Sekunden (Verhältnis Belastung zu Pause 1:2) absolviert. Bei mehreren Durchläufen mit mehrminütigen Erholungpausen sollte die Gesamtdauer der Trainingseinheit 20–30 Minuten nicht übersteigen. Ein Zirkeltraining findet in der Regel nicht an Krafttrainingsmaschinen, sondern an Übungsstationen wie Turnbänken, Turnkästen oder Sprossenwänden mit Widerstandsgebern wie Medizinbällen, Gummizügen oder dem Eigengewicht des Körpers statt. Geeignet ist auch ein Parcourstraining zur Kräftigung, in dem verschiedene Aufgaben in einer Hallenrunde durchlaufen werden müssen. Hierbei werden Sprungaufgaben, Medizinballwürfe, Zieh- und Schiebeübungen (Turnbank), Tarzanschwingen an Kletterseilen, Kniehebeläufe auf Weichbodenmatten u.v.m. kombiniert. Die Wartezeit durch das versetzte Starten der Kinder ergibt die sinnvolle Erholungspause zwischen den Runden. Der Unterschied zum Zirkeltraining ist der schnelle Wechsel der Aufgaben wodurch eine intensive lokale metabolische Belastung fehlt, der Spaßfaktor allerdings erfahrungsgemäß höher liegt.

8.5.3 Krafttraining im Jugendalter

Während Jungen und Mädchen bis zum 11. Lebensjahr eine gleiche Ausprägung der Kraftfähigkeiten zeigen, ändert sich dies

Tabelle 35: Belastungsnormative im Schulkindalter (in Anlehnung an Granacher et al. 2009 und Faigenbaum o.J.)

Typ	Dauer des Trainings	Übungen pro Tag	Serien pro Übung	Wiederholungen	Intensität (RPE)*	Tage pro Woche
Anfänger	30 min	6–8	1	15–20	mittel	1–2
Fortgeschrittene			1–3	10–15	mittel bis schwer	2

* Die Belastungsregulierung kann über die subjektive Einschätzung der Kinder erfolgen, besser jedoch über einen Wiederholungen-Maximum-Test (Kap. 1.2).

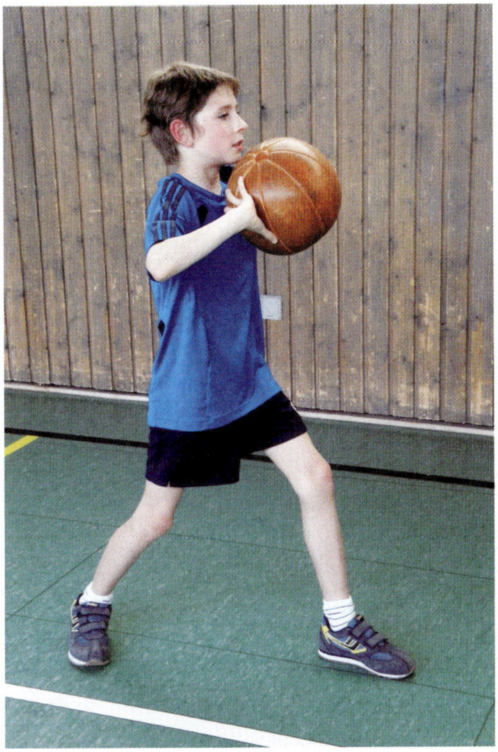

Abb. 37: Beim beidarmigen Medizinballstoß wird die Schnellkraft der Arme und Schultern trainiert.

mit dem Eintritt in die Pubertät. Der Testosteronspiegel der Jungen steigt jetzt extrem an und verschafft ihnen einen deutlichen Vorteil in der Trainierbarkeit, insbesondere bezüglich der Vergrößerung des Muskelquerschnitts (Hypertrophie). Auch die anaerobe Kapazität steigt durch eine Erhöhung der glykolytischen Enzyme. Zwischen dem 13. und 15. Lebensjahr erzielen Jungen ihren größten »reifebedingten« Kraftzuwachs, etwa 32% [147]. Gleichzeitig ist die Pubeszenz die Phase eines verstärkten Längenwachstums (Wachstumsschub), was bei Überlastung zu gesundheitlichen Problemen führen kann. Die schnelle Zunahme der Muskelkraft kann die Anpassungsfähigkeit und Belastbarkeit des passiven Bewegungsapparates überfordern. Daher müssen Krafttrainingseinsteiger in dieser Phase besonders behutsam an das Training herangeführt werden und die Belastungsprogression (Steigerung der Trainingslasten) sollte langsam erfolgen. Die penible Beachtung der optimalen Bewegungsausführung (= Technik) spielt in diesem Alter eine herausragende Rolle. Des weiteren sollte bei stark gelenk- und wirbelsäulenbelastenden Übungen nicht in die völlige muskuläre Erschöpfung hinein trainiert werden, da infolgedessen die motorische Kontrolle verloren geht und eine erhöhte Überlastungsgefahr besteht. Für ein Krafttraining werden 8–10 Übungen in Trainingseinheiten von 45–60 Minuten empfohlen. Die Serienzahl pro Übung liegt bei 1–3 mit Wiederholungszahlen zwischen 6 und 20 (je nach Zielsetzung). In der Belastungssteuerung kann die subjektive Einschätzung der Anstrengung etwas höher liegen als im Schulkindalter. Die Erhebungsverfahren zur Belastungssteuerung entsprechen den Angaben im vorangegangenen Kapitel (8.5.2). Im Zirkeltraining, weiterhin eine typische Organisationsform des Krafttrainings, wählt man nun bereits höhere Anforderungen mit Belastungszeiten von 20–40 Sekunden und einer ebenso langen Pause (Verhältnis Belastung zu Pause 1:1). Schnellkraftzirkel sollten eine kürzere Belastungsdauer aufweisen, z.B. 15 Sekunden [222].

Die Adoleszenz ist die Phase der höchsten Trainierbarkeit der Kraft [147]. In dieser Phase sollte neben allgemein kräftigenden Einheiten auch zunehmend ein spezielles Training des Muskelquerschnitts, der Schnellkraft und der Kraftausdauer erfolgen. Die Mädchen erreichen in der Adoleszenz, also zwischen dem 15. und 19. Lebensjahr, ihr Kraftmaximum, die Jungen bzw. Männer erst danach, d.h. zwischen dem 18. und 22. Lebensjahr [97, 147].

Ist das Krafttraining im Kindesalter noch breit angelegt, wird im Jugendalter ver-

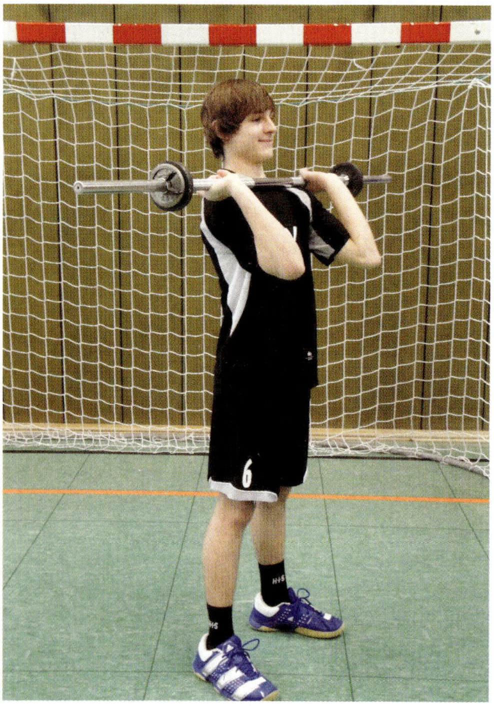

Abb. 38: Im Jugendalter kann mit einem sportart-spezifischen Hanteltraining begonnen werden.

stärkt differenziert. Insbesondere in der Adoleszenz (15–18 Jahre) rückt das spezielle Krafttraining in den Vordergrund und die Trainingsintensitäten steigen an. Die Belastbarkeit des Skelettsystems ist gegenüber der Pubeszenz erhöht, wenn auch einige Wachstumszonen erst nach dem 20. Lebensjahr vollständig verknöchert sind [198]. Allgemein wird die Methodenwahl nach spezieller Zielsetzung vorgenommen (Maximalkraft, Schnellkraft, Kraftausdauer) und im Sportverein wird die Kraftfähigkeit disziplinspezifisch trainiert. Wer allerdings im Jugendalter erst mit dem Krafttraining beginnt, sollte zunächst ein Grundlagentraining absolvieren. Es wird empfohlen, vor einem hochintensiven, spezialisierten Krafttraining ein 3-jähriges Grundlagentraining durchlaufen zu haben, um Überlastungsrisiken zu minimieren [230].

Das Training mit der Scheibenhantel ist frühestens nach dem 14. Lebensjahr zu empfehlen. Hierbei müssen die Bewegungstechniken sicher beherrscht werden, bevor höhere Zusatzlasten zum Einsatz kommen. Ansonsten stehen weiterhin Geräte wie Medizinbälle, Sandsäcke, Keulen oder Gummizüge im Mittelpunkt. Kurzhantel- und Maschinentraining spielen zunehmend eine Rolle. Viele Jugendliche machen in der Adoleszenz ihre ersten Erfahrungen in Fitness-Studios.

Eine maximale Ausbelastung in der Einzelserie sowie hochintensives intramusku-

Tabelle 36: Belastungsnormative im Jugendalter (in Anlehnung an Granacher et al. 2009 und Faigenbaum o.J.)

<table>
<tr><th>Typ</th><th>Dauer des Trainings</th><th>Übungen pro Tag</th><th>Serien pro Übung</th><th>Wieder-holungen</th><th>Intensität/RPE</th><th>Tage pro Woche</th></tr>
<tr><td>Anfänger</td><td>45 min</td><td>6–8</td><td>1–2</td><td>10–20</td><td>»mittel« bzw. »mittel bis schwer«*</td><td>2</td></tr>
<tr><td>Fortgeschrittene Pubeszenz</td><td>45 min</td><td rowspan="2">8–10</td><td rowspan="2">1–3</td><td>8–20</td><td rowspan="2">»mittel« bis »schwer«*</td><td rowspan="2">2–3</td></tr>
<tr><td>Fortgeschrittene Adoleszenz</td><td>45–60 min</td><td>6–20</td></tr>
</table>

* Die Belastungsregulierung kann über die subjektive Einschätzung der Jugendlichen erfolgen, besser jedoch über einen Wiederholungen-Maximum-Test (Kap. 1.2). Bei Übungen ohne starke Wirbelsäulenbelastung sind Maximalkrafttests mit Fortgeschrittenen möglich.

läres Koordinationstraining (im Lastbereich von 90–100% der Maximalkraft) sind in der Regel abzulehnen. Wenn keine besondere Notwendigkeit besteht, sollte auf diese Belastungen aus gesundheitlicher Sicht verzichtet werden. Für die Pubeszenz stehen Intensitäten zwischen 50–70% der Maximalkraft für das regelmäßige Training im Vordergrund. Der Spitzenbereich der Intensität sollte 80% nicht übersteigen. In der Adoleszenz liegt der Schwerpunkt in einem Intensitätsbereich von 50–80% der Maximalkraft. Der Spitzenbereich sollte 90% nicht übersteigen. Werden sehr hohe Intensitäten im Training in Pubeszenz oder Adoleszenz angewendet, sollten sie nicht regelmäßig eingesetzt werden, sondern als Ausnahme, z.B. im Abstand von 1–2 Wochen, oder innerhalb eines Mikrozyklus (Kap. 7.3). Es ist jedoch stets zu hinterfragen, ob sehr hohe Lasten überhaupt für die Zielsetzung des jeweiligen Trainings notwendig sind.

8.6 Krafttraining im höheren Lebensalter

Zwischen dem 20. und 70. Lebensjahr reduziert sich die Muskelmasse des Menschen um etwa 30–40% [97]. Besonders gravierend ist der Kraftverlust ab Mitte der 6. Lebensdekade, also ab 55. Im 8. Jahrzehnt (über 70 Jahre) nimmt die Kraft sogar nochmals um etwa 30% ab [52]. Die Kraft reicht bei Hochaltrigen (über 80 Jahre) dann unter Umständen kaum noch aus, um normale Alltagsbelastungen wie das Aufstehen vom Stuhl, Gehen oder Treppe steigen ohne erhebliche Anstrengungen zu bewältigen. Man weiß allerdings, dass nur ein Teil der im Alter gemessenen Kraftminderungen genetisch bedingt ist. Ein großer Teil des Kraftrückgangs ist offenbar lediglich auf einen Reizmangel aufgrund einer geringeren körperlichen Aktivität zurückzuführen, denn es werden erstaunliche Kraftleistungen noch im 8. und 9. Lebensjahrzehnt berichtet [75].

Der Franzose Marcel Nivault bewältigte mit 76 Jahren noch fast das dreifache seines Körpergewichts in der Kniebeuge. Der Australier Wim van Ween zeigte mit 78 Jahren noch eine Leistung von 225 kg in der Kniebeuge und 240 kg im Kreuzheben. Der Kanadier Joseph Stockinger hob mit 80 Jahren und 66 kg Körpergewicht noch 207,5 kg [E 17].

Das altersbedingte Absterben von Muskelfasern (Sarkopenie) kann offenbar durch eine Erweiterung des Leistungspotentials der noch vorhandenen Fasern in Grenzen kompensiert werden [67]. Da die Trainierbarkeit der Kraft bis ins höchste Alter nachgewiesen werden konnte [157], ist somit durch Krafttraining eine Erhaltung der Selbständigkeit und einer alltagsrelevanten Funktionsfähigkeit möglich. Körperliches Training wirkt sich darüber hinaus günstig auf das psychosoziale Wohlbefinden und die geistige Leistungsfähigkeit aus und bietet einen Schutz vor Stürzen, deren Folgen im hohen Alter ein großes Risiko darstellen, pflegebedürftig zu werden oder zu versterben. Etwa 5–11% der Stürze älterer Menschen führen zu ernsten Verletzungen und häufig zum gefürchteten Oberschenkelhalsbruch. Krafttraining verbessert die Muskelfunktion, so dass Stürze verhindert werden können und stärkt die Knochen, was wiederum das Bruchrisiko beim Sturz senken kann. Zudem kann Krafttraining Alterskrankheiten wie Diabetes (Zuckerkrankheit), Osteoporose (Knochenbrüchigkeit) oder Altersdepression günstig beeinflussen.

8.6.1 Krafttraining im jüngeren Seniorenalter

Die Trainingsmethodik im jüngeren Seniorenalter (60–80 Jahre) orientiert sich eng an den Vorgaben für ein Fitnesskrafttraining, insbesondere im Sinne eines »sanften Krafttrainings« (Kap. 8.4.1). Meist steht im Seniorentraining der gesundheitliche und kommunikative Aspekt im Vordergrund, weniger der Leistungsgedanke.

Dennoch sollte die Trainingsplanung differenziert erfolgen, da in dieser Lebensphase vermehrt chronische Erkrankungen die körperliche Belastbarkeit und somit die individuelle Zielsetzung und Trainingsplanung beeinflussen.

Die häufigsten körperlichen Erkrankungen sind
- Bluthochdruck
- Arthrose
- Rücken- und Gelenkschmerzen
- Künstlicher Gelenkersatz (Knie- und Hüftgelenksprothesen)
- Herz- und Gefäßerkrankungen
- Übergewicht und Adipositas
- Diabetes mellitus (Typ 2)
- Osteoporose

Es ist generell auf ein sorgfältiges Aufwärmen und auf langsame Belastungssteigerungen, insbesondere der Gewichtslast zu achten, da ältere Menschen einen langsameren Stoffwechsel und einen veränderten Hormonhaushalt haben, was die Geschwindigkeit von Anpassungsvorgängen und Leistungsaufbau herabsetzt.

Dennoch sollten auch Senioren durchaus mit hohen Gewichten im Bereich von 70–80% der Maximalkraft trainieren, da im höheren Alter insbesondere die schnellen, weißen Muskelfasern atrophieren und absterben [97], die für das Tragen und Bewegen höherer Lasten (auch des eigenen Körpergewichts) und für schnelle Reaktionen (z.B. zur Unfallprophylaxe) notwendig sind. Hohe Intensitäten sind jedoch erst für Trainierende geeignet, die eine mehrwöchige Vorbereitung durch Erlernen der korrekten Bewegungstechnik mit geringen Intensitäten durchlaufen haben. Beintraining und Gleichgewichtstraining (im Sinne eines sensomotorischen Krafttrainings; Kap. 6.4.1) sind im höheren Seniorenalter als Sturzprophylaxe bedeutsam, da Stürze beim älteren Menschen erhebliche gesundheitliche Konsequenzen mit sich bringen. Zur Sturz- und Unfallprophylaxe sowie zur Verbesserung der Mobilität sollten auch zügige Bewegungsgeschwindigkeiten, z.B. an der Beinpresse, und geringintensive reaktive Muskelaktionen im Training Berücksichtigung finden. Auch sind Übungen auszuwählen, die geeignet sind, die Beweglichkeit der großen Körpergelenke, insbesondere Hüfte, Schultergürtel, Wirbelsäule und Sprunggelenke, zu erhalten, bzw. zu verbessern. Verkürzte Bewegungsamplituden wie Teilwiederholungen oder Endkontraktionen sollten möglichst vermieden werden.

Letztendlich bestimmt sich der jeweilige Trainingsplan über die Zielsetzung des Trainierenden, seinen Trainingszustand (bedeutsamer als das kalendarische Alter!) und über seine Erkrankungen. Typische Orte des Krafttrainings im jüngeren Seniorenalter sind Fitness-Studios, Rehabilitationseinrichtungen und Sportvereine. Geeignete Trainingsmittel sind alle üblichen Geräte von Medizinbällen, Therabändern und Gewichtsmanschetten bis hin zu Kraftmaschinen und Freihanteln (koordinatives Training!).

Zwei Trainingseinheiten pro Woche mit 6–10 Kräftigungsübungen und 10–15 Wiederholungen pro Serie bei mittlerer Belastungseinschätzung auf einer RPE-Skala sind für Trainingseinsteiger gut geeignet. Erfahrene Trainierende können die Lasten steigern, so dass die Wiederholungszahl bei gleicher subjektiver Belastungseinschätzung auf 8–12 Wiederholungen pro Serie absinkt. Unerfahrene Senioren sollten vor Aufnahme des Trainings eine ärztliche Untersuchung zur Abklärung eventueller Risiken durchlaufen und zunächst unter der Aufsicht erfahrener Trainer trainieren.

8.6.2 Krafttraining mit Hochaltrigen (> 80 Jahre)

Die Kraft ist insbesondere im höchsten Alter eine unabdingbare Voraussetzung für eine lange Selbständigkeit, für Mobilität und Lebensqualität. Das Krafttraining mit Hochaltrigen, d.h. mit Menschen über 80 Jahren, findet häufig in einer Seniorengymnastik in Wohn- oder Pflegeheimen bzw. im Rahmen einer Physiotherapie statt. Der Anteil an Hochaltrigen in Fitness-Studios ist hingegen extrem gering.

Auch Hochaltrige sollten mit den typischen Intensitäten eines Krafttrainings trainieren [52]. Eine Intensität von über 60% wird von den meisten Experten als effektiv angesehen [52, 157]. Allerdings wurde auch mit Zusatzlasten von 80% der Maximalkraft erfolgreich und verträglich mit Personen zwischen 69–97 Jahren trainiert [210]. Hohe Intensitäten sind im Training mit Hochaltrigen sehr sinnvoll, da das fortschreitende Absterben von Muskelfasern und fehlende Trainingsreize die Maximalkraft deutlich reduzieren. Eine zu geringe Maximalkraft führt jedoch zum Verlust von Mobilität und Selbständigkeit. Der alte Mensch muss kräftig genug sein, um Positionswechsel (Aufstehen aus dem Liegen oder Sitzen), Gehen, Treppe steigen oder das Tragen von Gegenständen selbständig durchführen zu können. Da natürlich auch länger andauernde Muskelkontraktionen im Sinne einer Kraftausdauerbeanspruchung im Alltag vorkommen, sind auch niedrigere Intensitäten (50–60% MVC) mit höheren Wiederholungszahlen durchaus sinnvoll. Eine intensive Wirkung des Trainings auf Muskelmasse und Maximalkraft sollte dennoch nicht vernachlässigt werden. Vor der Aufnahme eines intensiven Krafttrainings ist eine ärztliche Untersuchung allerdings dringend angeraten.

Abb 39: Das Hochdrücken aus dem Sitz zur Kräftigung der Schulter- und Armstreckmuskulatur unterstützt die Mobilität des alten Menschen.

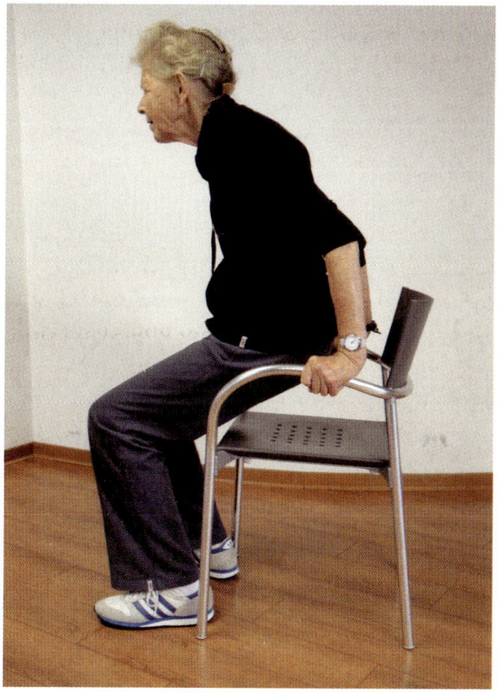

Als Belastungsumfang werden 10–15 Wiederholungen pro Serie und zunächst eine, später zwei Serien empfohlen [52]. Die Belastung kann über die Wiederholungszahl in der Serie gesteuert werden. Dabei wählt man eine Gewichtsbelastung (durch Ausprobieren), bei der der Trainierende 10–15 Wiederholungen schafft und sich dabei etwa »mittelschwer« belastet fühlt. Allerdings wurde in manchen Studien mit Hochaltrigen die Trainingsintensität auch über einen 1-Wiederholungs-Maximalkrafttest bestimmt, ohne dass es zu Komplikationen kam [210]. Wird mit hohen Intensitäten trainiert, sinkt die Wiederholungszahl auf 8–10. Auch hierbei wird die Serie immer deutlich vor der totalen muskulären Erschöpfung beendet.

Da die Regenerationszeit im Alter länger dauert, ist es wichtig, zwischen den einzelnen Trainingseinheiten längere Pausen ein-

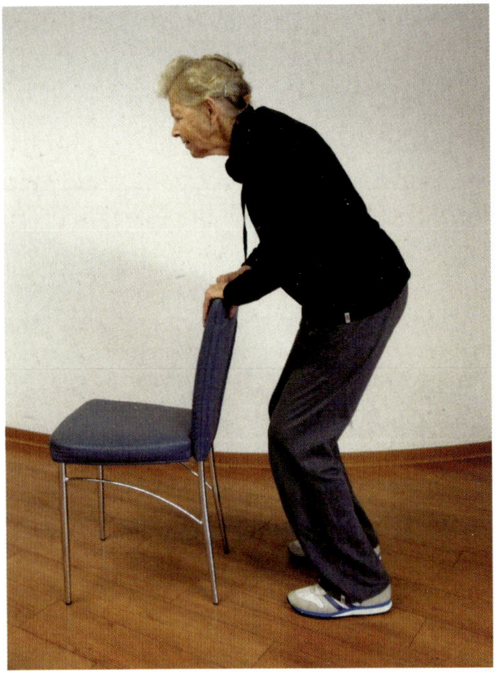

Abb 40: 85-jährige Frau bei der Kniebeuge am Stuhl zur Kräftigung der Beinmuskulatur.

zuhalten als bei jüngeren Personen. Zwei Trainingseinheiten pro Woche sind dabei als optimal anzusehen.

Zur Vermeidung von akuten oder chronischen Schädigungen der Gelenkstrukturen sollten zunächst einfache Übungen ohne einen hohen koordinativen Anspruch durchgeführt werden, so dass eine korrekte, physiologische Belastung der Gelenke sichergestellt ist. Da die Koordinationsfähigkeit bei Hochaltrigen oft schlecht ausgeprägt ist, empfiehlt sich vor der Aufnahme eines Krafttrainings mit hohen Intensitäten immer eine technische Vorbereitungsphase. Um kardiovaskuläre Risiken bei vorhandenen Erkrankungen, z.B. Arteriosklerose oder Bluthochdruck, die im hohen Alter häufig sind, zu vermeiden, sollte vor allem darauf geachtet werden, dass der Blutdruck durch das Krafttraining nicht zu hoch ansteigt. Dies kann dadurch erreicht werden, dass eine hohe Ausbelastung der Teilnehmer vermieden und auf eine korrekte Atemtechnik ohne Pressatmung geachtet wird. Blutdruckspitzen können auch deutlich minimiert werden, wenn nach jeder anstrengenden Wiederholung Pausen von drei Sekunden mit einer vollständigen Muskelentspannung eingebaut werden [7].

Das Krafttraining sollte vor allem dynamisch sein, da hierdurch – im Gegensatz zum isometrischen Training – der Gelenk- und Muskelstoffwechsel intensiver angeregt, die intermuskuläre Koordination und Beweglichkeit stärker gefördert, und die Gehirndurchblutung (im Gegensatz zum statischen Krafttraining) gesteigert wird [97]. Isometrisches Krafttraining ist durch die Einfachheit der Durchführung und den geringen zeitlichen und materiellen Aufwand eine sinnvolle Ergänzung, wenn mit kurzen, intensiven Anspannungszeiten (5–10 sec.) oder länger andauernden leichten Kontraktionen (20–30 sec.) trainiert wird. Auch hierbei darf aufgrund des hohen Blutdruckanstiegs keine Pressatmung eingesetzt werden [15].

Um ein Krafttraining mit Hochaltrigen durchzuführen, werden in der Regel keine aufwendigen Geräte benötigt, da ihre Maximalkraft gering ist. Ein Training mit dem eigenen Körpergewicht ist oft ausreichend, um effektiv zu trainieren. Andererseits können Gewichtsmanschetten, Kurzhanteln, Tubes und Therabänder die Motivation und Leistungsbereitschaft steigern und insbesondere das Training der oberen Extremität erleichtern. Jedoch sollten die Geräte sorgfältig nach der individuellen Leistungsfähigkeit ausgewählt werden. Auch das Training an Kraftmaschinen wurde erfolgreich und ohne Komplikationen durchgeführt [210]. Es hat aber aus organisatorischen Gründen für das Training im hohen Alter bislang kaum eine Bedeutung, da viele Hochaltrige in Wohn- oder Pflegeheimen untergebracht sind bzw. sich kaum in Institutionen bewegen, die über Krafttrainingsgeräte verfügen. Eine Ausnahme bilden hier stationäre und ambulante Rehabilitationsmaßnahmen.

Alte Menschen, die noch stabil stehen können, werden möglichst im Stehen und Gehen trainiert (und nicht im Sitzen), denn das Stehen und selbständige Gehen sollten als wichtige Alltagsfähigkeiten immer gefördert werden. Eine funktionelle Gymnastik im Stand trainiert die Koordination, das Gleichgewicht und die Standsicherheit automatisch mit. Ebenso ist es mit Übungen im Liegen oder Sitzen auf der Matte. Das Hinlegen und wieder Aufstehen, kann bei dieser Personengruppe länger dauern, trainiert aber den im Alltag nötigen Positionswechsel.

Abb. 41: Das Armbeugen mit Kurzhanteln kräftigt die Armbeugemuskeln zum Heben und Tragen von Gegenständen.

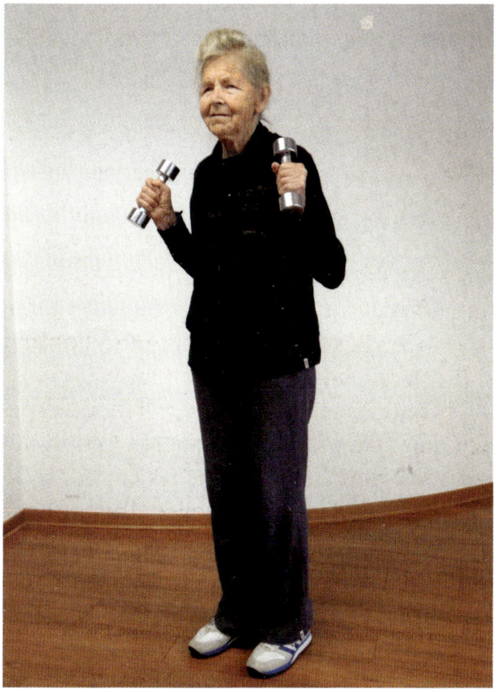

Die wichtigsten Muskelgruppen im Kräftigungstraining mit Hochaltrigen sind die mobilitätssichernden Bein- und Rumpfmuskeln sowie die Arm- und Schultermuskeln [48]. Hier einige einfache Übungsbeispiele zur alltagsrelevanten Kraftentwicklung bzw. Krafterhaltung (in Anlehnung an Deutscher Turnerbund 2005):

- Kniebeugen hinter dem Stuhl (mit Festhalten an der Lehne)
- Hinter dem Stuhl stehend ein Knie nach vorn anheben und das Bein abspreizen (mit Festhalten an der Lehne)
- Wadenheben beidbeinig hinter dem Stuhl (mit Festhalten an der Lehne)
- Therabandziehen in aufrechter Sitzposition zur Kräftigung der Rückenmuskeln
- Beinheben im Sitzen mit Druck der gegenseitigen (kontralateralen) Hand zur Kräftigung der Bauchmuskulatur (isometrisch)
- Schulterabduktion mit Gewichtssäckchen (z. B. 0,5 kg)
- Armbeugen mit kleinen Handgewichten (z. B. 1–2 kg)
- Hochdrücken aus dem Sitz mittels der Arme an den seitlichen Lehnen (unter Unterstützung durch die Beine).

8.7 Krafttraining in der Schwangerschaft

Krafttraining kann in einer komplikationslosen Schwangerschaft ohne Risiko für Mutter und Kind betrieben werden, wenn man einige wichtige Aspekte berücksichtigt. Hatte man früher sportliches Training in der Schwangerschaft eher kritisch beurteilt, wird es heutzutage zuweilen sogar ausdrücklich empfohlen [120]. Frauen, die vor der Schwangerschaft bereits ein Krafttraining betrieben haben, können ihr Training mit einigen Veränderungen in Intensität und Dauer sowie in der Übungsauswahl bis wenige Wochen vor der Entbindung weiterführen. Frauen, die erst in der Schwangerschaft mit Krafttraining beginnen, brauchen unbedingt eine intensive Anleitung und Überwachung durch erfahrene und kompetente Trainer. Die Vorteile eines Krafttrainings in der Schwangerschaft liegen in einer Steigerung des Wohlbefindens, in einer verbesserten Körperbeherrschung, in einer Stärkung der Rückenmuskulatur bei sich ändernden Lastverhältnissen des Körpers sowie in einer Absenkung des Risikos für Thrombosen, Krampfadern und Schwangerschaftsdiabetes. Darüber hinaus tritt das Problem einer nachgeburtlichen Inkontinenz bei Frauen, die in der Schwangerschaft sportlich aktiv waren, seltener auf und einer übermäßigen Gewichtszunahme wird entgegengewirkt [120]. Die Risiken, die bei einem Krafttraining in der Schwangerschaft beachtet werden müssen sind:

- Hyperthermie (Überhitzung) des Fötus
- Hypoglykämie (Unterzuckerung) von Mutter und Fötus
- Hypoxie (Sauerstoffmangel) des Fötus
- ein hoher Bauchrauminnendruck (»Pressdruck«)
- Überlastungen der Gelenke
- Vena-Cava-Syndrom

Die bei anderen Sportarten diskutierten Risiken für Schwangere und Fötus wie Verletzungen, Stürze, schnelle Körperdrehungen oder ruckartige Beschleunigungen sind beim Krafttraining in der Regel nicht relevant.

Um eine Überhitzung des kindlichen Organismus, eine Unterzuckerung und einen Sauerstoffmangel zu vermeiden, ist es wichtig, auf hochintensive Serien, eine hohe Reizdichte durch kurze Pausen sowie auf lange Trainingseinheiten zu verzichten. Stattdessen stehen kurze Trainingseinheiten (30–45 Minuten), 2–4 Mal pro Woche mit geringen Intensitäten (50–60% MVC) ohne muskuläre Ausbelastung in der Einzelserie im Vordergrund. Kleine Muskelgruppen (z.B. Arme, Schultern) können auch mit höheren Intensitäten von etwa 70% der Maximalkraft belastet werden. Krafttraining in der Schwangerschaft sollte eher »Wellness-Charakter« haben und keinen forcierten Leistungszuwachs anstreben. Auf ein leistungsorientiertes Bodybuilding, Powerlifting oder Gewichtheben sollte unbedingt verzichtet werden.

Ein hoher Bauchrauminnendruck kann die Gefahr einer Durchblutungsminderung im Uterus mit einer Minderversorgung des Fötus bergen [120] und sollte daher vermieden werden. Somit sind schwere

Abb. 42: Training einer Schwangeren auf einem Sitzball am Seilzug

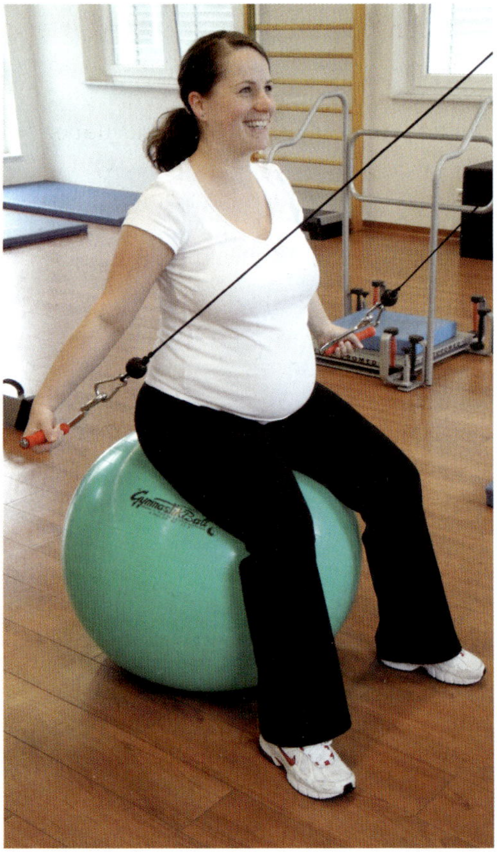

Gewichte und Übungen wie intensives Beinpressen, Kniebeugen mit der Langhantel, Kreuzheben und Bauchmuskeltraining in Form von »Crunches« nicht zu empfehlen. Es gilt zudem eine Pressatmung durch Anhalten der Luft beim Heben der Gewichte (Valsalva-Manöver) zu vermeiden. Eine korrekte Atemtechnik (ausatmen in der konzentrischen, einatmen in der exzentrischen Phase) hilft, den Bauchrauminnendruck gering zu halten.

Da sich hormonell bedingt in der Schwangerschaft der Bandapparat lockert, um den Geburtskanal im Becken zu weiten, sind die Gelenke anfälliger gegen Überlastungen. Daher ist beim Krafttraining in der Schwangerschaft besonders auf eine kontrollierte, langsame Bewegungsausführung ohne maximale Endpositionen der Gelenksysteme zu achten.

Übungen in Rückenlage sollten ab dem 2. Schwangerschaftsdrittel sparsam, ab der 28–30. Schwangerschaftswoche gänzlich gemieden werden, da das Kind dabei auf der großen Hohlvene der Mutter lastet und dadurch den Blutrückstrom zum Herzen behindern kann. Die dadurch entstehenden Kreislaufkomplikationen werden als »Vena-Cava-Syndrom« bezeichnet. Tritt dieser Fall ein, kann der sofortige Wechsel in die Seitenlage Abhilfe schaffen.

Bei schnellen Drehungen um die Körperlängenachse besteht das Risiko einer Nabelschnurumschlingung um das Kind. Daher dürfen in der fortgeschrittenen Schwangerschaft keinesfalls schnelle Rumpfdrehungen an einem so genannten »Twister«-Gerät trainiert werden. Auch auf ein Training der Adduktorenmuskeln der Hüfte ab dem Beginn des zweiten Schwangerschaftsdrittels sollte verzichtet werden, um dem für die Geburt notwendigen Lockerungsprozess im Bereich der Symphyse nicht entgegenzuwirken.

Wenn die genannten Aspekte berücksichtigt werden, ist bei einer komplikationslosen Schwangerschaft ein Krafttraining bis wenige Wochen vor der Geburt durchführbar. Es gilt jedoch immer, dass durch zu intensives Training (zu anstrengend und zu lang) eine Minderversorgung und Entwicklungsverzögerung des Fötus, vorzeitige Wehen und eine erhöhte Frühgeburtlichkeit auftreten können [32, 120]. Bei Komplikationen im Schwangerschaftsverlauf sollte der Arzt das Maß der körperlichen Aktivität festlegen.

Muskelgruppen, die in der Schwangerschaft bevorzugt trainiert werden sollten, sind:

- Rückenmuskeln (um die ungünstig werdende Statik auszugleichen und Rückenbeschwerden vorzubeugen)
- Arm- und Schultermuskeln (da nach der Geburt das Kind getragen und gehoben werden muss)
- Beinmuskeln und Waden (um das Gefäßsystem durch die Muskelpumpe beim Rücktransport des Blutes zum Herzen zu unterstützen und die Mobilität der Schwangeren bei steigendem Körpergewicht zu erleichtern)
- Beckenbodenmuskulatur (Übungen zur Anspannung und Entspannung)

Die Wiederaufnahme eines moderaten Krafttrainings kann etwa 4 Wochen nach der Entbindung erfolgen. Lastintensives Training sollte aufgrund der erst langsam wieder erstarkenden Bandstrukturen frühestens nach 3 Monaten wieder betrieben werden. Stillende Mütter sollten sehr viel Trinken, um die trainingsbedingten Schweißverluste auszugleichen und ihren erhöhten Flüssigkeitsbedarf zu decken. Bis zu 6 Monate nach der Entbindung wird ein Beckenbodentraining empfohlen [120].

9 Krafttraining bei verschiedenen Erkrankungen

9.1 Krafttraining bei Herz- und Kreislauferkrankungen

In der kardiologischen Rehabilitation, also der Therapie von Herz- und Gefäßerkrankungen, wird seit einigen Jahren neben dem aeroben Ausdauertraining auch zunehmend Krafttraining eingesetzt. Dies wurde insbesondere bei Koronarpatienten und Patienten mit chronischer Herzinsuffizienz sicher und erfolgreich durchgeführt [158]. Auch Patienten mit medikamentös stabil eingestelltem Bluthochdruck (< 160 mmHg systolisch; < 100 mmHg diastolisch) und Patienten nach Herztransplantation sind für ein dosiertes Krafttraining gut geeignet [229]. Krafttraining wird grundsätzlich für alle Herzpatienten empfohlen, bei denen eine Trainingstherapie erlaubt ist. Die negativen Veränderungen am Gefäßsystem (z.B. gestörte Endothelfunktion und Vasomotorik, reduzierte Kapillardichte) und die Kraftverluste der Skelettmuskulatur, die durch Bewegungsmangel, Schonung oder Leistungsschwäche entstehen, können durch Krafttraining wirkungsvoll therapiert und der Ruheblutdruck langfristig gesenkt werden [229]. Zudem ist die Kraftfähigkeit der Beine eine wichtige Voraussetzung für das bei Herzpatienten notwendige Ausdauertraining (z.B. Fahrradergometrie). Ein höheres Kraftniveau reduziert aufgrund des geringeren Blutdruckanstiegs auch die Herzbelastung bei Alltagstätigkeiten wie Heben, Tragen oder Treppensteigen [135].

Ist das vorrangige Ziel des Trainings eine Verbesserung des Gefäßsystems und der Stoffwechselvorgänge in der Muskulatur, sollte ein Training mit geringen Intensitäten und hohen Belastungsumfängen durchgeführt werden. Hier kann mit 30–50% der Maximalkraft bei 1–3 Serien zu 15–30 Wiederholungen trainiert werden [199]. Bei Intensitäten bis zu 60% der Maximalkraft, die effektiver für den Kraft- und Muskelaufbau sind, wird die Wiederholungszahl auf 10–15 Wiederholungen reduziert [17]. Die Dauer der Pause zwischen den Einzelserien sollte die doppelte Dauer der Belastungszeit betragen. Wenn die Einzelserie 40 Sekunden dauert, ist demnach eine Serienpause von mindestens 80 Sekunden erforderlich [158]. Die Serie wird grundsätzlich vor der muskulären Erschöpfung beendet, wenn der Patient einen Skalawert von 11–14 auf der Borg-Skala erreicht [158, 199]. Dies entspricht einer subjektiven Einschätzung von »recht leicht« bis »etwas anstrengender« (Kap. 1.2). Neben der subjektiven Einschätzung können zur Trainingssteuerung auch Maximalkrafttests (1-RM) durchgeführt werden. Diese sind aufgrund der kurzen Belastungsdauer und der zu vernachlässigenden Herz-Kreislauf-Reaktion vielfach erfolgreich und sicher angewendet worden [19, 135, 199]. Die eben beschriebenen Methoden entsprechen den üblichen Empfehlungen für das Krafttraining mit Herzpatienten [19, 199]. Im Vordergrund steht grundsätzlich das dynamische Krafttraining mit einem regelmäßigen Wechsel von überwindender (konzentrisch) und nachgebender (exzentrisch) Muskelarbeit [158]. Längere und intensive isometrische Kontraktionen können nicht empfohlen werden, da hierbei kardiovaskuläre Komplikationen durch Blutdruckanstieg und Pressatmung (Valsalva-Technik) auftreten können [19]. Betont exzentrisches Muskeltraining im submaximalen Bereich ermöglicht eine hohe muskuläre Spannung bei sehr geringer Beanspruchung der Herz-Kreislauf-Funktionen. Daher sind exzentrische Trainingsformen mit Gerät oder ohne (z.B. Treppabgehen, Bergabgehen) ebenfalls geeignete Trainingsformen für Herzpatienten [158].

Zur Vermeidung von Komplikationen sollte vor und nach dem Training der Blutdruck gemessen und bei Anzeichen von Schwindel, Arrhythmien, Luftnot, Kurzatmigkeit, Angina Pectoris oder plötzlichem Schwächegefühl das Training sofort beendet werden [18].

Grundsätzlich gilt auszuschließen, dass gering belastbare Herzpatienten und Hochdruckpatienten mit Intensitäten von 70–95% der Maximalkraft in die Ausbelastung trainieren, d.h. in die Grenzbereiche der durchführbaren Wiederholungszahlen hinein, da hierbei der höchste Blutdruckanstieg und damit die höchste Herz-Kreislauf-Belastung einhergeht [135]. Lediglich bei sehr belastbaren Patienten kann ein Muskelaufbautraining im Bereich von 60–80% der Maximalkraft durchgeführt werden. Dabei sollte ein mittleres Belastungsempfinden (Borg-Skala 11–14) dennoch nicht überschritten werden.

Ist bei weniger belastbaren Patienten die intensive Steigerung der Maximalkraft ein therapeutisches Ziel – z.B. bei muskulär sehr schwachen Personen nach langer körperlicher Schonung – ist auch bei dieser Gruppe ein Training mit höheren Intensitäten (70–80% der Maximalkraft) möglich, sofern der Arzt anstrengende körperliche Aktivität erlaubt und bestimmte Trainingsregeln eingehalten werden [204]. Wichtig ist in diesen Fällen besonders darauf zu achten, den Puls- und Blutdruckanstieg gering zu halten, damit das Herz nicht überlastet wird. Ansonsten drohen bei exzessiv hohen Blutdrücken und einem hohen Druck-Frequenz-Produkt (= systolischer Blutdruck x Herzfrequenz) Komplikationen wie arterielle Rupturen (Zerreißungen der Blutgefäße), Herzrhythmusstörungen oder Herzinfarkt [229]. Um das Druck-Frequenz-Produkt niedrig zu halten, sollte nur eine kleine Muskelmasse in die jeweilige Übung einbezogen werden, z.B. durch einbeiniges statt beidbeiniges Trainieren und durch so genannte Isolationsübungen [199]. Der Patient wird mit aufrechtem Oberkörper, in sitzender Position stabilisiert (Lehne, Fixierungspolster) und führt nur wenige Wiederholungen (6–8 zu je 3 Sekunden Dauer) ohne muskuläre Ausbelastung durch. Zwischen jeder einzelnen Wiederholung wird eine zusätzliche Pause von 3 Sekunden einlegt, in der die Muskulatur kurzzeitig völlig erschlafft [7]. Ein Pressdruck durch die Valsalva-Atemtechnik muss dabei unbedingt vermieden werden [199]. Vielmehr wird in der konzentrischen Phase (Anheben des Gewichts) gleichmäßig ausgeatmet. Diese Maßnahmen mindern effektiv den Blutdruckanstieg. Pro Übung werden 1–2 Serien durchgeführt. Die Serienpause ist mindestens doppelt so lang wie die Seriendauer. Pro Trainingseinheit sollten nicht mehr als 3–4 Übungen mit derart hohen Intensitäten durchgeführt werden. Geeignete Übungen sind z.B. der Bizepscurl an einer

Scottbank, Trizepsdrücken im Sitzen am Seilzug, einbeiniges Beinstrecken oder Beinbeugen sowie einbeiniges Beinpressen in aufrechter oder leicht geneigter Sitzposition.

Es muss allerdings nochmals betont werden, dass Herzpatienten nur nach vorangehender ärztlicher Untersuchung und Empfehlung ein Krafttraining aufnehmen sollten. Besondere Vorsicht gilt bei Risikopatienten (z.B. Grad IV der Klassifikation der NewYork Heart Association) bzw. schwer einstellbarer oder höhergradiger pulmonaler Hypertonie, bei kritischem Aorten- oder Ventrikelaneurysma sowie schwerer und/oder symptomatischer hypertropher Kardiomyopathie. Ferner muss auf ein Krafttraining verzichtet werden, wenn Erkrankungen vorliegen, bei denen auch ein Ausdauertraining untersagt werden muss, z.B. schwerste Herzinsuffizienz, instabile Angina pectoris und akute Myokarditis. In solchen Fällen ist Krafttraining in der Regel kontraindiziert [135].

Nach einer Herzoperation mit Eröffnung des Brustraumes (Thorakotomie) ist zu beachten, dass zunächst – für etwa 3 Monate – keine hohen Belastungen (Druck- oder Zugkräfte) auf das Brustbein (Sternum) wirken dürfen. Übungen, die an Maschinen mit Brustpolster durchgeführt werden, um den Rumpf zu stabilisieren (z.B. Ruderzuggeräte) sind daher ebenso ungünstig wie ein forciertes Training der Brustmuskulatur (z.B. Butterfly-Maschine, Bankdrücken). Der behandelnde Arzt sollte nach Möglichkeit vor einer Aufnahme derartiger Übungen eine »Sternumstabilität« bestätigen [18].

Das Krafttraining stellt in der modernen Therapie von Herz- und Kreislauferkrankungen eine sehr wichtige Ergänzung zum Ausdauertraining dar. Ein adäquates Krafttraining kann die kardiale Leistungsfähigkeit und die Lebensqualität der Patienten verbessern. Allerdings sollte es immer mit einem aeroben Ausdauertraining kombiniert werden.

9.2 Krafttraining nach Verletzungen und Operationen am Bewegungsapparat

Dieses Kapitel beschäftigt sich mit den Grundregeln eines Medizinischen Krafttrainings nach Verletzungen oder Operationen am Bewegungsapparat. Es geht hierbei um Knochenbrüche, erhebliche Muskelverletzungen (Bündel- und Muskelrisse), Sehnen- und Bänderrisse oder auch Operationen wie beim Kreuzbandersatz oder Bandscheibenvorfall. Nach Abklingen der akuten Entzündungsphase des betroffenen Gewebes, z.B. Muskel, Knochen, Sehne oder Band, sollte eine gezielte, wohl dosierte, d.h. in der Regel sehr niedrige mechanische Beanspruchung der verletzten Strukturen aufgenommen werden, um weiteren Funktionseinschränkungen vorzubeugen, die Hei-

Tab. 37: Trainingsmethoden im Krafttraining mit Herzpatienten (Standardempfehlungen)

Ziel	Intensität (MVC)	Seriendauer	Wiederholungen	Serien	Pause Min.
Gefäß-/Stoffwechseltraining	30–40%	45–90 sec	15–30	1–3	1,5–3*
Gefäß-/Stoffwechseltraining Kraftaufbau	50–60 %	30–45 sec	10–15	1–3	1–3*

* Mindestens das Doppelte der Seriendauer

lungsprozesse zu fördern und Muskelabbau zu verhindern. Nach 8 Tagen Ruhigstellung im Gipsverband hat die Muskulatur der betroffenen Extremität bereits 20%, nach 14 Tagen 28 % ihrer ursprünglichen Kraft eingebüßt [97]. Nach 4 Wochen Gips zeigte sich in einer Studie ein Kraftverlust von 53% und eine Reduktion des Muskelquerschnitts um 21% [52]. Zudem versteifen Gelenke, die nicht bewegt werden, da sich die Gewebe des Kapsel- und Bandapparates aufgrund mangelnder Dehnungsreize verkürzen. Deshalb ist es wichtig, so früh wie möglich verletzte Strukturen wieder zu bewegen (Mobilisation) und so viel Belastung und Muskelspannung einzusetzen, wie es aus ärztlicher Sicht vertretbar ist, ohne die betroffenen Gewebe erneut zu schädigen oder Heilungsprozesse zu behindern. Ein Kräftigungstraining mit Zusatzlasten und Geräten ist dabei häufig erst drei bis vier Wochen nach einer Verletzung oder Operation sinnvoll, d.h. nach Abschluss der so genannten Proliferationsphase, in der neues Gewebe im betroffenen Bereich gebildet wird. Bei implantierten Kreuzbandplastiken oder künstlichen Knie- und Hüftgelenken ist es wichtig, die Belastungen in den ersten Wochen und Monaten nicht zu hoch anzusetzen, damit die Implantate und Prothesen fest einwachsen können. Dies ist ein langwieriger über viele Monate andauernder Prozess.

Die Kunst des Medizinischen Aufbautrainings nach Verletzungen und Operationen am Bewegungsapparat besteht demnach darin, einen effektiven und möglichst optimalen Belastungsreiz trotz einer verminderten Belastbarkeit der betroffenen Gewebestrukturen zu setzen. Die Belastbarkeit eines verletzten Gewebes ist häufig noch Monate nach dem schädigenden Ereignis eingeschränkt. Wichtig für die Einschätzung der Belastbarkeit sind die Kenntnis der Wundheilungsphasen der Gewebe und die Vorgaben der behandelnden Ärzte. Tabelle 38 zeigt ein Orientierungsschema der Wundheilungsphasen, deren tatsächliche Dauer allerdings immer vom Ausmaß der Gewebeschädigung sowie vom Gewebstyp und dessen Stoffwechselsituation abhängig ist.

Gewöhnlich liegt dem Trainer in der Rehabilitation eine ärztliche Diagnose vor, welches Gewebe verletzt ist bzw. welche operativen Maßnahmen am Patienten vorgenommen wurden. Anhand dieser Diagnose und der Angabe des Zeitpunkts (Datum) der Verletzung/Operation muss der Trainer in der Lage sein, die Belastbarkeit des betroffenen Gewebes einzuschätzen, um die geeignete Trainingsbelastung auswählen zu können, sofern keine detaillierten ärztlichen Vorgaben zur Verfügung stehen. Im günstigen Fall liegt ein so genanntes Nachbehand-

Tab. 38: Wundheilungsphasen

Phase	Inhalte der Bewegungstherapie
Entzündungsphase (1.-5. Tag)	keine aktiven Übungen
Proliferationsphase (6.-21.Tag)	Automobilisation Anbahnung, Propriozeption, Koordination
Remodellierungsphase* (ab 4. Woche)	Trainingsmaßnahmen in der Reihenfolge: – Muskelausdauer, Trophik – Kraftausdauer – Muskelaufbau (Hypertrophie) – Alltags- und sportbezogene Übungsformen und Intensitäten

* Die Dauer der Remodellierungsphase und das zeitliche Fortschreiten der Belastbarkeitssteigerungen sind je nach Krankheitsbild sehr unterschiedlich! Zum Teil wird noch eine Konsolidierungsphase vom 21.–60. Tag nach der Gewebeschädigung/Operation in das Schema eingefügt, die verdeutlichen soll, dass nach zwei Monaten nochmals von einer deutlich höheren Belastbarkeit auszugehen ist als nach drei Wochen.

lungsschema vor, in dem die Trainingsinhalte der verschiedenen zeitlichen Phasen nach einer Operation bzw. Verletzung genau beschrieben sind. Nachbehandlungsschemata stammen in der Regel vom behandelnden Arzt bzw. vom Operateur und werden häufig dem Patienten für die Weiterbehandlung mitgegeben.

Das folgende Beispiel eines Knochenbruchs soll zeigen, welche Überlegungen notwendig sind, um die Belastbarkeit für das Training einzuschätzen. In frühen Heilungsphasen beträgt die Festigkeit der Bruchstelle nur etwa 10–20% der Festigkeit des intakten Knochens [33]. Da ein Knochen nach einem unkomplizierten Bruch frühestens nach etwa sechs Wochen seine normale Festigkeit zurückgewonnen hat, muss drei Wochen nach dem Bruch noch vorsichtig belastet werden. Nach 6–8 Wochen ist bei unkomplizierten Brüchen dann häufig ein übliches rehabilitatives Krafttraining ohne Spitzenbelastungen möglich. Nach drei Monaten gibt es normalerweise kaum noch Einschränkungen zu berücksichtigen. Bei komplizierten Brüchen (z.B. Trümmerbruch) oder Heilungsstörungen kann die Belastbarkeit allerdings noch längere Zeit herabgesetzt sein.

Auf Schmerzen bei der Belastung ist in den ersten drei Monaten nach einer Verletzung oder Operation immer Rücksicht zu nehmen und die Belastung entsprechend anzupassen. Man nennt diese Vorgehensweise ein schmerzadaptives Training, d.h. im Training werden Belastungen vermieden, die beim Patienten Schmerzen hervorrufen. Dabei muss sorgfältig der muskuläre Belastungsschmerz (z.B. Übersäuerung durch Laktat) von einem Schmerz aus dem verletzten Gewebe unterschieden werden. Letzterer erfordert in der Regel immer eine Verminderung der Belastung durch eine Reduzierung des Trainingsgewichts bzw. des Belastungsumfangs (Serien, Wiederholungszahlen) oder eine Einschränkung der Bewegungsamplitude (z.B. Knie wird an der Beinpresse nur bis 80° gebeugt, nicht bis 90°). Besondere Vorsicht gilt, wenn der Betroffene schon vor dem Training über Schmerzen in der entsprechenden Körperregion klagt. In diesem Fall muss eventuell auf ein Training verzichtet werden. Weitere Warnzeichen sind Schwellungen und Überwärmungen im verletzten oder operierten Bereich. Ein Abweichen von einem schmerzadaptiven Vorgehen muss immer (!) mit dem behandelnden Arzt abgesprochen werden. Ein Training unter (akuten) Schmerzen gefährdet den Heilungsfortschritt, provoziert unter Umständen eine weitere Gewebezerstörung und kann zur Chronifizierung von Schmerzen (Bildung eines »Schmerzgedächtnisses«) beitragen. Sind alle Heilungsprozesse vollständig abgeschlossen und bestehen die Schmerzen weiterhin, kann man von einem chronischen Schmerzgeschehen ausgehen [60]. Die chronischen Schmerzsyndrome werden dann nicht mehr schmerzadaptiv, sondern funktionsorientiert behandelt (Kap. 9.3.1).

Das Medizinische Krafttraining nach Verletzungen und Operationen gebietet eine sorgfältige Übungsauswahl und Belastungssteuerung, damit die gewünschten Anpassungsprozesse stattfinden können, ohne die aktuelle Belastbarkeit der Gewebe zu überschreiten. Dies ist ein Balance-Akt, der z.T. in jedem Training eine Überprüfung der aktuellen Situation des Patienten erfordert. Rückschläge durch Heilungsstörungen, Entzündungsreaktionen oder verstärkte Schmerzen können des Öfteren eintreten und behindern eine progressiv fortschreitende Belastungssteigerung wie sie die Trainingslehre beim Gesunden fordert.

Die geeignete Belastungsintensität bei einer Übung wird dem Trainingsziel entsprechend über die Belastungsdauer festgelegt, z.B. die Anzahl der Wiederholungen pro Serie oder die Dauer der Serie in Sekunden [176]. Des Weiteren orientiert sich die Höhe der Last an folgenden Kriterien:

- Stand der Heilungsprozesse (Belastbarkeit des Gewebes)
- Schmerzangabe des Patienten bei der Übungsausführung
- Subjektives Belastungsempfinden des Patienten (wird erfragt)
- Beobachtbare Leistung des Patienten bei der Übung

Durch Ausprobieren wird dasjenige Gewicht ermittelt, das innerhalb der vorher festgelegten Wiederholungszahl (oder Zeit) unter den oben genannten Kriterien eine trainingsrelevante Beanspruchung der Muskulatur bewirkt. Von einer trainingsrelevanten Beanspruchung ist bei einem subjektiven Belastungsempfinden des Patienten von mindestens »mittelschwer« auszugehen [20]. Bei guter Belastbarkeit des Patienten kann auch ein Wiederholungen-Maximum-Test durchgeführt werden, d.h. mit dem vom Trainer eingestellten (eher niedrigen) Gewicht soll der Patient so viele Wiederholungen absolvieren, wie ihm ohne erhebliche Missempfindung (insbesondere Schmerz) im betroffenen Bereich möglich sind. Der Trainer muss dabei sorgfältig die genaue Einhaltung der vorgegebenen Bewegungstechnik, Bewegungsamplitude und Ausführungsqualität (insbesondere Bewegungstempo, Vermeiden von Beschleunigungsspitzen im Bewegungsverlauf) kontrollieren. Ausweichbewegungen sind häufig ein Hinweis auf ein zu schweres Gewicht.

Zwei Sonderformen der Zielsetzung im Medizinischen Training sind die ***Automobilisation*** zur Rückgewinnung der koordinativen Bewegungsführung und der Beweglichkeit sowie die ***Verbesserung der Stoffwechselaktivität (Trophik)*** im betroffenen Gewebe, die eine Durchblutungsförderung in Muskulatur, Knochen-, Band- und Sehnengewebe sowie ein Durchwalken der Knorpel beinhaltet. Beides ist wichtig, um die normale Funktion wieder anzubahnen und Heilungsprozesse in den entsprechenden Geweben zu fördern, selbst wenn ein Krafttraining im eigentlichen Sinne aufgrund der verminderten Belastbarkeit noch nicht erlaubt ist. Bei diesen Formen des Trainings stehen Kraftzuwachs und Muskelaufbau im Hintergrund, weshalb die Lasthöhe in der Regel sehr gering ist (weniger als 30% der Maximalkraft). Diese Methoden stehen zeitlich vor dem eigentlichen Krafttraining im Sinne von Kraftausdauer und Muskelwachstum. Das klassische Phasenmodell der Rehabilitation ist in Tabelle 39 dargestellt.

Tab. 39: Phasenmodell der Rehabilitation modifiziert nach Meier (1997)

Phase	Inhalte und Ziele
Phase 1	Automobilisation – passiv – aktiv Intensität: 10–30% MVC
Phase 2	Anbahnung, Propriozeption, Koordination Intensität: 10–35% MVC
Phase 3	Ausdauer, Kraftausdauer, Trophik Intensität: 30–50% MVC
Phase 4	Hypertrophie (Muskelaufbau) Intensität: 60–80% MVC
Phase 5	Umsetzung (Innervationstraining) Intensität: 75–100% MVC
Phase 6	Spezialisierung (Wiedergewinnung der vollen Alltags- und Sportfähigkeit) Intensität: je nach Zielsetzung

Eine wichtige Rolle spielen im Medizinischen Krafttraining auch die Methoden und Inhalte eines sensomotorischen Krafttrainings (Kap. 6.4.1), da hierbei intensiv die Komplexität von Muskelbeanspruchungen für den Bewegungsalltag trainiert werden kann und die Sensorik nach Verletzungen und Immbolisation in der Regel herabgesetzt ist.

Zwei weitere Besonderheiten, die im Medizinischen Training eine Rolle spielen, sind die psychische Situation des Patienten und das so genannte Schonverhalten. Häufig haben Patienten Angst, ihre verletzten oder operierten Körperbereiche zu belasten. Der Körper lernt bei Verletzungen und Schmerzen, den betroffenen Bereich zu schonen und Belastungen auf andere Bereiche zu verteilen. Dieses Schonverhalten, sichtbar z.B. im Hinken eines Beinverletzten, ist in der akuten Phase, wo das Gewebe sehr gering belastbar ist, ein sinnvoller, notwendiger Mechanismus. Häufig wird dieses Verhalten jedoch länger beibehalten als es die Belastbarkeit des Gewebes erfordert. Daher muss der Trainer den Patienten darin unterstützen, Schonverhalten und Belastungsängste abzubauen, sobald dies vom Heilungsverlauf her erlaubt ist.

Tabelle 40 zeigt die unterschiedlichen Zielsetzungen im Medizinischen Aufbautraining und deren Gestaltung im Trainingsprozess durch Festlegung der Belastungsnormative. Die Belastungen werden bei komplikationslosem Verlauf von der Automobilisation über Muskelausdauer- und Kraftausdauermethoden hin zum Muskelaufbau kontinuierlich gesteigert.

Im späteren Genesungsprozess können weitere Intensitätssteigerungen schrittweise erfolgen, z.B. in Form von Methoden des Innervationstrainings oder Reaktivkrafttrainings. Diese sind allerdings erst bei voller Wiederherstellung der Belastbarkeit des verletzten Gewebes anzuwenden.

Wie lange die Muskelkraft nach Verletzungen und Operationen noch deutlich reduziert sein kann, zeigt ein Beispiel aus eigenen Studien zur Kraftfähigkeit der Streckerschlinge der unteren Extremität nach vorderem Kreuzbandersatz: Bei 31 Patienten betrug die isometrische Maximalkraft des operierten Beins drei Monate nach der Operation nur durchschnittlich 63,9% der nichtoperierten Gegenseite, d.h. die Differenz zwischen beiden Beinen, die bei Gesunden bei unter 10% liegt, lag bei 36,1%.

Allerdings ist nicht nur die Immobilisation, also das Fehlen von Kraftreizen für die beobachtbaren und messbaren Kraftdefizite

Tab. 40: Zielsetzung und Belastungsnormative im Medizinischen Krafttraining nach Verletzungen und Operationen

Ziel	Intensität (MVC)	Wiederholungen	Serien	Serienpause in Minuten
Automobilisation & Anbahnung	10–30%	10–20	1–4	0,5–1
Muskelausdauer/Trophik	30%	20–30	3–4	0,5–1
Kraftausdauer	30–50%	20–30	3–5	0,5–1
Muskelaufbau	60–80%	8–15	2–3	1–2

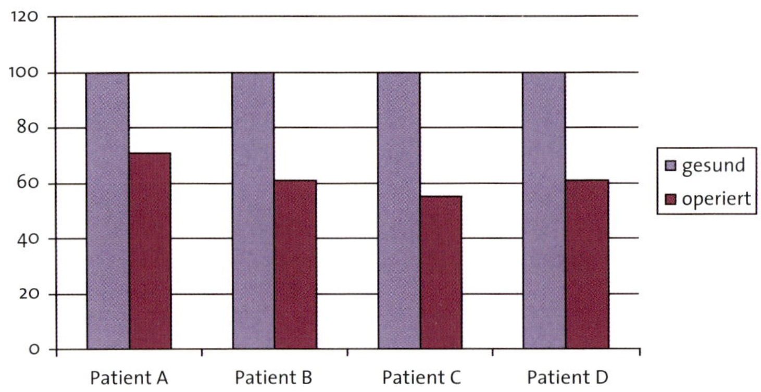

Diagramm 4: Seitendifferenzen in der Maximalkraft zwischen unverletztem Bein und operiertem Bein bei 4 Patienten in der 12. Woche postoperativ nach Ersatz des vorderen Kreuzbandes.

verantwortlich, sondern auch hemmende, so genannte inhibitorische Mechanismen des Nervensystems, die im Sinne eines Schutzmechanismus wirken und eine volle Kraftentfaltung bestimmter Muskelgruppen, die ein geschädigtes Gelenk umgeben, verhindern. So ist z.B. nach Knieverletzungen bzw. -operationen insbesondere der vierköpfige Oberschenkelmuskel (M. quadriceps femoris) eine Zeit lang nicht normal trainierbar, da die inhibitorischen Mechanismen eine hohe Kraftentfaltung verhindern [16, 55]. Folgerichtig fanden Merk und Kollegen bei Patienten, denen eine Kniegelenks-Endoprothese eingesetzt wurde, drei Monate nach der Operation im Quadrizeps

Abb. 43: Training der Beinmuskulatur in der Rehabilitation nach einer Kreuzband-Operation.

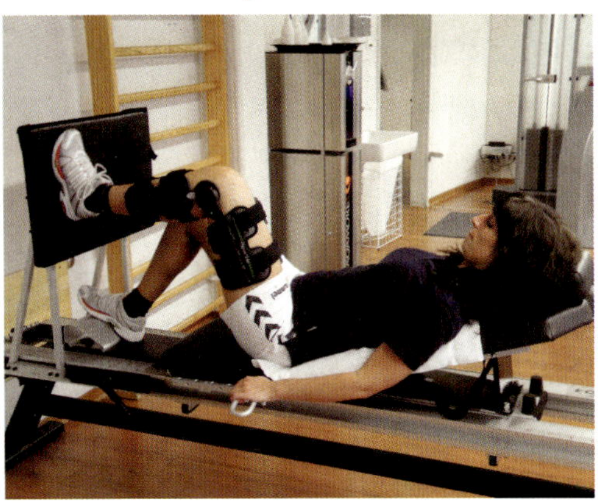

noch ein wesentlich deutlicheres Kraftdefizit (47,5%) als in der antagonistischen Muskelgruppe der Knieflexoren (32,6%). Diese Tendenz war auch 5–7 Monate nach der Operation noch deutlich zu erkennen [156].

Abschließend sei darauf hingewiesen, dass beim Training nach Verletzungen und Operationen nicht nur der Bereich der verletzten bzw. operierten Gewebestrukturen berücksichtigt werden sollte, sondern unter dem Aspekt der Ganzheitlichkeit die volle Wiederherstellung der Alltagsfähigkeit des Patienten das Ziel ist. Dies kann z.B. bedeuten, dass ein Maurer nach einer Knie-Operation auch seine Rumpfmuskeln und den Oberkörper trainieren sollte, da er diese Muskulatur bei der Rückkehr in seinen Beruf nach der Krankheitspause in einem guten Funktionszustand benötigt. Eine längere Abwesenheit der üblichen Alltagsreize in Beruf, häuslichem Umfeld oder Hobby und Sport lassen auch in anderen (nicht verletzten) Körperbereichen die Leistungsfähigkeit absinken, so dass das Training dieser Muskeln umso wichtiger wird, je länger der Patient seinem üblichen Alltag aufgrund der Verletzung/Operation nicht nachgehen konnte. Auch Begleiterkrankungen erfordern unter Umständen eine Anpassung bzw. Erweiterung des Trainingsplans.

9.3 Krafttraining bei Rückenschmerzen

In der akuten Phase von Rückenschmerzen (bis vier Wochen) oder direkt nach einer Wirbelsäulenoperation ist ein Krafttraining im eigentlichen Sinne häufig nicht möglich bzw. wenig effektiv. Bei länger andauernden Rückenschmerzen, die immer wiederkehren, ist ein gezieltes Muskeltraining hingegen ein wichtiges und effektives therapeutisches Mittel [47, 89, 106, 143, 216].

Eher milde Rückenschmerzen, die die Alltagsfähigkeit der Betroffenen nur wenig einschränken und keine dramatische Ursache haben (aber nichts desto trotz sehr lästig sind), können durch ein Fitness-Krafttraining im Sinne eines »sanften Krafttrainings« (Kap. 8.4.1) gelindert bzw. beseitigt werden. Es gilt allerdings, dass die wirbelsäulenstabilisierende Bauch- und Rückenmuskulatur (bei Beschwerden in der unteren Wirbelsäule) bzw. die Schultergürtel- und Nackenmuskulatur (bei Beschwerden der Halswirbelsäule) speziell in das Training miteinbezogen werden sollten. Krafttrainingsanfänger beginnen methodisch betrachtet im Kraftausdauerbereich und steigern dann – sofern das Training gut vertragen wird – die Intensitäten, um ein Muskelaufbautraining durchzuführen. Vor der Aufnahme eines Trainings ist eine Abklärung der Ursachen der Beschwerden durch einen Arzt angeraten.

Bei Leistungssportlern mit Rückenbeschwerden sollte (nach ärztlicher Abklärung) von Anfang an ein sehr intensives Muskel- und Kraftaufbautraining mit Schwerpunkt auf den wirbelsäulenstabilisierenden Bauch- und Rückenmuskeln durchgeführt werden. Übungen wie Rückenstrecken, Rumpfdrehung und Seitneigung gegen Widerstand spielen bei Beschwerden der unteren Wirbelsäule eine wichtige Rolle.

Häufig treten bei Sportlern auch Beschwerden am Iliosakralgelenk (Kreuz-Darmbein-Fuge) auf, z.B. bei Fußballern oder Sprungsportlerinnen. Hierfür ist zusätzlich zu den

Abb. 44: Das Training der lumbalen Rückenstrecker ist eine elementare Übung im Rückentraining.

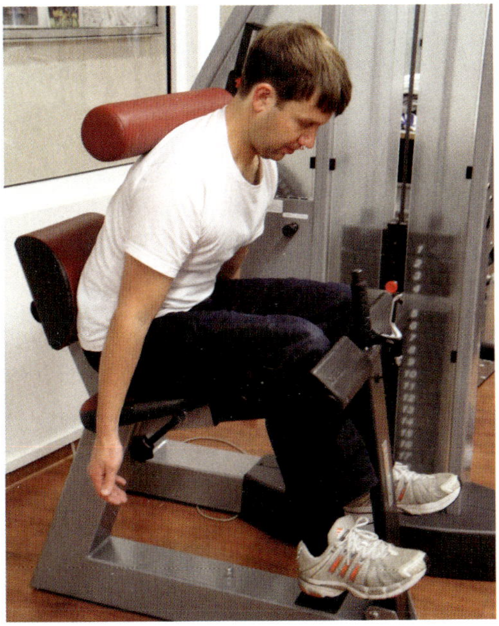

Abb. 45: Das Training der Rumpfrotatoren kräftigt wichtige Muskelgruppen für die Rumpfstabilität.

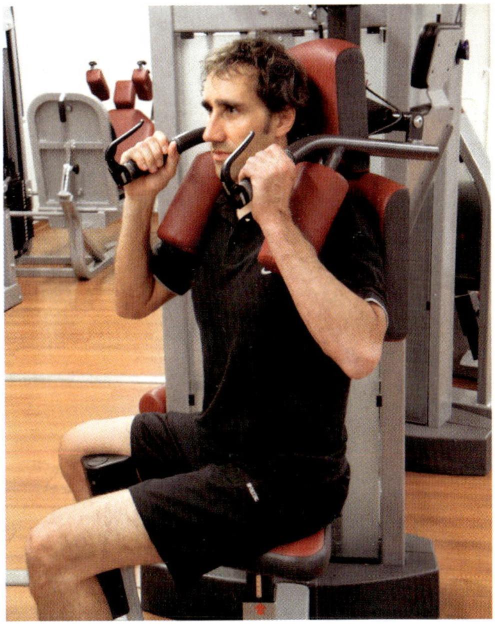

oben genannten Übungen noch eine Stabilisierung des Beckenrings über ein Gesäßmuskeltraining, Abduktoren- und Adduktorentraining sinnvoll. Ist bei untrainierten Rückenpatienten ein gymnastisches Kräftigungstraining häufig ausreichend, sind bei Sportlern in der Regel eher gerätegestützte Therapien an Kraftmaschinen bzw. Freihanteln effektiv.

Für alle Rückenpatienten mit Problemen der Stabilität in der unteren Wirbelsäule sind folgende Muskeln in einen optimalen Funktionszustand zu bringen:

- Rückenstreckmuskulatur (M. erector spinae, Mm. multifidi, Mm. rotatores)
- Schräge Bauchmuskulatur (Mm. obliqui internus et externus)
- Querer Bauchmuskel (M. transversus abdominis)
- Gesäßmuskulatur (insbesondere M. gluteus maximus)
- Breiter Rückenmuskel (M. latissmus dorsi)
- Viereckiger Lendenmuskel (M. quadratus lumborum)
- Gerader Bauchmuskel (M. rectus abdominis)

Insbesondere die optimale neuronale Ansteuerung der Mm. Multifidi und des M. transversus abdominis spielt bei Rückenschmerzen eine wichtige Rolle [188]. Häufig sind diese Muskeln bei Rückenschmerzpatienten in ihrer Funktion beeinträchtigt [91, 96]. Zur Aktivierung und Wiederherstellung dieser wichtigen segmentalen Stabilisatoren werden Anspannungsübungen im geringintensiven Bereich bei etwa 25% der Maximalkraft empfohlen [180].

Obwohl die hervorragende therapeutische Wirkung von Krafttrainingsmaßnahmen (als Einzelmaßnahme oder in Kombination mit anderen therapeutischen Anwendungen) bei Rückenschmerzen vielfach belegt ist, kann nicht davon ausgegangen werden, dass Rückenschmerzen generell ein Problem einer zu geringen Muskelkraft sind. Vielmehr ist das Rückenschmerzproblem häufig ein komplexes Geschehen, in dem eine funktionsgestörte Muskulatur jedoch eine wichtige Rolle spielt. Da ein Krafttraining nicht nur die Kraft verbessert, sondern auf die Muskulatur auch spannungsregulierend, stoffwechselfördernd und koordinativ wirkt und von degenerativen Veränderungen betroffene Gelenkstrukturen positiv beeinflusst, ist seine Wirkung »multifaktoriell«. Wer unter Rückenschmerzen leidet, sollte also ein Krafttraining aufnehmen und regelmäßig weiterführen, denn häufig führt ein Absetzen des Trainings, wenn die Beschwerden gebessert sind, nach einiger Zeit zu einer Wiederkehr der Schmerzen. Ein zweimaliges Training pro Woche reicht allerdings meist aus, die Beschwerden dauerhaft im Griff zu behalten.

9.3.1 Krafttraining bei stark chronifizierten Rückenschmerzen

Bei stark chronifizierten Rückenschmerzen, die schon über Jahre andauern und die Alltagsfähigkeit (Beruf, Haushalt, Hobby) der Betroffenen stark beeinträchtigen, ist Krafttraining ein wichtiger Bestandteil in einer komplexen Therapie aus ärztlicher Behandlung, körperlichem Training, Physiotherapie und Verhaltenstherapie. Chronische Rückenschmerzpatienten sind häufig in schlechter körperlicher Verfassung, da sie sich kaum noch körperlich belasten. Die Kraftfähigkeiten sind von einer Dekonditionierung in der Regel besonders betroffen, da schweres Heben und Tragen vermieden werden.

Neben der Verbesserung der Muskelfunktion der Rumpfmuskulatur ist die Wiedergewinnung der allgemeinen Körperkraft, Beweglichkeit und Mobilität sowie ein Abbau des Schonverhaltens ein wichtiges Ziel des Muskeltrainings. Es geht für die Betroffenen auch darum, auf psychisch-kognitiver Ebene wieder ein Vertrauen in die Belastbarkeit des eigenen Rückens zu entwickeln und zu erfahren, dass man aktiv etwas gegen Schmerzen und körperliche Funktionseinschränkungen tun kann. Das Training muss in vielen Fällen trotz Schmerzen bei der Übungsdurchführung weitergeführt werden, da häufig nur auf diese Art eine effektive Veränderung der psychischen und physischen Konstellation des Patienten erreicht werden kann. Ein solches Training, das den Leistungsfortschritt des Patienten und nicht seinen Schmerz in den Mittelpunkt stellt, gehört allerdings in die Hände von Fachleuten und muss unter ärztlicher Aufsicht erfolgen. Durch ärztliche Diagnostik muss sichergestellt sein, dass die Betroffenen durch die Übungen keinen Schaden nehmen können. Therapieprogramme dieser Art sind bereits seit vielen Jahren in den USA und Deutschland erfolgreich angewendet worden [173].

Das Krafttraining mit stark chronifizierten Patienten muss beim Training der Wirbelsäulenbewegungen (Beugung, Streckung, Seitneigung, Rotation) mit geringen Widerständen beginnen, die im Verlauf der Therapie schrittweise gesteigert werden. Bei stark beeinträchtigten Patienten hat sich ein Einsatztraining bewährt. Jedoch sind auch Mehrsatz-Trainingsmaßnahmen erfolgreich durchgeführt worden. Testverfahren zur Erfassung der Kraft und Wirbelsäulenbeweglichkeit vor und nach der Therapie können bei der Trainingssteuerung helfen und verdeutlichen Therapeuten und Patienten die Leistungsfortschritte. Extremitätenübungen wie Armbeugen mit Hanteln, Latissimus-Ziehen oder Beinstrecken sind nach den Prinzipien eines »sanften Krafttrainings« anwendbar (Kap. 8.4.1). Wichtig ist, dass die Patienten ihre Angst vor den Übungen verlieren, indem sie die Belastungen erfolgreich bewältigen, ohne dass die Schmerzen sich dramatisch verschlechtern. Daher sollte man die Schwierigkeit und Intensität der Übungen zu Beginn der Therapie eher zu leicht als zu schwer wählen. Dennoch ist es unverzichtbar, im Verlauf der Therapie mit höherer Anstrengung (unter Umständen bis zur Ausbelastung) und im trainingswirksamen Bereich zu trainieren, um die therapeutischen Ziele auf körperlicher, psychischer und kognitiver Ebene zu erreichen. Schwere Gewichte sollten allerdings nur eingesetzt werden, wenn der Patient koordinativ in der Lage ist, die Übung ohne Abfälschen der Bewegung durchzuführen und eine gute motorische Kontrolle unter geringen Lasten erarbeitet wurde. Die Übungsauswahl sollte neben den wirbelsäulenspezifischen Übungen

Tab. 41: Trainingsmethoden im Krafttraining mit chronischen Rückenpatienten (in Anlehnung an Pauls & Lucan 2003 und Schlumberger 2005)

Ziel	**Intensität (MVC)**	**Wiederholungen**	**Serien**	**Serienpause**
Bewegungslernen, Angstabbau*	30–40%	20–30	1–2	0,5 min
Kraftausdauer	50–60%	15–20	1–3	0,5–1 min
Muskelaufbau	60–80%	8–15	1–3	1–2 min

* Dieses Trainingsziel spielt vor allem bei Übungen eine Rolle, die mit einer angstbesetzten Wirbelsäulenbewegung (häufig Extension, Flexion oder Rotation) verbunden sind.

und allgemeinen Kräftigungsübungen Elemente enthalten, die den Patienten für seine individuellen Belastungen in Beruf oder Haushalt trainieren. Hier kann z.B. der Getränkekasten als Trainingsgerät im Hebevorgang die Langhantel oder Trainingsmaschine ersetzen.

Leider ist grundsätzlich ein gutes Durchhaltevermögen seitens der Patienten (und der Therapeuten) gefragt, da häufig erst nach 8–12 Wochen Training eine Beschwerdeverbesserung eintritt. Einige Patienten erreichen trotz des Trainings keine Schmerzreduktion, können allerdings aufgrund der neu gewonnenen körperlichen Leistungsfähigkeit und psychischen Stabilisierung ihren Alltag besser bewältigen und beugen Folgeerkrankungen der körperlichen Leistungseinbußen vor.

9.4 Krafttraining bei Diabetes mellitus Typ II

Diabetes mellitus, im Volksmund »Zuckerkrankheit« genannt, wird in zwei Typen unterschieden. Vom Typ-II- oder auch »Altersdiabetes« (etwa 75% aller Diabetiker) sind immer mehr Menschen in immer jüngeren Jahren betroffen. Der Typ-2-Diabetes zählt zu den »Wohlstandserkrankungen«, denn Übergewicht (insbesondere abdominelle Fettdepots) und Bewegungsmangel führen bei entsprechender Veranlagung zu dieser Stoffwechselerkrankung, die langfristig mit zahlreichen Komplikationen wie Muskelschwäche, Herz- und Gefäßkrankheiten oder Nerven- und Nierenschäden verbunden ist. Das Risiko eines Herzinfarkts ist insbesondere bei länger bestehendem Typ-II-Diabetes deutlich erhöht. Muskelarbeit fördert die Glukoseverbrennung und verbessert dadurch die Diabetes-Parameter. Die Insulinempfindlichkeit der Muskelzellen steigt und es werden günstige Effekte auf das Körpergewicht, den Fettstoffwechsel und den Blutdruck erzielt. Muskeltraining wirkt somit auch Schäden am Blutgefäßsystem entgegen.

Seit 2006 wird Krafttraining von der American Diabetes Association (ADA) als therapeutischer Baustein für Typ-II-Diabetiker empfohlen. Ein Krafttraining gilt mittlerweile als mindestens ebenso wichtig für den Diabetiker wie ein Ausdauertraining [38, 175, 229]. Als optimal ist eine Kombination von Kraft- und aerobem Ausdauertraining anzusehen. Empfohlen wird eine wöchentliche Mindesttrainingsdauer von 50 Minuten an drei Tagen. Die meisten Trainingsstudien mit Diabetikern ließen die Betroffenen ein Krafttraining im Kraftausdauerbereich absolvieren [121]. Günstig wirkt sich allerdings nicht nur die Stoffwechselaktivierung der vorhandenen Muskulatur aus, sondern auch eine Vermehrung der Muskelmasse insgesamt, weshalb Muskelaufbaumethoden im Training des Diabetikers auch zum Einsatz kommen sollten. Im Krafttraining sind 7–10 Übungen mit 3 Serien bei einer Intensität von 50–80% der Maximalkraft als effektiv anzusehen [175].

Tab. 42: Empfehlungen für das Krafttraining bei Typ-2-Diabetikern

Typ	Dauer des Trainings	Serien pro Übung	Wiederholungen	Intensität (MVC)	Tage pro Woche
Anfänger (1–3 Monate)	30–45 min	3	12–15	60%	3
Fortgeschrittene	45–60 min	3	8–12	70–80%	3

Die Regelmäßigkeit und Kontinuität des Trainings (Vermeidung von mehr als zwei trainingsfreien Tagen in Folge) spielt eine sehr wichtige Rolle für die positiven Veränderungen des Stoffwechsels des Typ-II-Diabetikers. Die körperliche Belastbarkeit des Betroffenen sollte allerdings vor Aufnahme des Trainings von ärztlicher Seite unbedingt geprüft werden. Falls bereits deutlich erhöhte kardiovaskuläre Risikofaktoren bestehen (z.B. Bluthochdruck, fortgeschrittene Arteriosklerose, Herzerkrankung) muss das Training sich an den Vorgaben in Kap. 9.1 (Training mit Herzpatienten) orientieren, da ansonsten ein Herzinfarkt droht. Weitere mögliche Komplikationen des Diabetikers bei körperlicher Belastung liegen in einer Unterzuckerung (Hypoglykämie) mit Schweißausbrüchen, Zittern und Muskelschwäche bzw. einer Überzuckerung (Hyperglykämie), die allerdings vor allem beim Typ-I-Diabetiker auftreten kann und eine Übersäuerung des Organismus mit Übelkeit, Erbrechen und Benommenheit zur Folge hat. Beide Komplikationen können bis zur Bewusstlosigkeit mit schweren, z.T. lebensgefährlichen gesundheitlichen Folgen führen. Solchen Stoffwechselentgleisungen kann durch engmaschige Blutzuckerkontrollen und entsprechende Medikamenten- bzw. Insulineinstellung vorgebeugt werden. Bei nicht-insulinpflichtigen Typ-2-Diabetikern, die auch keine Insulinsekretagoga einnehmen müssen, wird das Risiko derartiger Komplikationen während des Trainings allerdings als sehr gering eingestuft [1].

Der Blutzuckerspiegel sollte vor dem Sport im Bereich 100–250 mg/dl liegen. Andernfalls sollte eine Anpassung über Glukosegaben oder Insulin erfolgen. Bei mittleren Blutzuckerwerten wird häufig die Einnahme zusätzlicher Kohlenhydrateinheiten vor Aufnahme der Belastung empfohlen.

Bei Symptomen der Unterzuckerung sollten dem Betroffenen sofort Glukose (15–20 mg) und Wasser verabreicht werden. In einem Trainingsraum, in dem Diabetiker trainieren, müssen also Trauben- oder Würfelzucker sowie Getränke vorhanden sein. Ein besonderes Risiko im Training besteht für langjährige, männliche Diabetespatienten von über 60 Jahren. Hier liegt ein deutlich erhöhtes Risiko für einen Herzinfarkt vor [175]. Vorsicht gilt auch bei einer diabetischen Retinopathie (Netzhauterkrankung), bei der hohe Intensitäten und eine Ausbelastung mit hohen Druckanstiegen gemieden werden müssen [1].

9.5 Krafttraining bei Osteoporose

Osteoporose bezeichnet eine über das Altersmaß hinausgehende Verminderung der Knochensubstanz und Veränderung der Knochenstruktur, was zu einer deutlich erhöhten Bruchgefahr führt. Betroffen sind überwiegend Frauen, aber auch Männer im höheren Lebensalter, aktuell etwa 7,8 Mio. Deutsche im Alter von über 50 Jahren [202]. Die Osteopenie ist die Vorstufe der Osteoporose und zeigt eine geringfügig verminderte Knochenfestigkeit an.

Umstellungen im Hormonhaushalt, Stoffwechselstörungen, insbesondere aber auch Belastungsmangel sind die Hauptursachen der erhöhten Knochenbrüchigkeit. Osteoporose führt häufig zu Wirbelkörperbrüchen (schon bei Bagatellunfällen und ungewohnt hohen Alltagsbelastungen) und im höheren Alter (> 75 Jahre) zu Oberschenkelhalsfrakturen. Chronische Schmerzen, lange Krankenhausaufenthalte und im höheren Alter der Verlust der Selbständigkeit sind die Folgen.

In der Bewegungstherapie von Osteoporose spielen hohe mechanische Reize eine entscheidende Rolle, da die Höhe der mechanischen Belastung den wichtigsten Stimulus für den Knochenaufbau und die Knochenstabilität darstellt [13, 222].

> Zwei Inhalte spielen die Hauptrolle beim Training mit Osteoporose-Patienten:
> - eine Erhöhung der Knochenfestigkeit durch Krafttraining
> - eine Verhinderung von Stürzen durch Kraft- und Gleichgewichtsübungen

In Studien konnte die Wirksamkeit solcher Bewegungsprogramme auf Knochenfestigkeit und Sturzrate nachgewiesen werden [12, 75, 111]. Beim Krafttraining gelten hier die Grundsätze, dass eine relativ hohe Lastintensität sinnvoll ist, die 60–90% der Maximalkraft betragen muss [12, 75]. Es sollten möglichst alle großen Muskelgruppen trainiert werden (Ganzkörpertraining!), immer aber die Beine und der Rumpf. Es sollte mindestens zweimal pro Woche trainiert werden, wobei zügige Bewegungsausführungen zu bevorzugen sind, sobald die Bewegungstechnik gut beherrscht wird. Schnelle und reaktive Muskelkontraktionen bringen die höchsten mechanischen Reize auf den Knochen und somit den besten Wachstumsstimulus [222]. Es muss jedoch unbedingt die individuelle Belastbarkeit der Trainierenden beachtet werden. Bei gut dosiertem, individuell angepasstem Krafttraining besteht grundsätzlich kein Verletzungs- oder Bruchrisiko. Bei höherem Lebensalter sind die häufig vorhandenen Begleiterkrankungen (Bluthochdruck, Diabetes Typ II, Herzschwäche etc.) bei der Trainingsplanung immer mit zu berücksichtigen. Neben dem Maschinen- und Hanteltraining sollte zum Zweck der Sturzvermeidung auch ein sensomotorisches Training auf dem Programm stehen, insbesondere für die untere Extremität.

Als ein Schutz vor Osteoporose gilt eine lebensbegleitende, hohe körperliche Aktivität durch starke mechanische Reize in Sport und Alltag. Aktivitäten in der Jugend fördern den Aufbau einer hohen Knochenmasse, die um das 25. Lebensjahr ihren Spitzenwert erreicht (»Peak-Bone-Mass«).

Ein Sonderfall der Osteoporose betrifft junge Leistungssportlerinnen, bei denen die Ursachen in einer Störung des Östrogenhaushalts, in einer unangemessenen Ernährung und in einer falschen Trainingsperiodisierung (zu geringe Erholungsphasen) liegen können. In diesen Fällen steht nicht eine Intensivierung mechanischer Stimuli durch das körperliche Training im Vordergrund, sondern eine Umstellung der Trainings- und Ernährungspläne, eine Substitution mit Vitaminen und Mineralstoffen, eine Normalisierung des Monatszyklus und gegebenenfalls eine Hormontherapie [184].

9.6 Krafttraining bei Übergewicht und Adipositas

Überflüssige Pfunde sind in der deutschen Bevölkerung weit verbreitet. Nur etwa ein Drittel der Männer und die Hälfte aller

Tab.43: Empfehlungen für das Krafttraining bei Osteoporose

Typ	Dauer des Trainings	Bewegungsgeschwindigkeit	Serien pro Übung	Wiederholungen	Intensität (MVC)	Tage pro Woche
Anfänger (1–3 Monate)	45 min	langsam bis zügig	2–3	10–15	60%	2
Fortgeschrittene	45–60 min	zügig	3	8–12	70–80%	2–3

Frauen sind normalgewichtig. Etwa 17% der Männer und 20% der Frauen sind adipös, d.h. ihr Body-Mass-Index (= Körpergewicht in Kilogramm geteilt durch die Körperhöhe in Metern zum Quadrat) liegt über 30. Das Hauptproblem beim extremen Übergewicht sind die Folgeerkrankungen, u.a. Bluthochdruck, Diabetes mellitus (Zuckerkrankheit), Gelenkschäden (z.B. Kniegelenke), ein erhöhter Cholesterinspiegel, Herz-Kreislauf-Erkrankungen und bestimmte Krebsleiden [182]. Ein medizinisches Ziel muss es daher sein, das Übergewicht abzubauen oder zumindest ein »fitter Dicker« zu werden, denn das senkt das gesundheitliche Risiko ebenfalls. Am wichtigsten ist die Reduktion des abdominellen (= Bauch-) Fettgewebes, da dieses im Besonderen eine Entwicklung der genannten Risikofaktoren begünstigt.

Bei der Gewichtsabnahme ist die Reduktion der Energiezufuhr in Form einer Diät ein einfacher und hocheffektiver Baustein. Körperliche Aktivität hilft allerdings, mehr Energie zu verbrauchen und damit die Effekte der Ernährungsumstellung zu verstärken. Bei einer Kontrolle der Nahrungszufuhr kann auch ein körperliches Training allein zu einem deutlichen Gewichtsverlust führen [100]. Sowohl Ausdauertraining als auch Krafttraining verbrauchen Energie in Form von Kilokalorien, aber der Muskelzuwachs beim Krafttraining steigert langfristig zusätzlich den Ruhe-Energie-Umsatz, da Muskeln ständig Energie verbrauchen [92]. Der Energieverbrauch beim Krafttraining liegt bei üblichem Design bei etwa 4–6 kcal/min. bei Männern bzw. 2,5–3,5 kcal/min. bei Frauen. Die geschlechtsspezifischen Unterschiede ergeben sich im Wesentlichen aus der geringeren Muskelmasse der Frauen. Bei Spitzenathleten werden auch deutlich höhere Werte berichtet [155]. Bei strengen Diäten mit erheblichem Gewichtsverlust kommt es zwangsläufig auch immer zu einem Verlust von Muskelmasse. Ein Krafttraining während der Diät kann dem Verlust an Muskulatur entgegenwirken. Des Weiteren hilft eine leistungsfähige Muskulatur die durch das hohe Körpergewicht strapazierten Gelenke (insbesondere Knie- und Hüftgelenke) besser zu führen und Spitzenbelastungen abzupuffern, was einen verbesserten Gelenkschutz bedeutet. Durch den Kraftzuwachs wird dem Adipösen auch das Bewegen des eigenen Körpers und somit die Durchführung anderer sportlicher Betätigungen erleichtert [101]. Schließlich werden Folgeerkrankungen der Fettleibigkeit durch ein Krafttraining positiv beeinflusst: Der zu hohe Blutdruck wird langfristig gesenkt, bei Diabetikern wird die Insulinsensivität und die Glukosetoleranz erhöht, der hohe Blutfettspiegel (Cholesterin) günstig beeinflusst und einer Arteriosklerose entgegengewirkt. Krafttraining ist daher neben einer dauerhaften Ernährungsumstellung, einer Änderung von Verhaltensweisen im Alltag (Medienkonsum, Mahlzeitenplanung) und einem umfangreichen Ausdauertraining ein wichtiger Baustein beim Abbau von Übergewicht bzw. der Linderung von Folgeerkrankungen sowie bei der Stabilisierung des reduzierten Körpergewichts. Wie sollte nun aber ein Krafttraining bei Übergewichtigen aussehen?

Wenn lediglich ein mäßiges Übergewicht oder eine Adipositas ohne erheblichen Bluthochdruck oder kardiovaskuläres Risiko besteht, sollte im Krafttraining möglichst nach Muskelaufbaumethoden (z.B. 70% MVC, 10–12 Wiederholungen) gearbeitet werden, um die Muskelmasse und damit den Grundumsatz zu erhöhen bzw. den Verlust an fettfreier Gewebsmasse bei einer Diät niedrig zu halten. Zwar verbraucht ein Kraftausdauertraining in der Regel

Tab. 44: Ausgewählte Trainingsziele beim Training mit Übergewichtigen und Adipösen und die Bedeutung von Krafttraining im Vergleich zum Ausdauertraining

Trainingsziel	Ausdauer-training	Kraft-training
Energieumsatz während der Belastung	+++	++
langfristige Steigerung des Grundumsatzes an Energie	+	++
Blutdrucksenkung	+++	+
Verbesserung von Diabetes-Parametern	++	+++
Aufbau bzw. Erhalt von Muskelmasse	+	+++
Kraftzuwachs	+	+++

+ geringer Effekt; ++ deutlicher Effekt; +++ hoher Effekt.

mehr Energie als ein Muskelaufbautraining, da durch die höhere Wiederholungszahl pro Serie insgesamt mehr Arbeit geleistet wird (Tab. 45). Der notwendige Mehrverbrauch an Kilokalorien sollte jedoch weniger über ein Kraftausdauertraining als vielmehr über das (kurzzeitig noch effizientere) aerobe Ausdauertraining angestrebt werden, da letzteres pro Minute mehr Energie verbraucht, sofern die üblichen Trainingsmethoden aus dem Gesundheits- und Fitnesssport zur Anwendung kommen. Auch fehlt bislang der eindeutige Nachweis, dass eine kurzfristige Gewichtsreduktion mit Krafttraining effizienter ist als eine, die »nur« Diät und Ausdauertraining beinhaltet. Es geht somit um eine Trennung der Ziele, die durch Ausdauertraining besonders gut erreichbar sind von den Zielen, für die ein Krafttraining effektiver ist. Nur dann kann eine Kombination der beiden Trainingsarten optimale Ergebnisse erzielen.

Wenn keine besonderen Kontraindikationen gegen intensive körperliche Belastung vorliegen, sollte im Ausdauertraining wie im Krafttraining mit hohen Intensitäten trainiert werden. Diese belaufen sich im Ausdauertraining auf 75% der maximalen Herzfrequenz [E1], im Krafttraining auf 70–80% der dynamischen Maximalkraft. Nur bei sehr intensivem Ausdauer- oder Krafttraining sind nach dem Training auch erhebliche »Nachbrenneffekte« zu erwarten, d.h. ein über Minuten bis Stunden erhöhter Energieverbrauch des Körpers, obwohl das Training bereits beendet wurde [8, 167]. Hierbei muss jedoch die Nahrungsaufnahme nach dem Training streng kontrolliert werden, da Heißhungerattacken nach hochintensiven Belastungen zu übermäßiger Energiezufuhr verleiten.

Tab. 45: Gesamtmenge der Arbeit in Joule beim Krafttraining (Beispiel: Latzug 3 Serien; MVC= 50 kg; Hubhöhe: 50 cm)

Intensität	Methode	Wdh. pro Serie	Gewicht	Arbeit in Joule
90%	Innervation	3	54	2383,8
80%	Muskelaufbau	8	40	4708,8
70%	Muskelaufbau	12	35	6180,3
60%	Kraftausdauer	20	30	8829,0

Tab.46: Empfehlungen für das Krafttraining bei Übergewicht und Adipositas

Typ	Dauer des Trainings	Serien pro Übung	Wieder-holungen	Intensität (MVC/RPE)	Tage pro Woche
Anfänger (1–3 Monate)	45–60 min	3	10–12	»mittel« bis »schwer«	2
Fortgeschrittene	60 min	3	8–12	70–80%	2–3

Für den meist untrainierten Übergewichtigen oder Adipösen kann ein zu intensives Krafttraining trotz der stoffwechselphysiologischen Vorteile zu Überlastungssyndromen führen, weshalb nicht unbedingt bis zur Ausbelastung in der Einzelserie trainiert werden muss, um die gewünschten Effekte zu erreichen. Ein sanftes Krafttraining (Kap. 8.4.1), allerdings im Muskelaufbaubereich (10 Wiederholungen), stellt für den Untrainierten einen angemessenen Einstieg in bewegungsaktive Gewichtsreduktionsprogramme dar. Geeignet sind vor allem Übungen, die eine große Muskelmasse aktivieren, z.B. Beinpresse, Brustpresse, Rudern oder Latissimus-Ziehen, da die Wirkung auf Energieverbrauch, Muskelstoffwechsel und Muskelzuwachs am größten ist.

Bei einem bereits ausgeprägten vaskulären oder kardiovaskulären Krankheitsbild mit erheblichem Bluthochdruck und/oder Herzerkrankungen sollte der Adipöse zunächst ein gering intensives Kraftausdauertraining (30 – 60% MVC) ohne Ausbelastung in der Einzelserie durchführen, um die Herzlast während des Trainings im sicheren Bereich zu halten. In einer späteren Trainingsphase, wenn die Risikofaktoren gemindert wurden, ist auch ein Muskelaufbautraining im Bereich von 70% MVC anzustreben. Allerdings ist bei erheblicher muskulärer Schwäche auch ein höher intensives Krafttraining von Anfang an möglich, wenn die in Kap. 9.1 beschriebenen Regeln zur Blutdruckkontrolle im Krafttraining eingehalten werden.

Abgesehen von rein physiologischen Überlegungen der Trainingssteuerung ist jedoch immer zu berücksichtigen, dass adipöse Menschen, die ein Training aufnehmen, zuvor häufig wenig Zugang zu sportlicher Betätigung hatten und dass deshalb das Training nicht nur physisch, sondern auch psychisch gut toleriert werden sollte. Ein zu intensives Training kann trotz seines physiologischen Nutzens zur Frustration und zum Abbruch führen. Daher muss für jeden Kunden bzw. Patienten neben den physiologischen Überlegungen diejenige Methode gewählt werden, die dem Patienten vermittelbar ist und ihn nicht demotiviert.

Ohnehin ist eine Gewichtsreduktion nur dauerhaft zu erreichen, wenn der Trainierende langfristig seine Ernährung und seine körperliche Aktivität umstellt. Kurzzeitige »Crash«-Diäten oder Gewichtsverluste ohne langfristige Lebensstiländerungen bringen keinen Erfolg.

Für die Phase der Gewichtsabnahme wird ein Mehrverbrauch von 2500 Kilokalorien (kcal) pro Woche durch körperliche Aktivität empfohlen, für die Erhaltung des »neuen« Gewichts 1500 kcal. Dies entspricht einer sportlichen Betätigung von mindestens 5 bzw. 3–5 Stunden pro Woche [E1].

Neben gezielten Sportprogrammen hat sich allerdings auch eine Umstellung der alltäglichen Bewegungsgewohnheiten (Treppe statt Fahrstuhl, Gehen statt Fahren etc.) als effektiv erwiesen, um den erreichten Gewichtsverlust zu stabilisieren [2].

10 Die Übungen

In diesem Kapitel werden typische Krafttrainingsübungen vorgestellt. Die »großen Drei« sind meiner Ansicht nach die Kniebeuge, der Liegestütz und der Klimmzug. Diese drei Übungen sind weit verbreitete Grundübungen und garantieren in ihrer Kombination ein breites Spektrum an Muskelkraft in Armen, Beinen, Rumpf und Schultergürtel. Im zweiten Abschnitt dieses Kapitels werden weitere wichtige Kraftübungen vorgestellt.

10.1 Die Kniebeuge

Die Kniebeuge mit Langhantel gilt als die »Königin der Kraftübungen« [26, 75]. Bei dieser Übung werden die höchsten Lasten im Hantelheben bewältigt: Gute Kraftathleten legen über 300 Kilogramm auf. Der offizielle Weltrekord im Kraft-Dreikampf liegt bei 457,5 Kilogramm. Die Übung trainiert sehr viele Muskelgruppen des Körpers, im Wesentlichen die Oberschenkel, die Gesäßmuskeln und die untere Rückenmuskulatur. Weitere beteiligte Muskeln sind die Waden sowie die Hüftabduktoren und -adduktoren.

Die Kniebeuge mit Langhantel ist bei korrekter Ausführung eine Übung, die hervorragend geeignet ist, Muskelmasse, Rumpfstabilität und die allgemeine Kraft aufzubauen. Daher kann sie im therapeutischen Training mit Rücken-, Hüft- und Kniepatienten ebenso eingesetzt werden wie im Leistungstraining von Gewichthebern, Kraft-Dreikämpfern und Bodybuildern. Ein zehnwöchiges Training mit tiefen Front- und Nackenkniebeugen konnte die Schnellkraftfähigkeit in den Tests Squat-Jump und Counter-Movement-Jump hochsignifikant im Bereich von 5,8–8,3% steigern, was diese Übungsform auch für Leichtathleten und Spielsportler interessant macht [E 6]. Entscheidend ist natürlich die genaue Dosierung, angepasst an das Leistungsniveau und die Belastbarkeit des Trainierenden. Man unterscheidet üblicherweise die ganze, die halbe und die tiefe Kniebeuge. Bei der ***ganzen Kniebeuge*** geht der Sportler so tief in die Hocke, dass die Oberschenkel sich parallel zum Boden befinden. Die ***halbe Kniebeuge*** arbeitet mit einem Kniebeugewinkel von ca.

Abb. 46: Tiefster Beugewinkel in der halben, ganzen und tiefen Kniebeuge

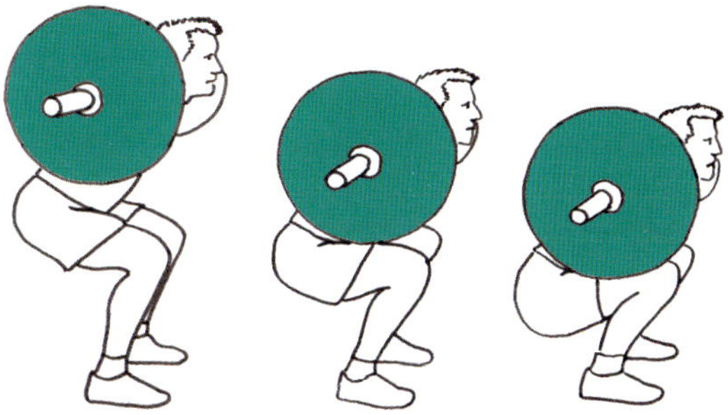

Tab. 47: Kraft in Newton in Abhängigkeit vom Kniebeugewinkel (39-jähriger Fitnesssportler)

Gelenkwinkel	120°	100°	80°	60°	40°
Stemmkraft in Newton*	1569	1752	1924	3419	4531
% bezogen auf den 80°-Winkel	82%	91%	100%	178%	235%

* 1 Newton = 0,981 Kilogramm

80°. Bei der ***Tiefkniebeuge*** geht der Sportler so tief wie möglich in die Hocke.

Grundsätzlich gilt, dass je tiefer die Kniebeuge durchgeführt wird, desto niedriger die Last ausfällt, die bewältigt werden kann. Bei der halben Kniebeuge können deutlich höhere Widerstände bewältigt werden als bei der ganzen oder der tiefen Kniebeuge.

Dies verdeutlicht Tabelle 47, wo die im Krafttest an der Beinpresse gemessene Stemmkraft der Beine (in Newton = N) in Abhängigkeit vom Kniewinkel dargestellt ist.

Für Leistungssportler aus Spielsportarten (z. B. Basketball) oder leichtathletischen Disziplinen kann die halbe Kniebeuge die Trainingsvariante der Wahl sein, wenn im Wettkampf eine hohe Beinkraftentwicklung bei geringem Beugewinkel gefordert ist.

Im medizinischen, rehabilitativen Training zum Aufbau der Oberschenkelmuskulatur nach Verletzungen oder Operationen, wenn die Belastbarkeit des Sportlers noch gering ist, werden aufgrund der geringeren Gelenkbelastung häufig auch Kniebeugen mit offeneren Beugewinkeln (bis 40°) durchgeführt [69, 218]. Diese Kniebeugen bezeichnet man auch als ***Viertelkniebeuge***. Bei Gesunden oder Rehabilitanden im fortgeschrittenen Trainingsprozess ist der

Abb. 47: Start- und Endposition der ganzen Kniebeuge

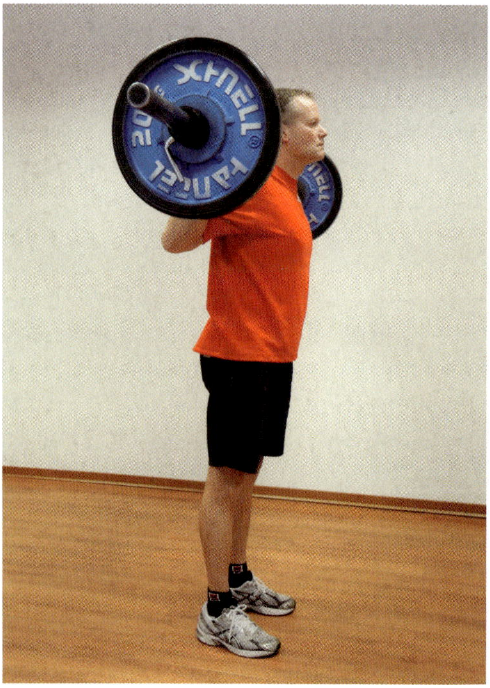

Abb. 48: Tiefe Position der ganzen Kniebeuge

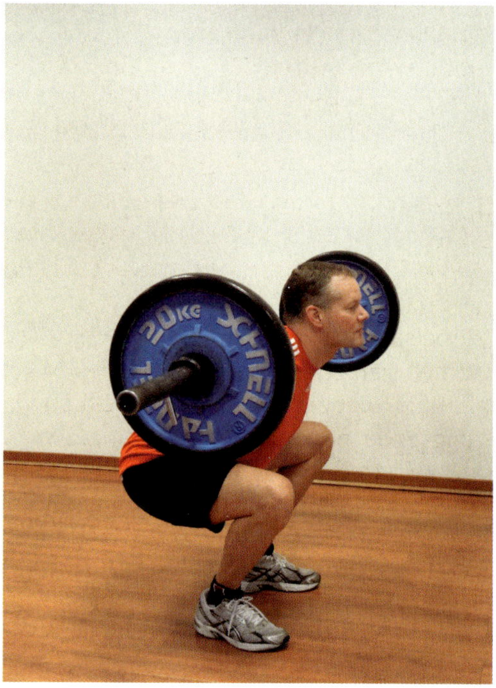

Trainingseffekt hierbei jedoch zu gering. Im Folgenden beschreiben wir als Grundform die ganze Kniebeuge. Die Wettkampfvorschriften für die Kniebeuge im Kraft-Dreikampf (Powerlifting) finden sich in Kapitel 4.3.

Bewegungsbeschreibung der ganzen Kniebeuge (Abb. 47 u. 48):

In der Ausgangsposition stehen die Füße etwa schulterbreit (Mindestweite hüftbreit) mit leicht auswärts zeigenden Fußspitzen (ca. 15°). Die Hantelstange liegt auf dem weichen Muskelpolster der Trapezmuskulatur, bei Bedarf mit einer Schaumstoffrolle zur besseren Druckverteilung ummantelt. Die Hände halten die Stange etwa in doppelter Schulterbreite. Die Knie sind gestreckt, der Rücken ist gerade (d.h. gemäß den natürlichen Schwingungen der Wirbelsäule eingestellt).

Nun werden die Knie gebeugt und das Gesäß – unter Beibehaltung des geraden Rückens – nach unten hinten abgesenkt. Am tiefsten Punkt der Bewegung stehen die Oberschenkel parallel zum Boden und die Kniescheibe steht im Lot zu den Fußspitzen. Der Oberkörper ist deutlich vorgeneigt und der Blick nach vorn gerichtet. Lenden- und Brustwirbelsäule sind etwas stärker gestreckt als in der Ausgangsposition. Bei schwerem Hantelgewicht sollte die Kniebeuge nur so tief ausgeführt werden, dass die Lendenlordose (Einwölbung der unteren Wirbelsäule nach innen) noch beibehalten werden kann. Aus dieser Position werden die Knie wieder gestreckt, aber am Bewegungsende nicht voll durchgedrückt. Der Sportler steht wieder aufrecht.

Um eine optimale Kniebeugentiefe zu erarbeiten, kann man so genannte ***Boxsquats*** anwenden (engl. box = Kiste; squats = Kniebeuge). Dabei steht der Trainierende vor einer Kiste (oder Turnkasten) und geht soweit in die Kniebeuge bis er auf der Kiste aufsitzt. Dann drückt er sich in den Stand. Dies kann bei geübten Sportlern auch explosiv zur Entwicklung der Schnellkraft eingesetzt werden. Man kann auch nur soweit beugen, bis Oberschenkelrückseite bzw. Gesäß die Kiste berühren, um die »natürliche« Umkehrphase der Bewegung nicht auszuklammern und dennoch die Beugetiefe zu standardisieren.

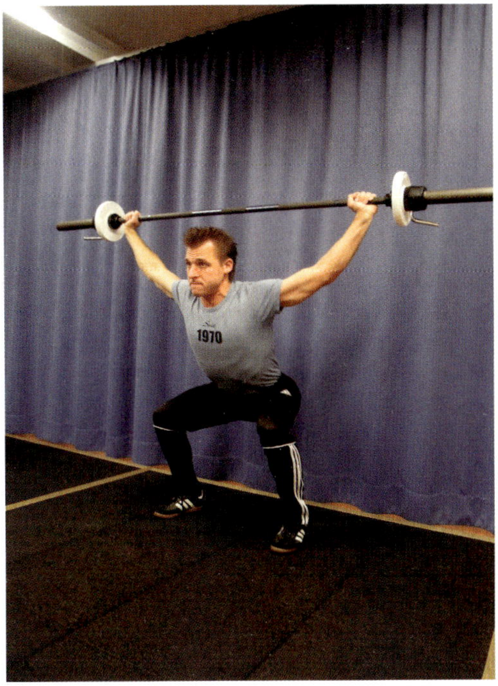

Abb. 49: Die Überkopfkniebeuge ist eine typische Übung im Gewichtheben

Im Gewichtheben sind auch die ***Frontkniebeugen*** gebräuchlich, wobei die Hantel auf der oberen Brust bzw. dem vorderen Schultergürtel ruht. Die Kraftentwicklung ist hierbei für den Gewichtheber wettkampfspezifisch für das Aufstehen aus der Hocke beim Stoßen. Ebenfalls aus dem Gewichthebertraining kommt die ***Überkopf-Kniebeuge***. Hierbei wird die Langhantel an ausgestreckten Armen über dem Kopf balanciert. Die Lasten sind hier niedriger als bei

Front- oder Nacken-Kniebeugen. Es ist allerdings eine Übung, die hohes koordinatives Vermögen und eine gute Beweglichkeit erfordert. Sie ist wettkampfspezifisch für das Aufstehen des Gewichthebers aus der tiefen Hocke beim Reißen.

Eine nur noch selten anzutreffende Variante ist die so genannte ***Hackenschmidt-Kniebeuge***, benannt nach dem in Estland geborenen Ringer und Gewichtheber Georg Hackenschmidt (1878–1968). Bei dieser Art der Kniebeuge wird die Langhantel mit gestreckten Armen hinter dem Körper gehalten und unter Anheben der Fersen abgesenkt. Durch den hierbei entstehenden sehr spitzen Kniewinkel wird der vordere Anteil der Oberschenkelmuskulatur besonders intensiv trainiert. Für Personen mit Kniegelenksbeschwerden ist diese Variante jedoch ungeeignet. Um die physiologisch ungünstige Kniebelastung bei dieser Übungsform auszuschalten, haben sich Hackenschmidt-Maschinen etabliert, bei denen die Füße weit vor der Hüfte stehen, wodurch die Kniegelenke gegenüber der Originalübung entlastet werden.

Abb. 50: Die Frontkniebeuge ist nach der Nackenkniebeuge die häufigste Variante der Kniebeuge.

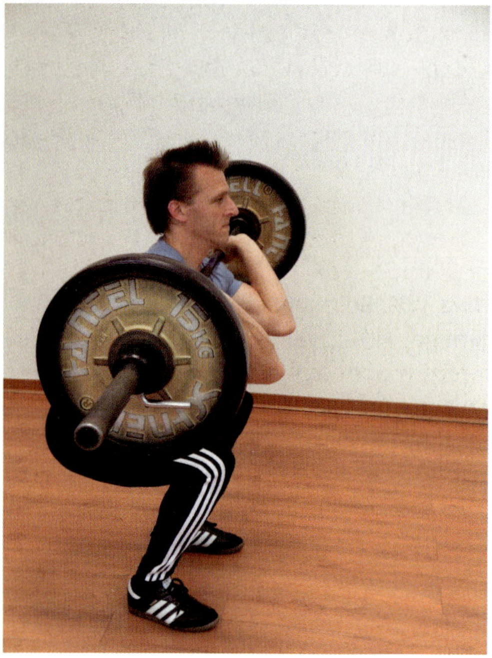

Gegen tiefe Kniebeugenvarianten (ganze und tiefe Kniebeuge), bei denen die Knie bei vollständigem Sohlenkontakt nur bis zur Fußspitze oder geringfügig weiter nach vorn geschoben werden, ist bei langsamer Gewöhnung an diese Gelenkposition bei gesunden, trainierten Menschen grundsätzlich nichts einzuwenden. Mehrere Autoren weisen darauf hin, dass die Druckverteilung für die Kniescheibe bei tiefer Kniebeugung biomechanisch nicht gesundheitsgefährdend ist [20, 69, 75]. Die tiefen Kniebeugenvarianten ermöglichen eine stärkere Beanspruchung des medialen (inneren) Quadrizepsanteils (gegenüber dem lateralen/äußeren Anteil) sowie des geraden Schenkelmuskels (oberflächlicher, mittlerer Anteil des Quadrizeps). Auch der große Gesäßmuskel (Gluteus maximus) wird hier stärker beansprucht als bei halben Kniebeugen [20]. Die Fußstellung (Ein- bzw. Auswärtsdrehung der Fußspitzen) hat entgegen landläufiger Meinung keinen Einfluss auf die differenzierte Aktivierung der inneren oder äußeren Quadrizepsanteile. Anders verhält sich dies allerdings bei der Quadrizepsübung »Beinstrecken am Gerät« [20].

Zum Schutz der Wirbelsäule sollte die Kniebeuge nur so tief ausgeführt werden, dass die Lendenlordose, d.h. die leichte Hohlwölbung des unteren Rückens aufrechterhalten bleiben kann. Dies ist u.a. abhängig von der Dehnfähigkeit der hinteren Oberschenkelmuskulatur. Je besser die Dehnfähigkeit dieser Muskelgruppe, desto tiefer kann die Kniebeuge mit korrekter Wirbelsäulen- und Beckenstellung durchgeführt werden. Im Anfängertraining und bei Patienten in orthopädischer Therapie

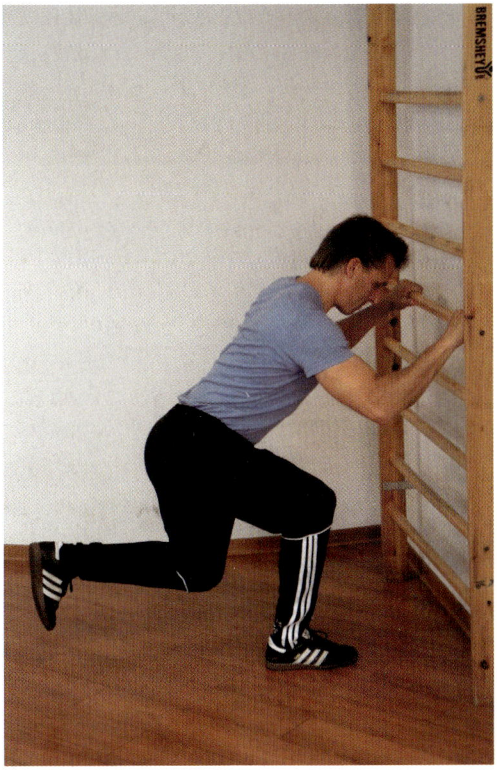

Abb. 51: Die Einbeinkniebeuge mit Festhalten ist eine effektive Übungsform ohne Zusatzlast.

empfiehlt es sich, die Technik zunächst ohne Gewicht (z.B. mit einem Gymnastikstab) und als halbe Kniebeuge oder Viertel-Kniebeuge einzuüben, bevor die Langhantelstange und weitere Zusatzlasten eingesetzt werden. Ohne Zusatzlast bewegt der Trainierende immerhin schon 86% seines Körpergewichts.

Dennoch ist die Kniebeuge ohne Zusatzlast für sportliche Menschen kein ausreichender Trainingsreiz für eine Kraftentwicklung der Beinmuskulatur, wohl aber die Einbeinkniebeuge, bei der man sich mit den Händen an einer Stange oder einem Geländer festhält, um das Gleichgewicht besser halten zu können. Bei guten koordinativen Fähigkeiten kann die Einbeinkniebeuge auch ohne Festhalten durchgeführt werden.

10.2 Der Liegestütz

Der Liegestütz ist eine der berühmtesten Übungen überhaupt. Er ist sehr einfach durchführbar und dabei sehr effektiv. Seine zahlreichen Variationen ermöglichen ein abwechselungsreiches, auch für den trainierten Sportler geeignetetes Krafttraining des Oberkörpers.

Für die Übungsanalysten Boeckh-Behrens und Buskies (2005) ist der Liegestütz die wichtigste Heimtrainingsübung für das Training der Brustmuskulatur [20]. Aber auch der hintere Oberarmmuskel (Trizeps) und der vordere Anteil des Schultermuskels (Deltamuskel) werden effektiv trainiert. Welcher dieser Muskeln wie stark gefordert wird, ist allerdings von den unterschiedlichen Handstellungen und von der Positionierung der Füße abhängig. Eine nicht unwesentliche Stabilisierungsfunktion hat die Bauchmuskulatur bei dieser Übung, so dass beim Untrainierten Liegestütze durchaus auch eine Kräftigung der Bauchmuskeln bewirken können.

Bei der normalen Ausführung des Liegestütz stemmt man als Mann ca. 65% des eigenen Körpergewichts. Bei Frauen liegt die Belastung im Mittel etwa gleich, zeigt – je nach Körpermassenverteilung – allerdings etwas größere Schwankungen.

Beim schrägen Liegestütz mit Füßen auf einem Turnkasten erhöht sich die Belastung gegenüber der »normalen« Ausführung um etwa 13%. Beim einarmigen Liegestütz mit dem gegenseitigen Bein rechtwinklig abgespreizt erhöht sich die Belastung für den jeweiligen Arm um etwa 62%.

Es sind unterschiedliche Handstellungen beim Liegestütz gebräuchlich. Bei elektromyographischen Messungen zeigte die schulterbreite, gerade Handstellung die höchsten Aktivierungswerte des Brustmuskels. Damit lag sie vor der schulterbreiten, innenrotierten Handstellung, ebenso wie vor der drittplatzierten, sehr breiten Handstellung [20]. Dies steht übrigens im Widerspruch zur Aktivierung des Brustmuskels beim Bankdrücken, der insbesondere von einer weiteren Griffstellung profitiert [20]. Will man vorrangig die hinteren Oberarmmuskeln (Trizeps) trainieren, empfiehlt sich eine sehr enge, körpernahe Handstellung. Der vordere Deltamuskel, der bei Liegestütz effektiv mittrainiert wird, ist besonders gefordert, wenn die Füße erhöht aufgestellt werden, z.B. auf einem Stuhl, einer Bank oder einem Turnkasten.

Bewegungsbeschreibung des klassischen Liegestütz (Abb. 52 u. 53):

In der Ausgangsposition sind die Hände etwa handbreit neben der Schulter aufgesetzt. Die Mittelfinger zeigen nach vorn oder leicht nach außen (ca. 15°). Die Füße sind etwa hüftbreit aufgestellt. Die Wirbelsäule ist gerade, die Knie und Ellbogen sind gestreckt und die Schulterblätter stehen in Neutralposition (nicht zusammengezogen!). Die Hüfte ist gestreckt oder zeigt einen ganz leichten Beugewinkel. Der Kopf steht in Verlängerung der Wirbelsäule mit Blick zum Boden. Nun werden die Ellbogen gebeugt, wobei der Körper als Ganzes gestreckt und stabil bleibt (Wirbelsäule, Hüft-, Kniewinkel bleiben konstant). Der Körper wird soweit abgesenkt bis die Nasenspitze fast (oder leicht) den Boden berührt. In der tiefsten Position beträgt der Ellbogenwinkel häufig etwas mehr als 90°. Bei einer breiten Handstellung steht der Unterarm im rechten Winkel zum Boden. Dann werden die Arme wieder gestreckt und dadurch der Körper in die Ausgangsposition hochgedrückt.

Die Absenktiefe kann vermindert werden, indem man die Brust oder die Nasenspitze nicht den Boden sondern ein zusammengerolltes Handtuch berühren lässt.

Eine schnellkräftige Variante ist der Liegestütz »mit Klatschen«. Diese Ausführung wird heutzutage besonders im Kampfsport trainiert: Dabei drückt sich der Sportler kräftig vom Boden ab, um eine kurze Flugphase zu erreichen, in der er die Handflächen und Finger vom Boden löst und in die Hände klatscht, bevor sie blitzschnell wieder aufgesetzt werden und der Körper in die Ausgangsposition zurückkehrt. Zum Teil wird der Liegestütz auch ohne Klatschen »gehüpft«, indem man sich explosiv vom Boden in eine Flugphase der Hände abdrückt und sich dann wieder abfängt, um sich direkt wieder hochzudrücken.

Abb. 52: Start- und Endposition des Liegestütz

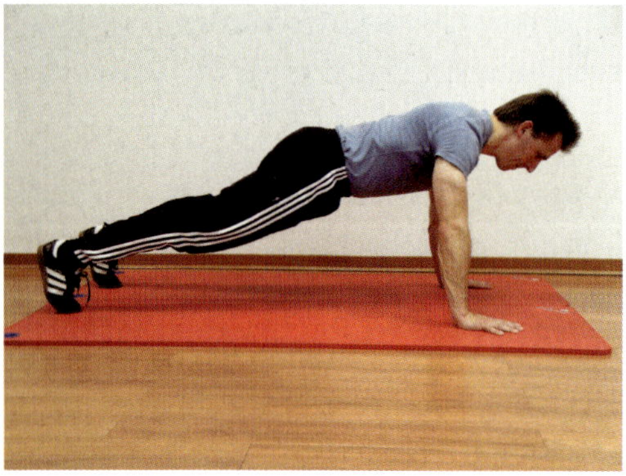

Abb. 53: Mittlere Position des Liegestütz

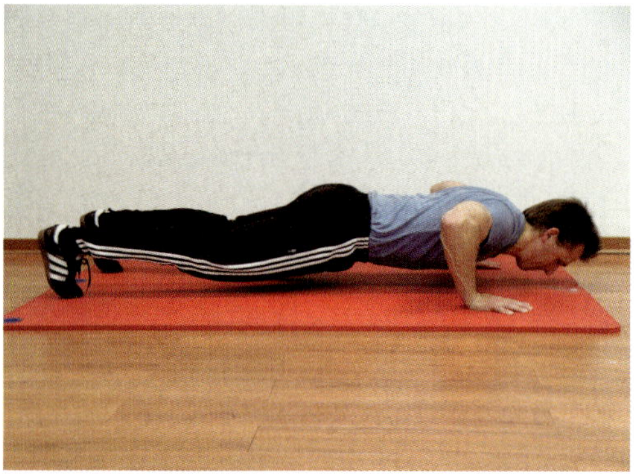

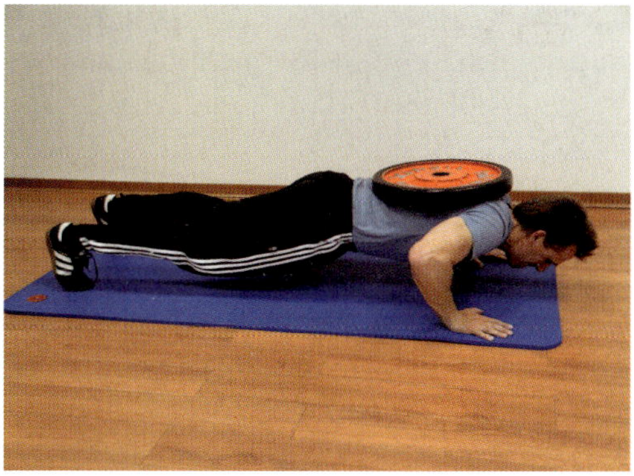

Abb. 54: Der »Schildkrötenliegestütz« als Variante zur Belastungssteigerung für trainierte Athleten

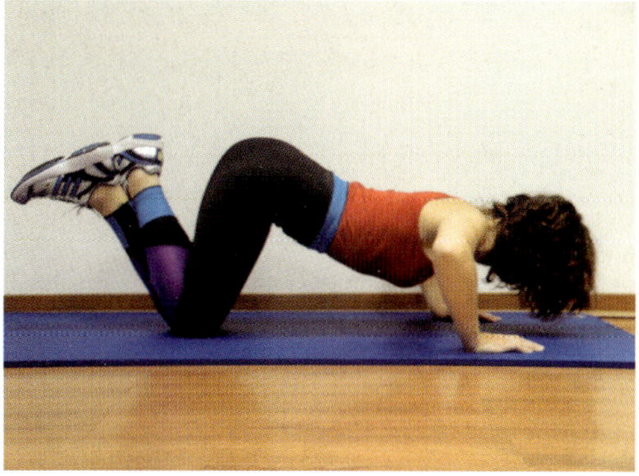

Abb. 55: Der Knieliegestütz ist eine Variante für Einsteiger, da die zu bewegende Last deutlich reduziert ist.

Für gut trainierte Sportler ist der einarmige Liegestütz eine Möglichkeit, weiter Kraft aufzubauen. Hierbei ist für die Belastung entscheidend, wie das gegenseitige Bein aufgesetzt wird. Je weiter es nach außen gestellt wird, desto leichter fällt der einarmige Liegestütz. Trainierende, die einarmige Liegestütz in ihr Training aufnehmen möchten, sollten also zunächst das gegenseitige Bein weit nach außen abspreizen. Mit zunehmender Leistungsfähigkeit wird das Bein immer enger zum gleichseitigen Bein gestellt. Die Rumpfrotatoren sollten zusätzlich trainiert werden, da sie zur Stabilisierung des einarmigen Liegestütz maßgeblich beitragen.

Darüber hinaus gibt es zahlreiche weitere Varianten des Liegestütz, wie z.B. Bundeswehrliegestütz, Liegestütz mit Rotation oder Alligator-Liegestütz. Viele dieser Varianten unterbrechen allerdings die Anspannungsintensität der Hauptzielmuskeln der Übung und sind deshalb eher als allgemeine Fitnessübung, weniger als gezielte Muskelaufbauübung geeignet. Beim Schildkröten-Liegestütz wird eine große Hantelscheibe als Zusatzgewicht auf dem mittleren Rücken platziert. Die Schulterblätter müssen sich jedoch frei bewegen können.

Der so genannte ***Knieliegestütz*** ist eine Variante des Liegestütz, der insbesondere Untrainierten empfohlen wird, da hierbei nur etwa 47% (bei Frauen 45%) des Körpergewichts gestemmt werden müssen. Die übliche Bezeichnung als »Frauenliegestütz« rührt daher, dass Frauen im Verhältnis zu Männern insbesondere in der Kraft der Arme deutlich im Nachteil sind. So beträgt die Trizepskraft der Frauen im Leistungsalter nur etwa 55% der Trizepskraft der Männer [97]. Liegestütz-Tests zeigen diesen Unterschied ab dem 13. Lebensjahr [25].

Von der Verwendung von Liegestützgriffen würde ich grundsätzlich abraten, da das Schultergelenk zu stark überstreckt wird, wenn man die Brust sehr tief absenkt. Sie empfehlen sich allerdings, wenn die normale Handstellung aufgrund von Schmerzen oder Bewegungseinschränkungen im Handgelenk nicht möglich ist. Man sollte dann allerdings die Brust nicht so tief absenken.

Im Strenflex-Sport (Kap. 4.4) gibt es den Liegestütz als Wettkampfübung und Übung für das Strenflex-Sportabzeichen. Für das Abzeichen in Gold müssen Männer 30 und Frauen 20 Liegestütz schaffen, für Bronze 9 bzw. 5 [E 20].

10.3 Der Klimmzug

Auch der Klimmzug ist eine »klassische« Kraftübung, die ohne großen gerätetechnischen Aufwand durchgeführt werden kann und phantastische Trainingseffekte bietet. Eine Teppichstange, ein Klettergerüst, ein niedriger Balkon oder ein im Handel erhältliches Türreck reicht, um diese Übung durchführen zu können. Der Klimmzug beansprucht insbesondere den breiten Rückenmuskel (M. Latissimus dorsi), den Bizeps, die Kraft der Unterarmmuskeln und Fingerbeugemuskeln sowie den unteren Anteil des Kapuzenmuskels (M. trapezius), der die Schulterblätter abwärts zieht. Darüber hinaus arbeiten zahlreiche weitere Muskeln beim Klimmzug mit und machen diesen damit zu einer hochkomplexen Trainingsübung. Die Beweglichkeit und Kraft des gesamten Schultergürtels profitiert von dieser Übung, aber auch die Wirbelsäule, da der Hauptzugmuskel, der Latissimus dorsi, im Zusammenspiel mit den schrägen Bauchmuskeln, den tiefen Rückenmuskeln und der Gesäßmuskulatur die Lenden-Rücken-Binde (Fascia thoracolumbalis) spannt, die die Wirbelsäule wie ein inneres Korsett stabilisiert.

Während die Fähigkeit einen Klimmzug auszuführen hierzulande beim Untrainierten immer mehr abnimmt [76], gibt es auf der anderen Seite zahlreiche Klimmzugwettbewerbe und sogar Weltrekordlisten. Der Weltrekord für die meisten Klimmzüge in einer Minute liegt bei 51. Rekordhalter ist der US-Amerikaner Jason Petzold, der diesen Rekord am 20.6.2009 aufstellte. Alicia Weber aus den USA hält seit Juli 2008 den Rekord der Frauen mit 33 Klimmzügen in einer Minute. Dass man nicht besonders leicht sein muss, um Klimmzüge durchführen zu können, bewies der Gewichtheber Ed Kreusser, der mit 106 kg Körpergewicht noch 30 Klimmzüge schaffte [76]. Auch das Alter ist kein Grund, keine Klimmzüge durchführen zu können: Die Klimmzug-Legende John Curd Edmunds, schaffte mit 66 Jahren noch 117 Klimmzüge, mit 77 immerhin noch 32.

Es sind verschiedene Klimmzugvarianten üblich. Die einfachste Variante ist der Klimmzug im schulterbreiten Untergriff (Kammgriff). Diese Variante soll hier als Haupttechnik beschrieben werden, da sie von den meisten Sportlern als Einstieg ins Klimmzugtraining angewendet werden kann und zudem einen breiten Trainingseffekt hat. So ist z. B. die Bizepsaktivität höher als bei anderen Griffvarianten und die Latissimus-Aktivität nur unbedeutend geringer als beim weiten Obergriff [20].

Bewegungsbeschreibung des Klimmzugs mit Untergriff:

In der Ausgangsposition wird die Klimmzugstange etwa schulterbreit (oder etwas breiter) gefasst. Der Sportler hängt gestreckt an der Stange mit abgewinkelten Unterschenkeln und übereinander geschlagenen Füßen. Die Ellbogen sind gestreckt und die Schulterblätter in ihrer normalen Position stabilisiert (nicht hochgezogen!). Der untere Schulterblattwinkel ist allerdings leicht nach außen gedreht (notwendige Ausrichtung der Schultergelenkspfanne). Die Hüfte ist gestreckt oder zeigt einen leichten Beugewinkel. Der Kopf steht in Verlängerung der Wirbelsäule mit Blick nach vorn oder zur Stange.

Nun werden die Ellbogen gebeugt, wobei der Körper als Ganzes gestreckt und stabil bleibt (Wirbelsäule, Hüft-, Kniewinkel bleiben konstant). Der Körper wird soweit hochgezogen, bis das Kinn die Stange überquert hat. In der höchsten Position ist der Körper leicht nach hinten geneigt.

Dann wird der Körper unter Streckung der Ellbogen wieder kontrolliert herabge-

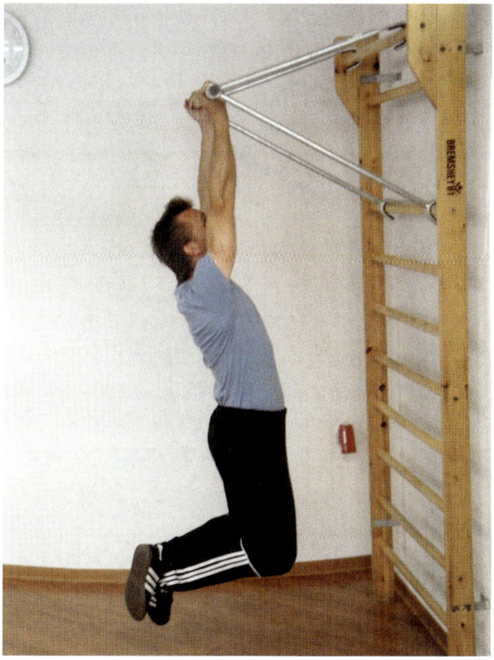

Abb. 56: Klimmzug im Untergriff: Startposition

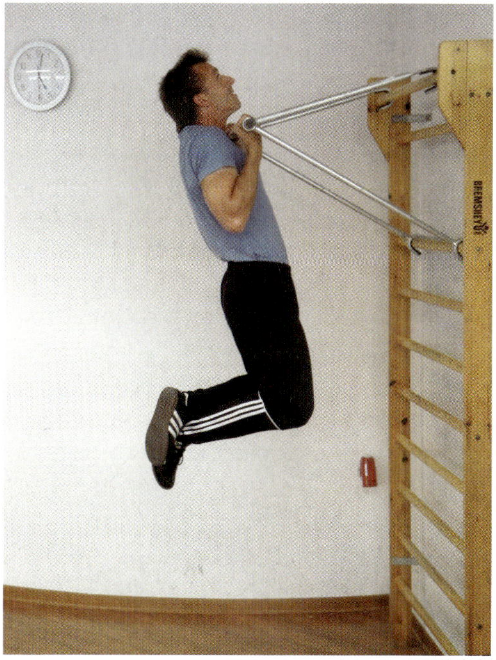

Abb. 57: Klimmzug im Untergriff: mittlere Position

lassen. Am tiefsten Punkt hängt der Sportler wieder gestreckt unter der Stange. Die Ellbogen werden am tiefsten Punkt nie vollständig durchgedrückt und die Schulterblätter werden aktiv in ihrer Position stabilisiert. Ein häufiger Fehler ist das passive »Hineinfallen« in die tiefste Position. Dies erleichtert zwar die Ausführung, führt aber zu mangelnder Stabilisation der Schulterblätter und des Schultergelenks. Um Überlastungsschäden zu vermeiden sollte daher davon abgesehen werden. Die Kontrolle der Gelenkführung am tiefsten (nämlich Umkehr-)Punkt der Bewegung ist die technisch schwierigste Phase des Klimmzugs.

Für den Klimmzug im Obergriff gilt im Prinzip die gleiche Bewegungsbeschreibung mit dem entscheidenden Unterschied, dass hier die Griffweite deutlich breiter als schulterbreit ist. Es wird häufig die doppelte Schulterbreite als Griffweite gewählt [218]. Die Griffhaltung ermöglicht sowohl den Zug mit dem Nacken zur Stange als auch mit der Brust. Der Zug zum Nacken ist hierbei die schwierigere Variante. Man erreicht damit jedoch eine sehr hohe Aktivierung des Latissimus dorsi [20], insbesondere dann, wenn der Griff relativ weit ausgeführt wird.

Abb. 58: Der breite Obergriff ist die häufigste Griffvariante bei Latissimus-Zugübungen und ist im Klimmzug die Alternative zum Untergriff.

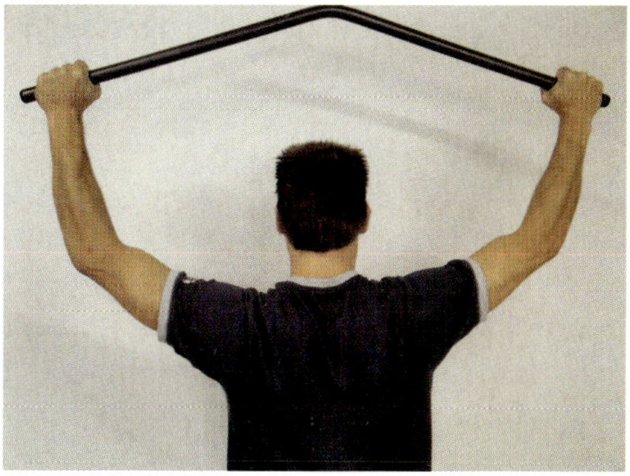

Beim Klimmzug muss der Trainierende etwa 94% seines Körpergewichts hochziehen (Gesamtkörpergewicht minus das Gewicht von Händen und Unterarmen). Das bedeutet bei 80 Kilogramm Körpergewicht ca. 75 kg. Neben den oben beschriebenen Techniken des Klimmzugs sind weitere Varianten möglich: Der Klimmzug zur Brust mit engem Parallelgriff oder der einarmige Klimmzug. Der einarmige Klimmzug ist extrem anspruchsvoll und nur von sehr trainierten Sportlern mit einem günstigen Last-Kraft-Verhältnis (Turner, Kletterer, erfahrene Kraftathleten) zu bewältigen.

Der Klimmzug ist eine sehr effektive Übung, die jedoch ein relativ hohes Maß an Grundkraft voraussetzt, das viele Anfänger im Kraft- und Fitnesstraining noch nicht besitzen. Bereits 10 korrekte Klimmzüge erfordern eine gute muskuläre Leistungsfähigkeit und sind für Untrainierte kaum zu schaffen. Als Vorbereitung für ein Klimmzugtraining sollten daher Latissimus-Zugübungen an Maschinen und Seilzügen eingesetzt werden sowie Bizepscurls mit Kurz- oder Langhanteln. Einige Studios verfügen auch über kombinierte Klimmzug-/Dip-Maschinen, bei denen der Trainierende auf einer Plattform sitzt oder kniet und durch ein Gegengewicht entlastet wird, so dass nicht die vollen 94% des Körpergewichts gezogen werden müssen. Zum Einstieg empfiehlt sich die oben beschriebene Variante mit Untergriff (Abb. 56–57). Diese Form ist auch schonender für das Schultergelenk des Untrainierten.

Im Strenflex-Sport (Kap. 4.4) gibt es Klimmzüge als Wettkampfübung und Übung für das Strenflex-Sportabzeichen. Für das Abzeichen in Gold müssen Männer 10, Frauen 5 Klimmzüge schaffen, für Bronze 3 bzw. 1 [E 20].

10.4 Effektive Übungen mit unterschiedlicher Zielsetzung

Es folgt nun die Aufzählung zweckmäßiger und wichtiger Übungen aus drei Kategorien, die für unterschiedliche Zielsetzungen im Krafttraining geeignet sind. Es werden so genannte Grundübungen, Übungen zur Gelenkstabilisation und Übungen, die ohne Geräteaufwand trainiert werden können, vorgestellt. Sofern die Übungen in anderen Kapiteln bereits vorgestellt wurden, finden sich hier nur kurze Verweise auf die Beschreibungen und Abbildungen an anderer Stelle.

10.4.1 Sieben wichtige Grundübungen

Grundübungen sind Übungen, die viele große Muskelgruppen des Körpers gleichzeitig trainieren und daher für die allgemeine Kraftentwicklung in Sport und Alltag gut geeignet sind. Viele dieser Übungen verbessern zudem grundlegende Fähigkeiten der Gelenk- und Rumpfstabilisation sowie koordinative Voraussetzungen für das weiterführende Training.

Die folgenden sieben Grundübungen entwickeln in ihrer Kombination nahezu alle Hauptfunktionsmuskeln des Körpers:
- Nackenkniebeuge
- Kreuzheben
- Klimmzug
- Bankdrücken
- Schulterdrücken
- Rudern
- Standumsetzen (Power Clean)

Nackenkniebeuge:
Die Kniebeuge mit der Langhantel im Nacken ist in Kapitel 10.1 ausführlich beschrieben. Sie ist eine wichtige Übung, um die Beinkraft und die Rumpfstabilisation zu erarbeiten. Ihr Einsatzbereich reicht vom

Olympischen Gewichtheben bis zum Aufbautraining in der Rehabilitation nach Knieverletzungen. Es existieren zahlreiche Varianten.

Kreuzheben:
Die Technik des Kreuzhebens ist in Kapitel 4.3 beschrieben. Das Kreuzheben dient in erster Linie der Entwicklung der »Hebemuskulatur« von Gesäß, Oberschenkeln, Rücken und Schultergürtel. Der Trainierende erlernt im Kreuzheben eine gute Hebetechnik und die erforderliche Rumpfstabilisation. Im Gewichtheben entwickelt diese Übung die Kraftfähigkeiten für die erste Zugphase, im Kraft-Dreikampf ist sie eine der drei Wettkampfdisziplinen.

Klimmzug:
Der Klimmzug ist in Kapitel 10.3 ausführlich beschrieben. Klimmzüge trainieren die Armzugkraft und die Kraft des breiten Rückenmuskels (M. latissimus dorsi). Sie ist eine der wenigen hocheffektiven Übungen ohne Hantel oder Gerät, die auch trainierte Kraftathleten fordert.

Bankdrücken:
Die Technik des Bankdrückens ist in Kapitel 4.3 beschrieben. Das Bankdrücken ist wohl die beliebteste oder zumindest am häufigsten trainierte Hantelübung im Fitnesstraining, Bodybuilding und im Leistungssport zahlreicher anderer Sportarten. Die Übung entwickelt die Kraft der Brustmuskeln, des Trizeps und des vorderen Deltamuskels und dient häufig als Gradmesser der Kraft im Vergleich von Trainierenden untereinander.

Schulterdrücken:
Das Anheben von Hanteln aus Schulter- bzw. Nackenhöhe in die Über-Kopf-Position ist eine Basisübung für die Entwicklung des Deltamuskels und des Trapezius. Für Gewichtheber sind Varianten des Schulterdrückens Grundelemente für die Wettkampfübungen Reißen und Stoßen. Die Übung kann mit Langhanteln als Front- (vor dem Gesicht) oder Nackendrücken (hinter dem Kopf) durchgeführt werden. Die hier gezeigte Form mit Kurzhanteln erlaubt einen physiologisch besonders günstigen Bewegungsablauf für das Schultergelenk.

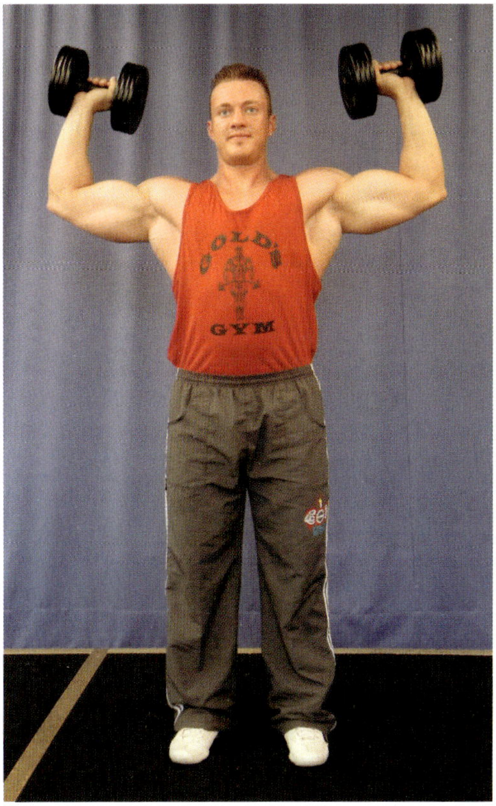

Abb. 59: Das Schulterdrücken mit Kurzhanteln entwickelt die Schulter-Nacken-Muskulatur.

Rudern:
Das Rudern an der Ruderzugmaschine ist eine Basisübung für die horizontale Armzugkraft. Sie entwickelt die rückenseitigen Schultergürtelmuskeln, die hinteren Deltamuskeln und den breiten Rückenmuskel (Latissimus dorsi). Der Trainierende lernt

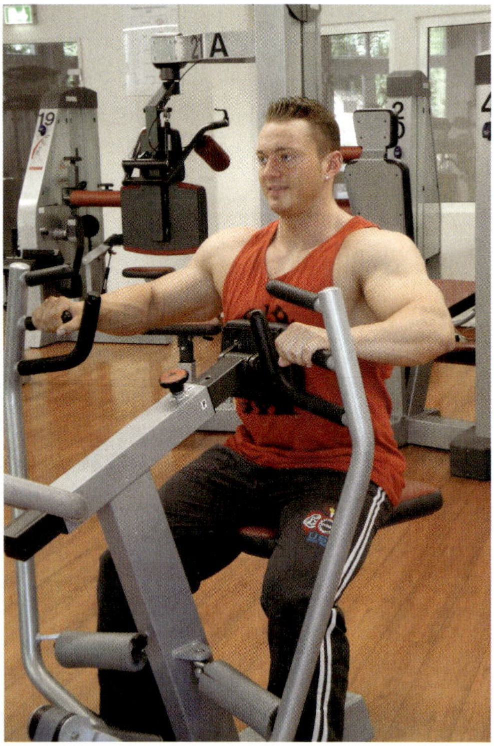

Abb. 60: Das Rudern an einer Rudermaschine ist eine Grundübung für den oberen Rückenbereich.

dabei die Haltung seiner Brustwirbelsäule und die Schulterblattbewegung zu kontrollieren.

Standumsetzen (Power Clean):
Diese technisch anspruchsvolle Grundübung wird häufig im Leistungssport zur Schnellkraftentwicklung von Bein-, Rücken- und Gesäßmuskulatur eingesetzt. Neben dem Gewichtheben findet sich die Übung vor allem im leichtathletischen Training nahezu aller Disziplinen, dann allerdings häufig ohne die erste Zugphase als so genannten »Hang Clean«. Im Bodybuilding und Fitnesstraining ist das Standumsetzen dagegen nahezu unbekannt. Aus der Ausgangsposition (Abb. 61) wird die Hantel in der ersten Zugphase (bis zum Knie) relativ langsam angehoben. In der zweiten Zugphase findet eine explosive Bewegung aus Knie-, Hüft- und Wirbelsäulenstreckung bei gleichzeitigem Hochziehen der Schulterblätter und Abheben der Fersen statt. In der dritten Bewegungsphase wird die hochschnellende Hantel mit Unterstützung der Arme auf der Brust abgefangen. Hierfür erfolgt ein geringfügiges Absenken des Oberkörpers durch eine leichte Kniebeugung. Bei leichteren Gewichten lösen sich beide Füße komplett vom Boden, wodurch eine kurze Flugphase (Sprung) entsteht.

10.4.2 Sieben wichtige Übungen zur Gelenkstabilisation

Die im Folgenden beschriebenen Übungen können zur Verletzungsprophylaxe im Sport oder auch in der Rehabilitation von Wirbelsäulen- und Gelenkerkrankungen eingesetzt werden. Eine optimale Gelenk- und Rumpfstabilität ist zudem ein wichtiger Beitrag zur Leistungsoptimierung, da eine hocheffektive Kraftübertragung ermöglicht wird. Die Übungen erhöhen das strukturelle

Abb. 61: Power-Clean: Startposition

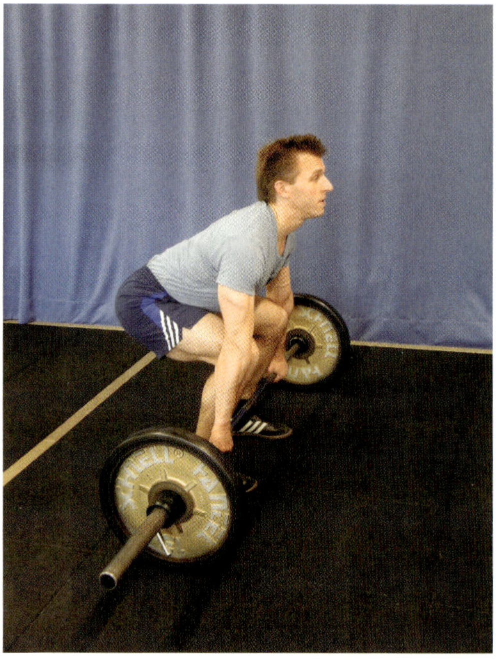

und metabolische Potenzial der Zielmuskulatur. Dieses Potenzial sollte durch ergänzende Übungen mit alltagsspezifischen Bewegungsabläufen variabel verfügbar gemacht werden.

- Rückenstreckmaschine
- Rumpfrotation
- Rumpfseitneigung
- Schulter-Außenrotation
- Schulter-Innenrotation
- Hüftabduktion
- Hüftadduktion

Rückenstreckmaschine:
Die Rückenstreckbewegung gegen Widerstand entwickelt die wirbelsäulennahe Rückenmuskulatur und ist eine Basisübung für die Rumpfstabilität für Sportler und Menschen mit Rückenschmerzen (Kap. 9.3, Abb. 44). In der Trainingstherapie bei chronischen Wirbelsäulenbeschwerden kommt ihr eine zentrale Rolle zu. Im Gegensatz zu anderen, vorwiegend isometrischen Rückenübungen, wie z.B. dem Kreuzheben, wird die Wirbelsäule dynamisch gebeugt und gestreckt. Die Übung ist auch ohne Gerät auf Sitzbällen oder auf Trainingsbänken durchführbar.

Rumpfrotation:
Bei der Rumpfrotation gegen Widerstand werden die für die Rumpfstabilität wichtigen inneren schrägen Bauchmuskeln (Mm. obliqui interni abdominis) und Anteile der segmentalen, »kleinen« Rückenmuskeln (Mm. rotatores) trainiert. Auch die äußeren schrägen Bauchmuskeln sind an der Übung beteiligt. Bei kontrollierter Bewegung ohne endgradige Belastungsspitzen kann die Übung gefahrlos eingesetzt werden. Einsatzbereiche sind das Rumpfkrafttraining im Leistungssport (z.B. Tennis, Fußball, Kanufahren, Wurfdisziplinen) sowie das therapeutische Training bei chronischen Wirbelsäulenleiden.

Abb. 62: Explosive Phase

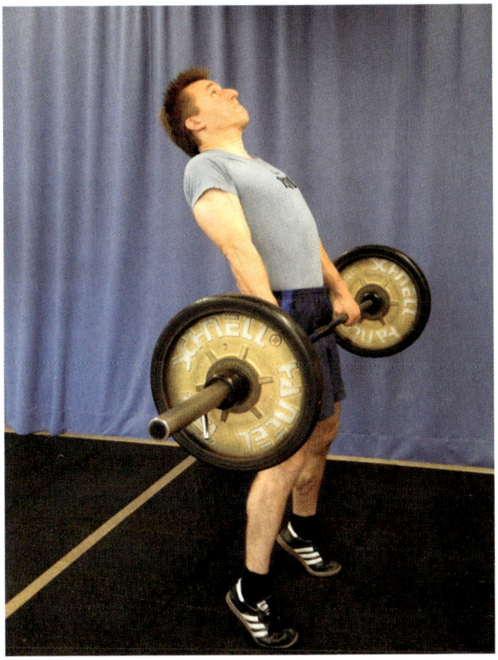

Abb. 63: Endposition

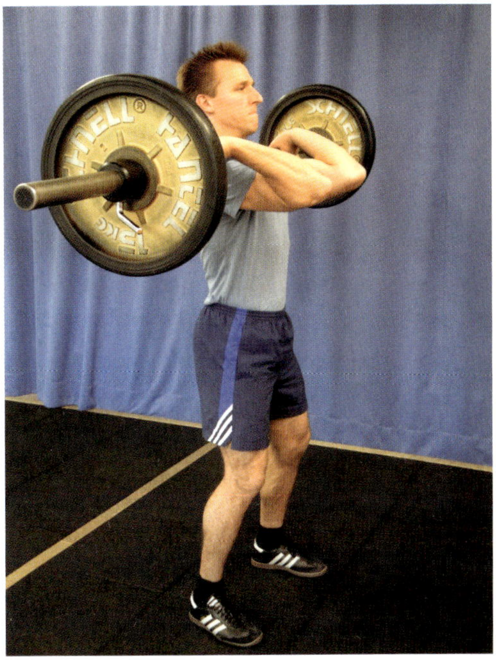

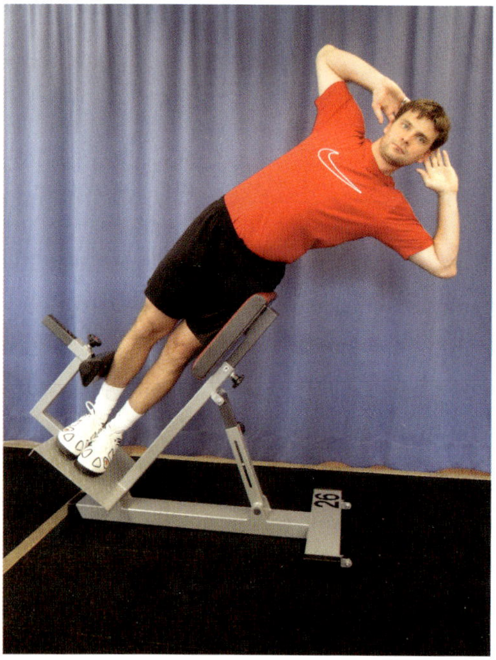

Abb. 64: Die dynamische Rumpfseitneigung stabilisiert die Wirbelsäule

Rumpfseitneigung:
Diese Übung trainiert die Rumpfstabilität bei seitlich angreifenden Kräften, indem die äußeren schrägen Bauchmuskeln (Mm. obliqui externi abdominis), der viereckige Lendenmuskel (M. quadratus lumborum) und Anteile der wirbelsäulennahen Rückenstrecker gekräftigt werden. Der Einsatzbereich der Rumpfseitneigung reicht von der Therapie von Rückenschmerzen bis zum Rumpfkrafttraining im Leistungssport. Als Zusatzlasten können Medizinbälle oder Hantelscheiben vor der Brust gehalten werden.

Schulteraußenrotation und –innenrotation:
Die Kombination dieser beiden Übungen kräftigt die so genannte Rotatorenmanschette, ein Muskel-Sehnen-System, das nahezu unsichtbar unter den Deltamuskeln liegt, jedoch die entscheidende Stabilität im Schultergelenk herstellt. Das Training dieser Muskeln ist bei allen Sportarten mit hoher Schulterbelastung zu empfehlen (z. B. Tennis, Wurfsportarten, Volleyball, Gewichtheben, Bodybuilding). In der Therapie bei Schulterinstabilitäten oder nach Schulterverletzungen spielen diese Muskelgruppen eine wichtige Rolle. Am effektivsten ist das Training der Schulterrotatoren an einer Seilzugmaschine.

Hüftabduktion und -adduktion:
Diese Übungen trainieren die Stabilisation der Hüfte und des so genannten Beckenrings, der durch die Beckenschaufeln, die Schambeinknochen und das Kreuzbein gebildet wird. Problempunkte am Beckenring bilden insbesondere die Symphyse und die Iliosakralgelenke. Für Sportler, die große Kräfte über die Beine (durch Laufen, Sprin-

Abb. 65: Die Schulteraußenrotation kräftigt den M. infraspinatus und M. teres minor

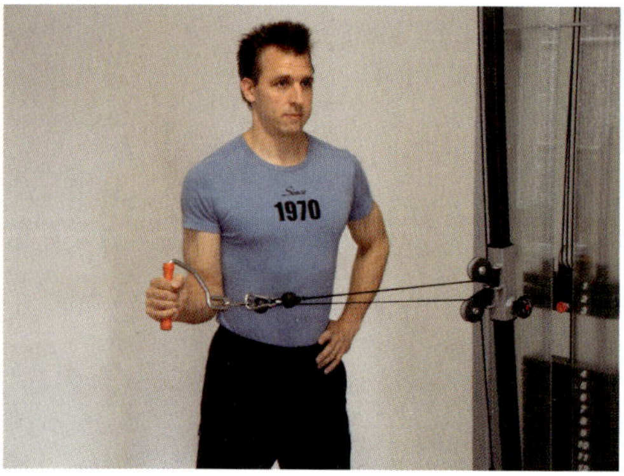

Abb. 66: Die Schulterinnenrotation kräftigt den M. subscapularis

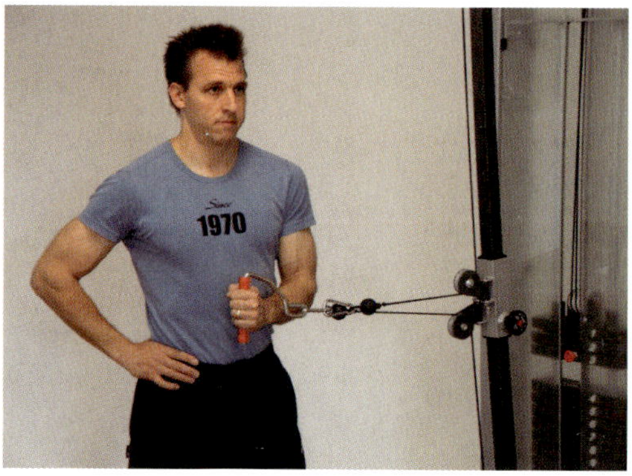

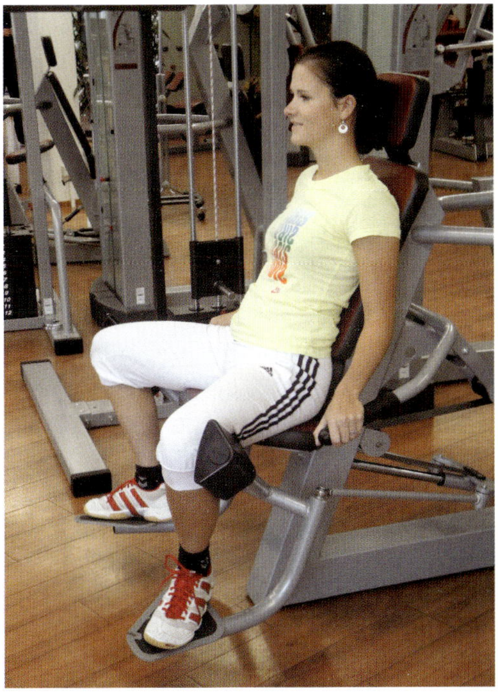

Abb. 67: Die Hüftabduktion kräftigt die kleinen Gesäßmuskeln

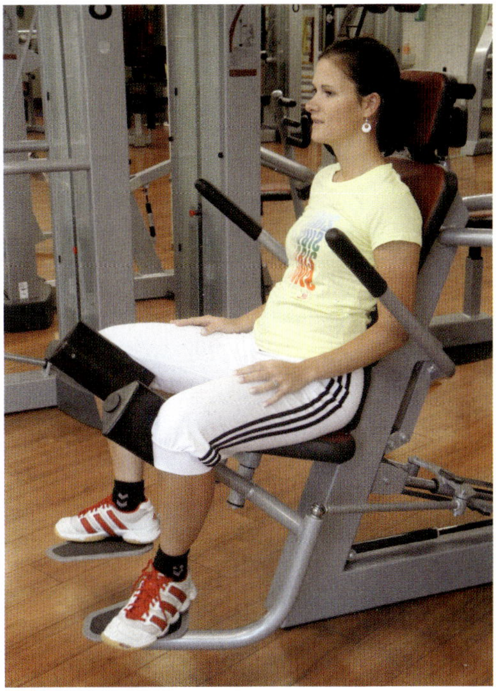

Abb. 68: Hüftadduktion kräftigt die Muskeln der Oberschenkelinnenseite

gen, Schießen etc.) erzeugen müssen, spielt die Beckenringstabilität eine wichtige Rolle. Das Training der Hüftabduktoren (kleine Gesäßmuskeln) und Hüftadduktoren (Muskeln an der Oberschenkelinnenseite) kann hier sowohl präventiv wie therapeutisch eingesetzt werden, z.B. bei Rückenschmerzen und Leistenproblemen. Im Fitnesstraining bevorzugen Frauen diese beiden Übungen, um Gesäß und Oberschenkel zu trainieren.

10.4.3 Sieben wichtige Übungen ohne Geräte

Diese Übungen sind im häuslichen Training oder auf Reisen praktisch, wenn man keine Trainingsgeräte zur Verfügung hat. Auch mit dem eigenen Körpergewicht lässt sich effektiv trainieren. Für das leistungssportliche Training sind die Übungen an Geräten und mit schweren Zusatzlasten in der Regel effektiver.

- Liegestütz
- Bauchmuskel-Crunch
- Seitstütz mit Hüftabduktion
- Einbein-Kniebeuge
- (Trocken-)Schwimmer
- Wadenheben
- Rückenstrecken diagonal

Liegestütz:
Der Liegestütz ist wohl *die* »klassische« Kraftübung ohne Gerät. Die Übung ist in Kapitel 10.2 ausführlich beschrieben. Sie trainiert die Brustmuskeln, den Trizeps und den vorderen Deltamuskel. Ferner lernt der Trainierende, den Rumpf durch Anspannen der Bauchmuskeln zu stabilisieren.

Es gibt zahlreiche Varianten der Übung. Zum Einstieg in das Liegestütztraining eignet sich besonders der so genannte Knieliegestütz.

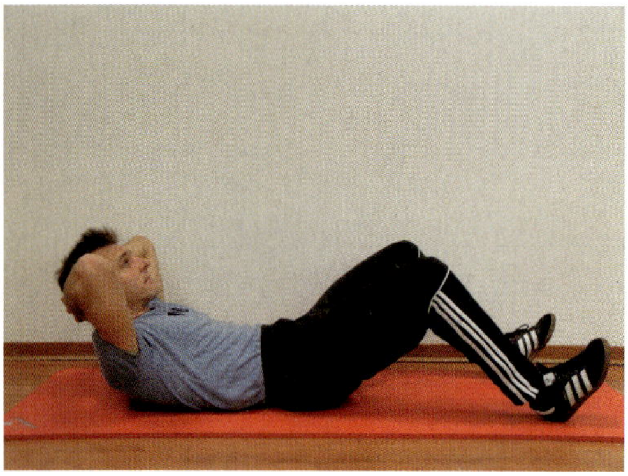

Abb. 69: Der »Crunch« ist eine effektive und weit verbreitete Kräftigungsübung für die Bauchmuskulatur.

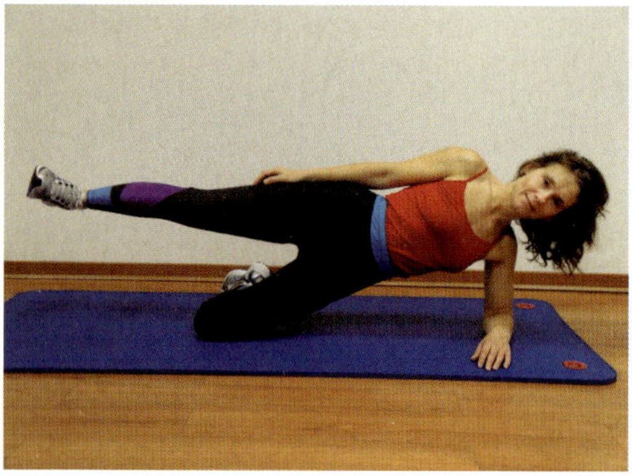

Abb. 70: Der Seitstütz mit Hüftabduktion stabilisiert Hüftgelenk und Wirbelsäule.

Bauchmuskel-Crunch:
Diese Übung ist die Grundausführung einer ganzen Vielzahl von Bauchübungen in Rückenlage. Die Lendenwirbelsäule sollte während der gesamten Ausführung auf den Boden gedrückt werden. Die Einfachheit der Bewegung und ihre gute Trainingswirkung auf verschiedene Bauchmuskelanteile macht sie nach wie vor zu einer empfehlenswerten Übung ohne Gerät. Personen mit Haltungsschwächen sollten unbedingt auch die Rumpfstrecker (Rückenmuskeln) der Lenden- und Brustwirbelsäule trainieren. Der Bauchmuskel-Crunch ist eine sinnvolle Übung im Leistungssport, Breitensport und in der Therapie von Rückenbeschwerden.

Seitstütz mit Hüftabduktion:
Diese Übung ist eine Kombination von Rumpf- und Hüfttraining. Insbesondere die äußeren schrägen Bauchmuskeln (Mm. obliqui externi abdominis), der viereckige Lendenmuskel (M. quadratus lumborum) und die kleinen Gesäßmuskeln (Mm. glutei minimus et medius) werden gekräftigt. Zudem wirkt sie als Ganzkörperstabilisationsübung und entwickelt die seitliche Stützkraft im Schultergürtel. Das obere Bein wird gehoben und gesenkt, während der Rest des Körpers stabilisiert wird. Deutlich schwieriger wird die Übung, wenn das untere Bein im Knie gestreckt wird, so dass man mit der Fußaußenkante stützt.

Einbein-Kniebeuge:
Die Kniebeuge ist in Kap. 10.1 ausführlich beschrieben. Ohne Gerät oder Zusatzlast ist für sportliche Menschen allerdings nur die Einbein-Kniebeuge effektiv zum Training der Gesäß- und Oberschenkelmuskulatur. Das Knie sollte bei der Ausführung nicht vor die Fußspitze geschoben werden, um Überlastungen zu vermeiden. Die Tiefe der Kniebeuge hängt vom Trainingszustand ab. Die Einbein-Kniebeuge kann mit oder ohne Festhalten ausgeführt werden (Abb. 51). Bei dieser Übung stemmt man etwa 93% des eigenen Körpergewichts.

Der »(Trocken-)Schwimmer«:
Diese Übung trainiert die Rückenmuskeln isometrisch und entwickelt auch die Kraft im hinteren Schultergürtel. Sie fördert dadurch intensiv die Aufrichtung der Wirbelsäule im Sinne eines Haltungstrainings. Zudem ist sie die optimale Ausgleichsübung zu Liegestütz und Bauch-Crunch, um einer einseitigen Muskelausbildung entgegenzuwirken. Die Ellbogen werden aus der nach vorn gestreckten Armposition nach hinten oben gezogen. Der Oberkörper wird gehal-

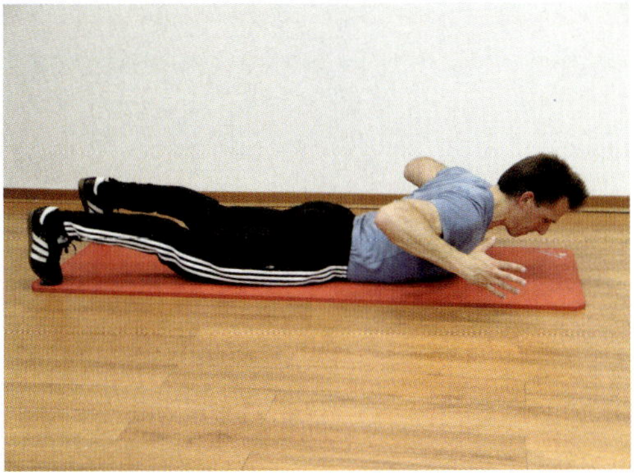

Abb. 71: Bei der Rückenübung »Schwimmer« werden die Arme aus der ausgestreckten Position nach hinten oben gezogen (Die Abbildung zeigt die Endposition).

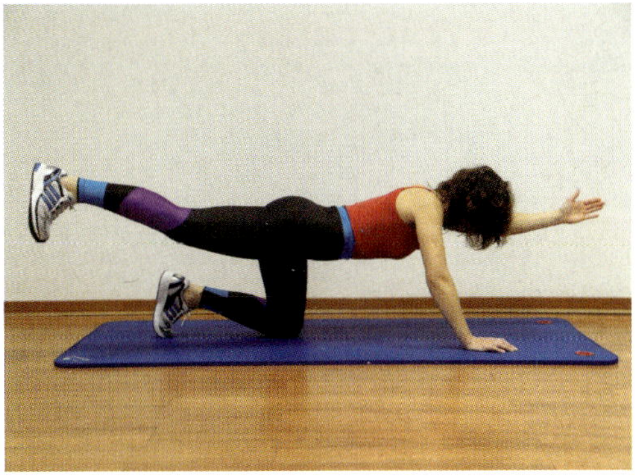

Abb. 73: Das Rückenstrecken diagonal ist eine effektive Übung zur Aktivierung der wirbelsäulenstabilisierenden Muskulatur.

ten oder langsam (ohne Schwung!) wenige Zentimeter angehoben. Die Fußspitzen sind aufgestellt, während die Knie gestreckt über dem Boden gehalten werden.

Wadenheben:

Die Wadenmuskulatur ist mit den Oberschenkel- und Hüftmuskeln unsere dritte Hauptantriebskraft zum Gehen, Laufen und Springen. Sie kann durch beidbeiniges oder (hier gezeigt) einbeiniges Wadenheben auf einer Stufe (Hantelscheibe, Treppe, Telefonbuch) trainiert werden. Weiche Sohlen oder eine Ausführung ohne Schuhe sind wünschenswert. Die Fersen werden unter die Standfläche abgesenkt und dann bis zum höchsten Punkt nach oben gedrückt.

Abb. 72: Das einbeinige Fersenheben an einer Stufe kräftigt die Wadenmuskulatur.

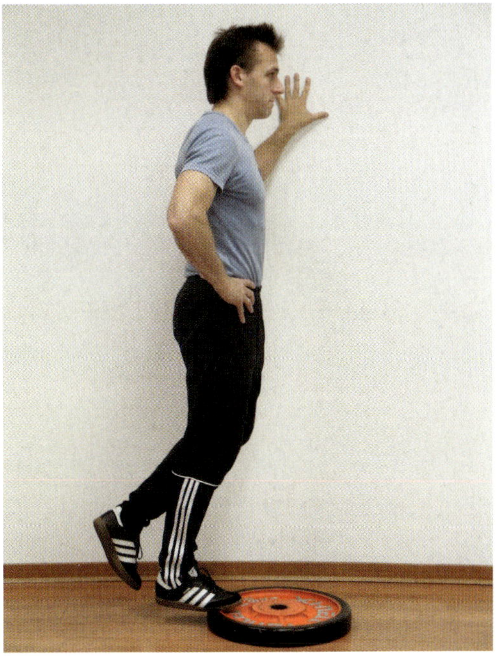

Rückenstrecken diagonal:

Ein »Klassiker« aus dem Wirbelsäulentraining und der Krankengymnastik. Die Übung fördert vor allem das differenzierte Zusammenspiel der Haltemuskulatur und wirkt auf Rücken-, Bauch-, Gesäßmuskeln und Schultergürtel. Es gelingt auch eine effektive Ansteuerung segmentaler Stabilisatoren, z. B. des M. multifidus [3]. Die Stellung wird isometrisch gehalten oder Ellbogen und Knie werden unter dem Körper diagonal zusammengeführt. Besonders für Patienten in geringer konditioneller Verfassung ist diese Übung auch zur Kräftigung geeignet. Bei gesunden, körperlich aktiven Menschen ist die Intensität hingegen häufig zu gering, um einen Krafttrainingseffekt zu erzielen [152].

11 Die Geräte

11.1 Die Hantel

Das klassische Krafttrainingsgerät schlechthin! Seit mehr als 2500 Jahren trainieren Menschen nachweislich mit Hanteln. Sie wurden zunächst aus Stein hergestellt, später aus Bronze und Eisen. Typisch im modernen Leistungssport und Fitnessbetrieb sind heutzutage Langhanteln für das beidhändige und Kurzhanteln für das einhändige Training. ***Langhanteln*** kann man in der Regel mit unterschiedlich schweren Scheiben bestücken, so dass man für jede Übung und jeden Leistungsstand ein geeignetes Gewicht wählen kann, um eine optimale Trainingsbelastung zu gewährleisten. Langhanteln bestehen aus einer Stange, verschiedenen Gewichtsscheiben und einem abnehmbaren Fixiersystem. ***Kurzhanteln*** sind im öffentlich-stationären Trainingsbetrieb meist auf ein bestimmtes Gewicht festgelegt, was die Handhabung erleichtert und die Trainingssicherheit erhöht. Es stehen dann gewöhnlich komplette Kurzhantelsätze (z. B. 1 kg bis 30 kg) zur Verfügung. Für das Heimtraining ist allerdings eine Kurzhantel mit leicht abnehmbaren Scheiben die beste Lösung, um möglichst viele Muskelgruppen mit einem geeigneten Gewicht trainieren zu können. Entscheidend für ein schnelles Wechseln der Gewichte und ein sicheres Trainieren ist das Fixiersystem. Die Fixiersysteme bieten eine große Variationsbreite. Für den Heimbedarf empfehlen sich aus Sicherheitsgründen Fixiersysteme mit Schraubgewinde an der Hantelstange. Sie verhindern das Abrutschen der Gewichte von der Stange während der Übungen. Am bequemsten für das schnelle Wechseln der Hantelscheiben sind Federverschlüsse. Sie sichern das Abrutschen der Gewichte allerdings nicht so optimal wie Gewindesysteme. Von der Fixierung durch Inbusschrauben, die auf die glatte Haltestange gedreht werden, ist aus Sicherheitsgründen abzuraten. Verschlüsse, die auf Wettkampfstangen gedreht werden, sind im Gewicht genormt (z. B. 2,5 kg) und von hoher Qualität und daher sicher. Die Griffstangen sind normalerweise gerade und zur besseren Griffigkeit »gerändelt«.

Abb. 74: Ein Kurzhantelset mit Schraubverschlüssen verbindet Sicherheit und Effektivität im Heimtraining

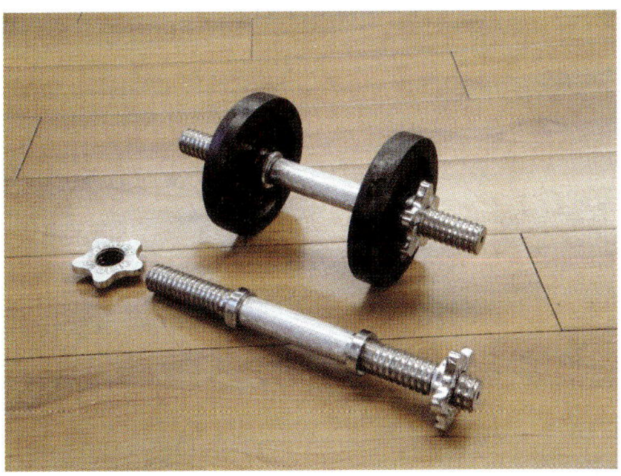

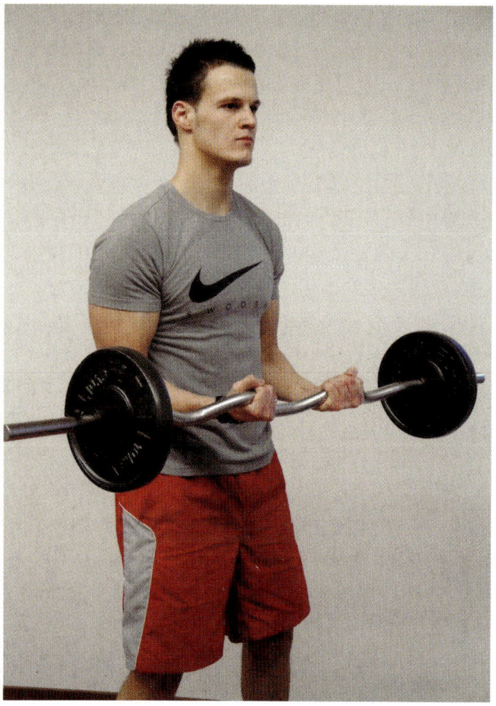

Abb. 75: Die geschwungene SZ-Stange entlastet beim beidarmigen Bizepscurl Handgelenke und Ellbogen.

Geschwungene ***SZ-Stangen*** ermöglichen bei Übungen wie Armbeugen (Bizepscurls) oder Armstrecken (Trizepsdrücken) eine schonendere Handgelenksstellung, wodurch Überlastungen vorgebeugt werden kann.
Hanteln bieten eine nahezu unerschöpfliche Übungsvielfalt. Erlauben isolierte und komplexe Bewegungen, können sehr langsam oder sehr schnellkräftig bewegt werden. Es gibt nur wenige Bewegungen der Gelenke des Körpers, die sich mit Hanteln nicht effektiv trainieren lassen (z.B. Hüftadduktion, Schulterinnenrotation, Bewegungen der Halswirbelsäule).

Hanteln bieten einen sehr alltagsnahen Widerstandsverlauf, da Kraftanstrengungen im Alltag häufig das Heben und Tragen von Lasten beinhalten. Steht der Trainierende frei im Raum, muss er seinen Körper gut stabilisieren, um gezielte Übungen durchführen zu können. Daher ist das Hanteltraining (im Stehen) koordinativ anspruchsvoll und fördert die Stabilisierungsfähigkeit von Becken, Wirbelsäule und Schultergürtel.

In neuerer Zeit finden zunehmend auch wieder Rundgewichte (***Kettlebells***) Verwendung im Fitness- und Leistungstraining. Diese – schon im 19. und frühen 20. Jahrhundert in Europa verbreiteten – Kugelhanteln mit Griff werden häufig in komplexen Bewegungen geschwungen und trainieren dadurch insbesondere die intermuskuläre Koordination und den gesamten Körper. Typische Übungen sind das Schwingen zwischen den Beinen, einarmiges Reißen, Umsetzen und Stoßen. Die Hanteln werden traditionell im russischen Kraftsport verwendet, weshalb ihre Gewichtsstufen häufig in der russischen Maßeinheit »Pud« (16 kg) gerechnet werden. So haben sie ein Gewicht zwischen 4 (1/4 Pud) und 32 kg (2 Pud).

11.2 Krafttrainingsmaschinen

Krafttrainingsmaschinen haben gegenüber Übungen mit dem eigenen Körpergewicht, mit Hanteln oder anderen Trainingsgeräten folgende Vorteile:
- die Widerstände sind präzise dosierbar (feine Gewichtsabstufungen sowohl für die geringe Belastbarkeit im Rehabilitationstraining als auch für hohe Lasten im Leistungssport)
- einzelne Muskeln bzw. Muskelgruppen sind isoliert trainierbar (Nachbargelenke werden fixiert)
- günstige Trainingsbedingungen für Muskelgruppen, die ohne Geräte schwer erreichbar sind (z.B. Halswirbelsäulenstreckmuskulatur, Rumpfrotatorenmuskeln)
- Belastung des Muskels über die volle Bewegungsamplitude eines Gelenks

- Anpassung der Belastung an die physiologische Kraftkurve des Muskels, was eine gleichmäßige Beanspruchung über die gesamte Bewegungsbahn ermöglicht
- gehobene Trainingssicherheit für Untrainierte (insbesondere Kinder und Ältere)
- Krafttests für einzelne Muskeln bzw. Muskelgruppen besser möglich
- erweiterte Krafttestmöglichkeiten durch Verbindung der Maschine mit einem PC (Darstellung von Drehmomenten und Kraft-Zeit-Kurven)

Als Nachteile von Krafttrainingsmaschinen gelten:
- geringe koordinative Anforderungen an den Trainierenden
- alltagsferne bzw. sportartunspezifische Beanspruchungen
- großer Platzbedarf
- hohe Kosten für Anschaffung und Wartung
- bedenkliche Scherbelastungen und Zwangslagen bei unzureichenden Verstellmöglichkeiten und Bewegungsbegrenzungen

Bereits im 19. Jahrhundert sind speziell konstruierte, mit Gewichten bestückte Maschinen zu Trainingszwecken eingesetzt worden. Den großen Durchbruch in der Moderne hatten sie allerdings erst durch die Entwicklung und Verbreitung der Nautilus-Trainingsmaschinen von Arthur Jones in den 1970er Jahren. Seitdem sind Krafttrainingsmaschinen ständig verbessert und modernisiert worden. Ein besonderes Merkmal moderner Krafttrainingsmaschinen sind Vorrichtungen, die den Widerstandsverlauf variieren. Über Lochscheibensysteme oder nierenförmige Umlenksysteme bzw. Gegengewichte wird versucht, den Widerstand der Maschine an die jeweilige Kraftkurve der trainierten Muskulatur anzupassen. Dadurch erreicht man in jedem Gelenkwinkel eine hohe Beanspruchung des Muskels, was die Trainingseffektivität für bestimmte Zielsetzungen (Muskelaufbau, Kraftausdauer) steigert.

Moderne Krafttrainingsmaschinen bieten individuelle Verstellmöglichkeiten bezüglich Sitzhöhe, Polsterfixierungen, Hebellänge der Widerstandspolster, Achsenpositionierung, Festlegung der Bewegungsamplitude usw. Bei Körperhöhen unter 160 cm ist die individuelle Positionierung häufig problematisch, weshalb es mittlerweile spezielle Krafttrainingsmaschinen für Kinder gibt. Auch bei Körpergrößen über 190 cm treten oft Schwierigkeiten für eine physiologisch günstige Positionierung des Trainierenden auf.

Der Widerstand wird in den meisten Fällen über Gewichtsplatten in Form eines Stecksystems reguliert, seltener über Gewichtsscheiben. Die Gewichte werden

Abb. 76: Geführte Bewegungen an Maschinen bieten für Untrainierte bezüglich Sicherheit und Effizienz einige Vorteile. Allerdings weichen koordinative Anforderungen und Bewegungsbahn beim Bankdrücken an der Multipresse (Bild) deutlich vom Bankdrücken mit der freien Hantelstange ab, so dass Übertragungseffekte nur eingeschränkt gewährleistet sind.

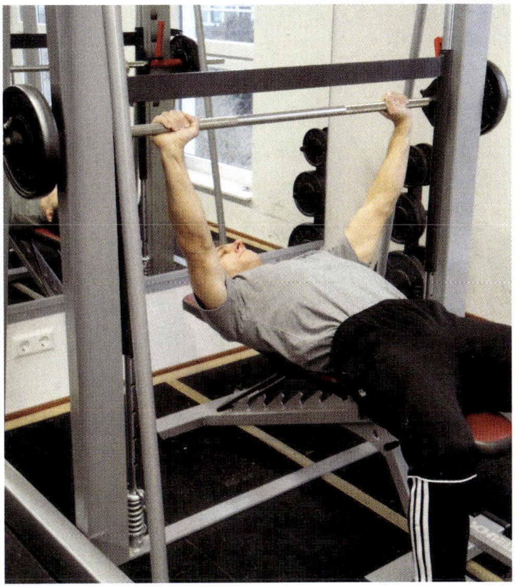

durch rein mechanische Übertragung von Griffhebeln, Widerstandspolstern oder Fußbrettern bewegt.

Bei ***isokinetischen Trainingsgeräten*** wird die äußere Bewegung in konstanter Geschwindigkeit absolviert (griech. Iso = gleich, kinesis = Bewegung), wodurch Belastungsspitzen im Bewegungsablauf vermieden werden sollen. Der Muskel erhält in jeder Winkelstellung einen seinen Kraftfähigkeiten angepassten Widerstand. Ein solches Training eignet sich besonders für die medizinische Rehabilitation und für das Training von Wassersportlern (Ruderer, Kanuten, Schwimmer), da die Kontraktionsform hier ähnlich ist. Für Sportarten mit schnell- und reaktivkräftigen Kontraktionsformen ist das isokinetische Training wenig effektiv [59].

Der Widerstand dieser Geräte wird heute vorwiegend elektronisch bzw. elektromagnetisch erzeugt [99], früher häufig über Zentrifugalbremsen oder hydrodynamische Mechanismen [192]. Frühe Isokineten boten daher in der Regel nur ein rein konzentrisches Training. Dies ermöglichte zwar eine schnellere Regeneration und eine Vermeidung von Muskelkater. Die alltagsnahen und hochwirksamen Effekte eines exzentrischen Trainings auf die Muskulatur konnten allerdings nicht genutzt werden. Moderne Isokinetik-Geräte haben daher in der Regel auch exzentrische Widerstandsformen im Programm. Man kann bei diesen Geräten individuell entscheiden, ob rein konzentrisch, konzentrisch-exzentrisch oder nur exzentrisch trainiert werden soll. Für die Kraftdiagnostik sind isokinetische Geräte besonders interessant, da neben einem isometrischen Maximalkrafttest auch die Kraft in der Bewegung, also in verschiedenen Winkelstellungen bei verschiedenen Winkelgeschwindigkeiten gemessen werden kann.

Abb. 77: Für Schnellkraftsportler ist das isokinetische Training wenig geeignet. Sportartspezifischer sind z.B. Schwungübungen mit einer Kettlebell.

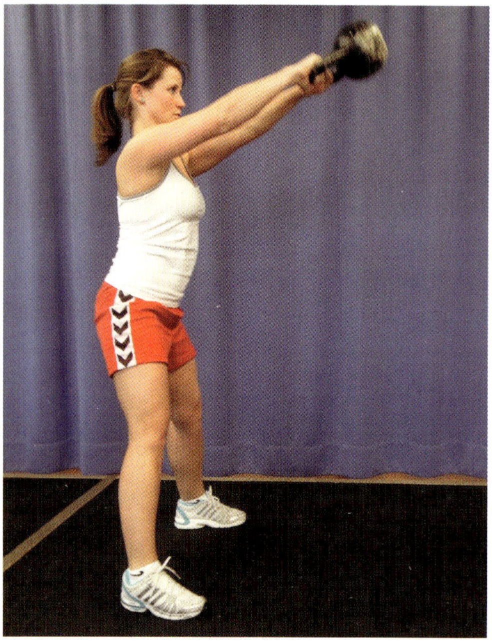

Beim ***desmodromischen Krafttraining*** wird mit höchstem Krafteinsatz gegen einen computergesteuerten Widerstandshebel gearbeitet, dessen Geschwindigkeit variabel festgelegt werden kann. Das System fordert in jeder Bewegungsphase, konzentrisch wie exzentrisch, die maximale Beanspruchung der Muskulatur, was eine hohe Reizsetzung ohne Belastungspausen ermöglicht. Dadurch kann die Muskulatur energetisch voll ausgeschöpft werden, was vor allem im Muskelaufbau und Kraftausdauertraining eine entscheidende Rolle spielt. Bei geeigneten Bewegungsgeschwindigkeiten werden auch erhebliche Trainingseffekte für die schnellen, weißen Typ-II-Muskelfasern erzielt, was ein effektives Training von Schnellkraftfähigkeiten ermöglicht [58]. Moderne isokinetische und desmodromische Trainingssysteme sind sehr kostspielig und daher noch weitgehend auf den Bereich der medizinischen Rehabilitation, den Hochleistungssport und die Forschung begrenzt.

11.2.1 Maschinentraining oder Freihantelübungen?

In diesem Zusammenhang soll kurz auf die Diskussion eingegangen werden, ob freien Gewichten (also Hanteln) oder Krafttrainingsmaschinen der Vorzug im Training gegeben werden sollte.

Häufig werden Maschinen, insbesondere im gesundheitsorientierten Training und im Anfängerbereich, als geeignetere Trainingsmittel angesehen, da sie weniger Risiken bergen und geringere sportliche Voraussetzungen erfordern als Freihanteln. Mit Sicherheit ist beim Training mit freien Gewichten beim Anfänger eine sorgfältigere Bewegungskontrolle und Beaufsichtigung des Trainierenden durch den Trainer notwendig, um ein effektives und risikofreies Training sicherzustellen. Allerdings gelten freie Gewichte als geeigneter für eine vielseitige und lückenlose Ausbildung aller Muskelgruppen sowie für den Erwerb koordinativer Fähigkeiten, die die Kraft im normalen Bewegungsalltag besser nutzbar machen. Auch bezüglich der Fähigkeit zur Gelenk- und Wirbelsäulenstabilisierung als Schutzfaktor von Verletzungen und Schäden in Sport und Alltag können Freihanteln vermutlich mehr leisten als Maschinen. Insbesondere die Haltemuskulatur der Wirbelsäule wird bei vielen Freihantelübungen, die eigentlich für andere Muskelgruppen durchgeführt werden, als Nebeneffekt mittrainiert. So werden die Rückenstreckmuskeln z. B. beim Freihantelrudern in Vorneige oder beim Bizepscurl mit der Langhantel stark gefordert. Maschinentraining kann den Einstieg in das Krafttraining erleichtern, bietet aber niemals die vielseitige Körperschulung und -ausbildung wie ein Freihanteltraining. Meist empfiehlt sich eine sinnvolle Kombination, um maximale Effekte zu erreichen.

Es werden zwar vereinzelt Hinweise auf eine etwas höhere Verletzungsrate im Freihanteltraining gegenüber dem Maschinentraining gefunden [151, 179, 210], dennoch können auch schlecht konstruierte Kraftmaschinen zu Verletzungen und Überlastungsschäden führen.

Nachteile ergeben sich, wenn (insbesondere ältere) Maschinen nicht optimal auf die individuellen Körpermaße eingestellt werden können und durch ihre starre Führung den Gelenken Wege »aufzwingen«, die nicht dem physiologischen (also gemäß der Bauart des Gelenks sinnvollen) Bewegungsablauf entsprechen. Dies ist z. B. beim geführten Bankdrücken an der Multipresse der Fall, wo der typische, kurvenartige Verlauf des Drückens mit der Freihantel, den erfahrene Kraftathleten zeigen, nicht möglich ist [139].

Ich würde immer empfehlen, dem Krafttrainingsanfänger im Fitnesssport eine Mischung aus einfachen Freihantelübungen und Maschinen zu verordnen und im Laufe der Zeit anspruchsvollere Hantelübungen in den Trainingsplan zu integrieren. Man sollte die Vorteile beider Gerätearten optimal nutzen, um den maximalen Trainingserfolg zu gewährleisten. Bei Gewichthebern und Powerliftern ist es selbstverständlich, dass die Langhantel von Anfang an in das Training integriert sein muss und im Mittelpunkt des Leistungsaufbaus steht. Es gilt aber immer, dass Freihantelübungen unbedingt zunächst unter sorgfältiger Traineraufsicht erlernt werden müssen.

11.3 Die Seilzugmaschine

Der Seilzug ist an Vielseitigkeit von keiner anderen Krafttrainingsmaschine zu übertreffen, sofern die Zughöhe variabel verstellbar ist und zwei Seile über ein System von festen und losen Rollen als Widerstandsgeber nutzbar sind.

Der Seilzug ermöglicht ein ein- oder mehrgelenkiges Training, zwei- oder dreidimensionale Bewegungsmuster sowie das Training jeder beliebigen Muskelgruppe des Körpers. Der koordinative Anspruch von Seilzugübungen ist dem Hanteltraining vergleichbar, allerdings kann die Wirkungsrichtung des Widerstands bei verstellbarer Zughöhe beliebig variiert werden. Dadurch kann die Belastung in bestimmten Gelenkwinkeln erhöht bzw. reduziert werden. Die größte Belastung ist in dem Gelenkwinkel gegeben, in dem die Wirkungslinie des Seilzugs im rechten Winkel (90°) zur Längsachse des bewegenden Körperteils steht.

Abb. 78: Eine Seilzugmaschine ermöglicht eine nahezu unbegrenzte Vielfalt an Übungen.

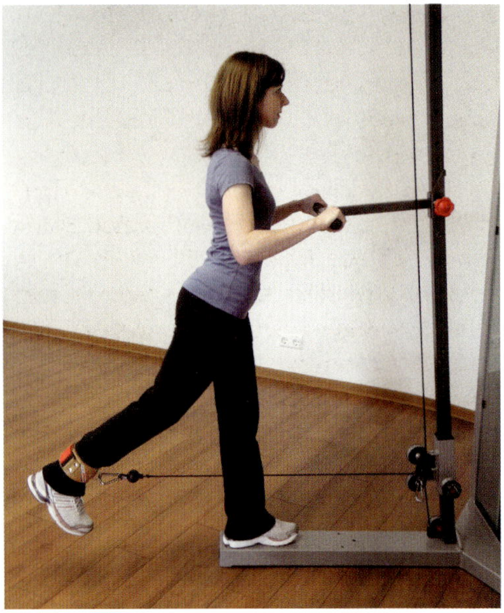

Ein einfacher Seilzug ohne lose Rollen überträgt die Gewichtslast 1:1, während jede lose Rolle die Last um 50% reduziert, da hier das Prinzip des »Flaschenzugs« wirksam wird. Neben einer Halbierung der Last findet hierdurch gleichzeitig eine Halbierung der Beschleunigungs- und Bremskräfte (Trägheitsreduktion) statt [75], so dass ein Seilzug mit losen Rollen ein gelenkschonendes Training ermöglicht. Zudem ist die Widerstandsdosierung in sehr kleinen Schritten möglich und der kleinste, wählbare Widerstand meist sehr gering (z.B. 1,25–2,5 kg statt 5–10 kg). Für das Training großer, kräftiger Muskeln, z.B. Latissimus-Ziehen oder Ruderbewegungen, eignet sich durchaus ein einfacher Seilzug ohne lose Rollen. Für das Training kleinerer Muskeln, insbesondere im Bereich des medizinischen Aufbautrainings, ist ein Seilzug mit losen Rollen sinnvoller.

Ein Seilzugtraining mit Trägheitsreduktion (also mit losen Rollen) ist für die folgenden Muskeln besonders geeignet:
- Schulterrotatoren (Rotatorenmanschette)
- Deltamuskeln
- Hüftrotatoren (z. B. M. piriformis)
- Hüftabduktoren und -adduktoren
- Muskeln, die die Handgelenksstellung beeinflussen (insbes. Pro- und Supinatoren, Ulnar- und Radialduktoren)

Auch bei schnellkräftigen Übungen am Seilzug (z.B. Simulation von Wurf-, Stoß- oder Schussbewegungen) ist eine Umlenkung über ein System loser Rollen (2–4) besonders günstig, um die notwendigen Beschleunigungskräfte material- und gelenkschonend zu erzeugen.

Der Widerstand der Seile wird meist über Griffe, Schlaufen, Gurte oder Manschetten auf den Körper übertragen. Durch den Einsatz von Schlaufen und Gurten kann der Widerstandsgeber an einer beliebigen Stelle des Körpers angebracht werden, so dass ein verletztes Gelenk beim Training unbelastet bleibt bzw. selbst bei fehlender Greiffunktion der Hand ein Training der oberen Extremität und des Schultergürtels möglich ist. Bei Einhandgriffen und kurzen Griffstangen reduziert sich die Handgelenksbelastung, wenn das Griffteil drehbar gelagert ist. Überlastungen können auf diese Weise vermieden werden.

11.4 Elastische Widerstände: Therabänder und Expander

Im Krafttraining werden elastische Widerstände verschiedener Art eingesetzt. Am häufigsten kommt wohl das so genannte ***Theraband*** (von »Therapie-Band«) zur Anwendung. Seine bevorzugten Einsatzbereiche liegen in der Krankengymnastik (Physiotherapie), im Fitnessbereich (insbesondere in Kursen) und im privaten Heimtraining. Man bezeichnet es oft als »kleinstes Fitnessstudio der Welt«, da es ein Training sämtlicher Muskelgruppen ermöglicht. Die große Beliebtheit des Therabandes ergibt sich neben der Übungsvielfalt aus dem niedrigen Preis und seiner Handlichkeit, die es ermöglicht, es problemlos auf Reisen mitzuführen. Das Training mit Gummizügen beruht auf dem Prinzip, dass ein Gummiband, wenn man es über seine Ruhelänge hinaus auseinander zieht, einen Widerstand erzeugt, der mit zunehmender Dehnung ansteigt, und zwar proportional zu seiner prozentualen Verlängerung (Hook'sches Gesetz). Dehne ich also ein Gummiband um 20%, erhöht sich der Widerstand um eben jene 20%. Die Tatsache, dass ein Theraband den Widerstand mit zunehmender Dehnung verstärkt, ist allerdings auch seine Schwäche: Die physiologische Kraftkurve eines Muskels ist meist derart gestaltet, dass er in leichter Dehnung seine höchste Kraft entfalten kann, während er mit zunehmender Kontraktion ungünstigere Umstände zur Kraftentwicklung hat. Das Theraband bietet mit zunehmender Dehnung dem Muskel, der sich immer stärker verkürzt, mehr Widerstand. Somit kommen der hohe Widerstand des Therabands und der schwächere Arbeitsbereich des Muskels zusammen, wodurch insbesondere bei großräumigen Bewegungen nur an deren Ende eine hohe Beanspruchung der Muskulatur stattfindet. Einen großen Teil der Bewegungsstrecke wird der Muskel unterfordert und somit nicht optimal trainiert. Dieses Problem kann man zum Teil dadurch mindern, dass ein sehr langes Band verwendet wird, so dass die prozentuale Verlängerung gering bleibt.

Es gibt allerdings auch Beispiele, wo die Widerstandsentwicklung eines Gummizugs der physiologischen Kraftkurve aus Gründen der spezifischen Biomechanik dieser Bewegungen nahe kommt: Beim Armstrecken steigt das Kraftpotential des Trizepsmuskels mit zunehmender Streckung, also mit zunehmender Länge des Therabandes. Ebenso verhält es sich beim Kniestrecken in einer so genannten »geschlossenen kinematischen Kette«, wie z.B. bei einer Kniebeuge oder einer Beinpresse. Somit eignet sich das Training mit einem Theraband insbesondere für Übungen mit sehr kleiner Bewegungsamplitude, für statische Muskelanspannungen (z.B. durch Umbinden von Rumpf oder Extremitäten) sowie für Trizeps- und Beinstemmübungen.

Ein weiteres Problem des Therabandes neben der physiologischen Kraftkurve der Muskulatur ist die Schwierigkeit, den Widerstand exakt zu dosieren und zu reproduzieren. Fixiert man das Theraband an einem festen Gegenstand oder Griff, müsste man sich jedes Mal mit exakt gleichem Abstand zu der Fixierung aufstellen, das Band mit der exakt gleichen Länge um die Hand wickeln und den Bewegungsbereich konstant halten, um den gleichen Widerstand wie im vorangegangenen Training herzustellen. Dies wird in der Trainingspraxis häufig nicht gemacht, wodurch der Widerstand für den zu trainierenden Muskel jedes Mal variiert, was eine systematische Steuerung der Belastung verhindert, die für einen optimalen Trainingsfortschritt sinnvoll wäre.

Trotz dieser Nachteile sind im therapeutischen Bereich Therabänder seit Jahrzehnten erfolgreich im Einsatz. Sie bestehen üblicherweise aus Naturlatex und werden in verschiedenen Stärken angeboten. Dabei gilt: je dunkler die Farbe, desto stärker der Widerstand. So gibt es in aufsteigender Reihenfolge die Farben Beige, Gelb, Rot, Grün, Blau, Schwarz und sogar Silber und Gold (für Leistungssportler).

Bei Menschen mit einer Latexallergie können die Bänder allergische Hautreaktionen hervorrufen. Es gibt für diesen Fall Halteschlaufen (z.B. aus Nylon), die im Fachhandel erhältlich sind und bei einigen Trainingssets bereits mitgeliefert werden. Die empfohlene Bandlänge liegt bei ca. 200 cm [112, 191]. Für einen erweiterten Einsatz (Kniebeugen, Seitheben o.ä.) sind bis zu 250 cm zweckmäßig. Beim Training sollten keine scharfkantigen Schmuckstücke oder Uhren getragen werden und keine Turnschuhe mit starkem Sohlenprofil. Zudem sollte man das Band nicht mit Wasser abwaschen, da dies die Talkumschicht zerstört und zu Verklebungen führt.

Andere Geräte, die mit Gummizügen arbeiten sind z.B. so genannte ***Tubes*** (engl. »tube« = Röhre, Schlauch). Tubes sind Gummischläuche mit Handgriffen, die wie die Therabänder in verschiedenen Stärken angeboten werden. Manchmal sind diese Schläuche auch an Stäben befestigt oder in Kraftmaschinen integriert (Abb. 43). Im Fitnesstraining sind Tubes vor allem im Kursbereich zu finden.

Alteingesessene Vertreter der elastischen Trainingswiderstände sind der Expander und das Deuserband. Das Deuserband ist ein ringförmiges Kautschukband, das der Physiotherapeut der deutschen Fußballnationalmannschaft Erich Deuser entwickelte, und das seit 1967 auf dem Markt erhältlich ist. Es ist in vielen Sportarten, z.B. auch im Krafttraining der Schwimmer, ein sehr beliebtes Trainingsgerät. Auch das Deuserband gibt es in verschiedenen Stärken. Expander bieten aufgrund ihrer Konstruktion nur ein sehr kleines Repertoire an Übungen. Insbesondere die Arm- und Schultermuskulatur lässt sich effektiv kräftigen. Der Widerstand wird über Zugfedern, Gummizüge oder elastische Schnüre erzeugt, die zwischen zwei Handgriffen befestigt sind. Er lässt sich durch Ein- oder Aushängen der Züge variieren. Bei qualitativ schlechter Fixierung der Züge besteht Verletzungsgefahr. Eine sehr kostengünstige Variante des elastischen Widerstandstrainings ist die Verwendung alter Fahrradschläuche, deren Einsetzbarkeit aufgrund des relativen starken, schnell ansteigenden Widerstands (hoher Elastizitätsmodul!) allerdings begrenzt ist.

11.5 Zusatzgewichte am Körper

Die meisten Zusatzgewichte im Krafttraining werden mit den Händen gehalten oder sind in Krafttrainingsmaschinen integriert. Eine weitere Möglichkeit ist die Befestigung von Zusatzgewichten am Körper. Gewichtsmanschetten werden (meist per Klettverschluss) an Armen oder Beinen befestigt und erhöhen den Widerstand für Rumpf- und Extremitätenübungen im niedrigen Leistungsbereich, z.B. im Training von Rehabilitanden, Kindern, Senioren oder im Heimtraining. Aufgrund ihres geringen Gewichts (0,5–2,5, selten bis 5,0 kg) und der eher lockeren Befestigung eignen sie sich in der Regel nicht für das leistungssportliche Training. Gewichtswesten sind hingegen auch für spezifische Trainings- oder Wettkampfübungen im Leistungssport als Zusatzgewichte verwendbar. Gewichtswesten beeinträchtigen kaum die technischen Abläufe der Bewegung und werden z.B. im Sprungkrafttraining oder bei Bergläufen eingesetzt. Ansonsten kommen sie im Krafttraining bei klassischen Übungen mit dem eigenen Körpergewicht, z.B. Liegestütz, Klimmzüge oder Dips (Barrenstütz), zur Anwendung. Es gibt Gewichtswesten für Frauen und Männer, deren Gewicht variabel angepasst werden kann, sofern die Gewichte herausnehmbar sind. Das Maximalgewicht angebotener Westen liegt im Bereich von ca. 35 kg (Frauen) bzw. 75 kg (Männer). Für den üblichen Bedarf ist eine Bestückung mit maximal 10–15% des Körpergewichts (also ca. 6–15 kg) als ausreichend anzusehen. Etwas aus der Mode gekommen sind so genannte Eisenschuhe. Diese wurden früher vor allem im Bein- und Hüftmuskeltraining sowie im Bauch- und Rückentraining eingesetzt. Durch ihre Widerstandsgebung am Ende der Extremität entstehen enorme Lasthebel, die bei schlechter technischer Ausführung Anfänger überlasten können, insbesondere im Rumpfkrafttraining. Ihre schwierige Handhabung macht sie im normalen Trainingsbetrieb relativ entbehrlich. Das Grundgewicht der Schuhe liegt meist bei etwa 2,5 kg. Häufig sind zusätzliche Gewichte, ähnlich wie bei der Gewichtsweste, abnehmbar und damit die Widerstände variabel zu gestalten. Eine weitere Möglichkeit Zusatzgewichte am Körper zu befestigen sind spezielle Gürtel (Dipgürtel), die vorne mit Ketten ausgestattet sind, an denen Gewichtsscheiben aufgehängt werden können. Sie werden vor allem bei Klimmzügen, Dips (Barrenstütz) und speziellen Varianten der Kniebeuge eingesetzt.

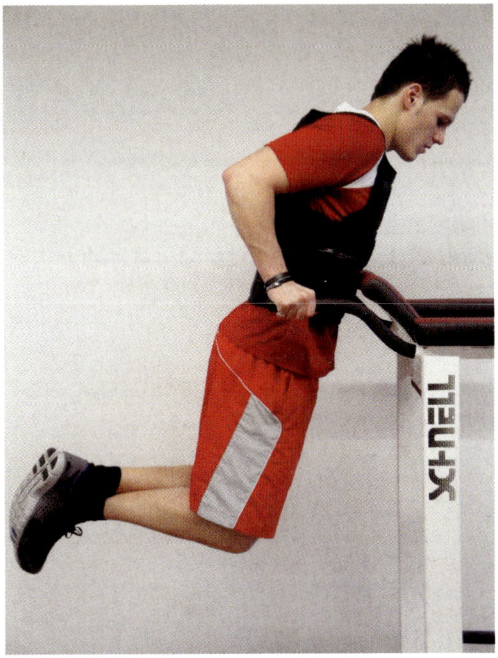

Abb. 79: Eine Gewichtsweste ermöglicht bei Übungen mit dem eigenen Körpergewicht eine effektive Belastungssteigerung. Hier ein Trainierender beim Barrenstütz (Dip).

11.6 Besondere Geräte und Hilfsmittel

Bei der Erfindung von Widerständen und anderen Hilfsmitteln, die zum Krafttraining genutzt werden können, sind der Fantasie keine Grenzen gesetzt. Eine Aufzählung kreativer Innovationen zum Krafttraining könnte ein eigenes Buch füllen, weshalb wir es bei einigen wenigen Beispielen belassen wollen, die im modernen Krafttraining häufig zu finden sind. Ein zur Zeit sehr verbreitetes Trainingsgerät für das sensomotorische Krafttraining ist ein elastischer Stab mit leichten Gewichten an beiden Enden. Der Stab wird zum Schwingen (Oszillieren) gebracht, um dadurch einen starken sensomotorischen Reiz auf die jeweiligen Gelenksysteme auszuüben. Besonders bedeutsam ist diese Trainingsform für die Gelenke der oberen Extremität (Schulter, Ellbogen, Handgelenke). Man kann diese Geräte, die entweder zwei- oder dreidimensional schwingen können aber auch im Wirbelsäulentraining oder für die untere Extremität einsetzen, insbesondere wenn man sie mit instabilen Unterlagen kombiniert. Vor allem die so genannte »Tiefenmuskulatur«, d.h. die gelenknahen, vorwiegend stabilisierenden Muskeln, sollen von den oszillierenden Geräten profitieren. Den tatsächlichen Nutzen dieser viel gepriesenen und im Fitness- und Rehabilitationsbereich verbreiteten Geräte müssen Studien erst erbringen. Die Effekte des besser erforschten Trainings auf Vibrationsplatten dürfen nicht auf diese Geräte übertragen werden.

Aus der Physiotherapie und Rückenschule stammt der Sitzball, ein großer mit Luft gefüllter Gummiball von 55–75 cm Durchmesser, auf dem kräftigende Übungen mit erhöhter sensomotorischer Komponente durchgeführt werden. Er wird vor allem für Übungen zur Rumpf- und Hüftstabilisierung, u.a. im so genannten »Core-Training« (Kap. 6.4.1), eingesetzt, weshalb dieses ehemals vorwiegend medizinisch genutzte Gerät mittlerweile auch im Leistungssport zu finden ist [219].

Abb. 80: Der Bauch-Crunch auf einem Sitzball erhöht die sensomotorische Anforderung an den Trainierenden.

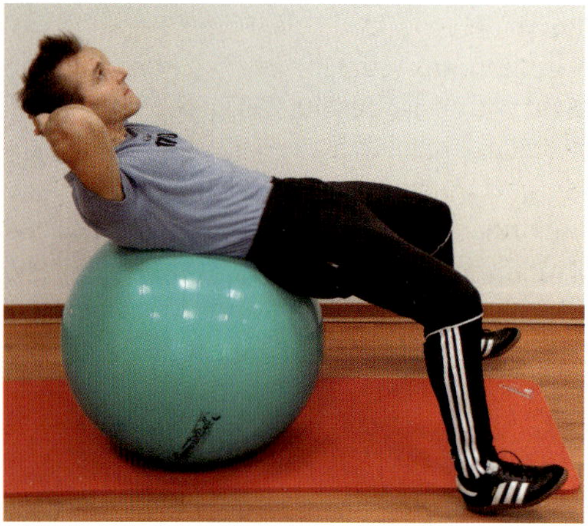

Interessante Hilfsmittel kommen in neuerer Zeit auch im Hanteltraining zum Einsatz: Um die Ausbelastung der Muskulatur im Freihanteltraining zu intensivieren, werden im leistungsorientierten Training starke Gummizüge und schwere Ketten (9–13 kg) benutzt, um die biomechanisch günstigen Bewegungsphasen bei einer Hantelübung zu erschweren und dadurch den Trainingseffekt zu erhöhen. Hängt man beispielsweise eine lange, schwere Kette beidseits an die Langhantel beim Bankdrücken, so liegt ein Teil von ihr auf dem Boden, der beim Hochdrücken zunehmend den Widerstand erhöht. Den gleichen Effekt erreicht man mit starken Gummizügen, die ihren Widerstand mit zunehmender Dehnung erhöhen und dadurch eine Steigerung der Trainingsbeanspruchung beim Kreuzheben und Bankdrücken bewirken. In der Kniebeuge werden Gummizüge häufig auch als »Widerstandsnehmer« in der tiefen Beugephase verwendet, indem sie als Schlingen von oben herabhängen. Die Hantel spannt beim Absinken die Gummizüge, die einen Teil der Last aufnehmen. Im Prinzip sind diese Hilfsmittel der Versuch, bei Freihantelübungen den Widerstand an die physiologische Kraftkurve der Muskeln bzw. Muskelketten anzupassen, wie es seit langem im Maschinentraining üblich ist.

11.7 Die Turnhallenausstattung

Die Klassiker der Turnhallenausstattung (Kasten, Medizinbälle, Turnbänke, Sprossenwand etc.) haben nach wie vor im Kinder- und Jugendbereich, im Seniorentraining, aber auch zum Teil im Leistungssport ihren Nutzen für ein effektives Kräftigungstraining. Sprünge auf, über und vom Turnkasten trainieren die Schnellkraft. In Bauchlage

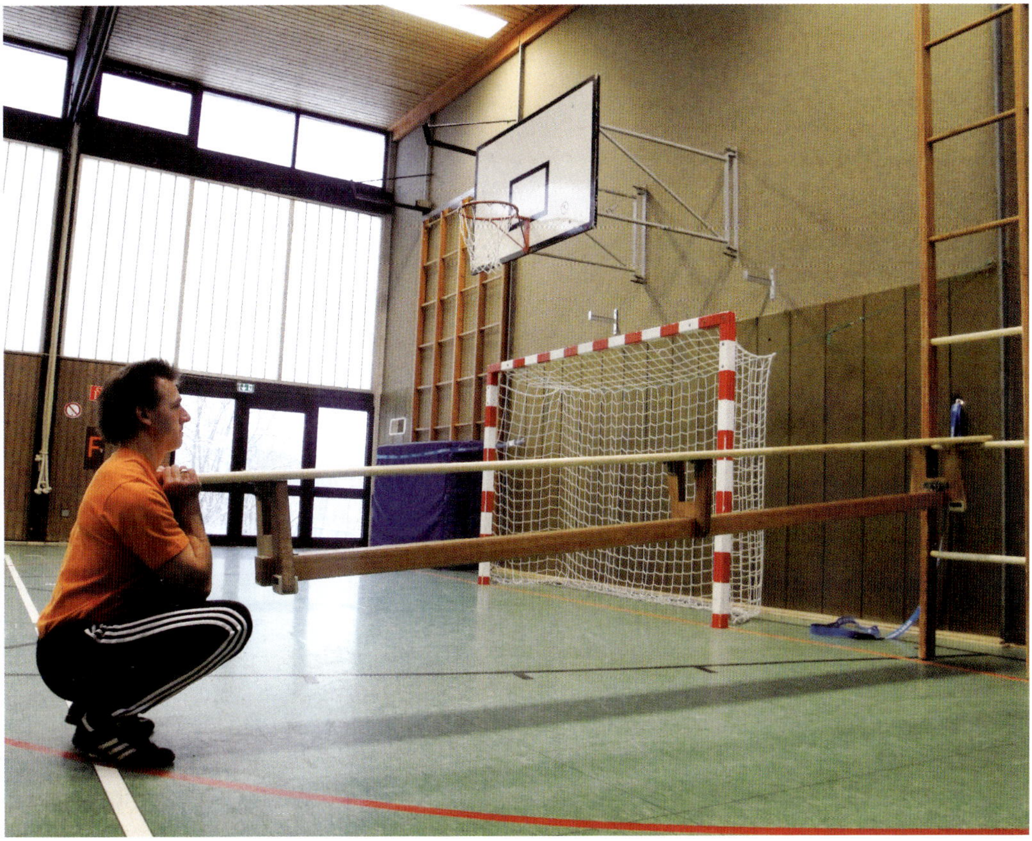

Abb. 81: Krafttraining in der Turnhalle: Eine eingehängte Turnbank dient als Zusatzlast für eine Stemmübung zur Entwicklung der Beinkraft.

kann ein großer Turnkasten zum Rückentraining genutzt werden, wenn der Oberkörper frei überhängend angehoben und die Beine von einem Partner fixiert werden. Ein Überhängen der Beine in Bauchlage ermöglicht ein effektives Training der Hüftstrecker (= Gesäßmuskeln). Medizinbälle werden häufig für das Schnellkraft- oder Kraftausdauertraining der Arm- und Schultermuskulatur eingesetzt. Auch für das Rumpfkrafttraining sind sie als gehaltenes Zusatzgewicht effektiv. Mittlerweile gibt es Medizinbälle mit Griffen, damit ihre Vorteile (weiche Oberfläche, Körper- und Bodenkontakt unproblematisch) bei Verringerung ihrer Nachteile (Unhandlichkeit) genutzt werden können. Darüber hinaus bieten sich für das Krafttraining im Schulsport Turnbänke für Zug- oder Schiebeübungen in Bauchlage an. Die Kletterseile ermöglichen das intensive Training der Arm- und Rückenmuskulatur (insbesondere M. latissimus dorsi). Der »gute, alte« Barren kann durch Hangel-, Stütz- und Halteübungen ebenfalls als effektives Krafttrainingsgerät dienen. Die Sprossenwand ermöglicht Kletterübungen, Beinheben im Hang, Klimmzüge und das Einhängen von Turnbänken, an denen man sich hochziehen kann (Kindertraining) bzw. die aus der Kniebeuge gestemmt werden müssen (Erwachsenentraining).

12 Verletzungen und Überlastungsschäden

Wie bei jeder sportlichen Betätigung, kann es auch beim Krafttraining zu Verletzungen und Überlastungsschäden kommen. Eine ***Verletzung*** ist ein Gewebeschaden, der plötzlich, z.B. durch eine starke Gewalteinwirkung oder eine übermäßige Belastung, eintritt. Ein ***Überlastungsschaden*** ist hingegen ein Gewebeschaden, der sich schleichend entwickelt, wenn über einen längeren Zeitraum Belastungen auftreten, die einzeln betrachtet nur unbedeutende, minimale Schädigungen auslösen, deren Summe über einen längeren Zeitraum jedoch zu einer spürbaren und ernsthaften Beeinträchtigung führt. Ursache einer Verletzung bzw. eines Überlastungsschadens ist immer ein Missverhältnis von Belastung und Belastbarkeit. Die äußere ***Belastung*** einer Kniebeuge mit 80 Kilogramm auf den Schultern ist für den trainierten Kraftathleten genauso hoch wie für den Trainingsanfänger. Die ***Beanspruchung***, d.h. die Verarbeitung des äußeren Belastungsreizes innerhalb des belasteten Gewebes, ist jedoch individuell sehr unterschiedlich und hängt von der ***Belastbarkeit*** des Sportlers ab.

So kann die oben erwähnte Belastung in der Kniebeuge beim Untrainierten einen starken Muskelkater, vielleicht sogar Muskelfaserrisse, auslösen, während beim trainierten Kraftathleten aufgrund der zu geringen Beanspruchung nicht einmal ein wirksamer Trainingsreiz gesetzt wird.

Das Verhältnis von der Belastbarkeit des Sportlers und der Belastung, das letztendlich die Beanspruchung bestimmt, entscheidet darüber, ob eine Schädigung eintritt oder nicht. Kommt es zu einer großen oder kleinen Gewebeverletzung, zieht diese eine Entzündungsreaktion mit entsprechenden Reparaturprozessen nach sich, die je nach Gewebe und Ausmaß der Schädigung unterschiedlich lange ablaufen. Bei großen Verletzungen (z.B. Muskelfaserrisse) sind immer längere, vollständige Trainingspausen des verletzten Gewebes notwendig, damit die Heilungsprozesse optimal ablaufen können. Für Kleinstverletzungen (Mikrotraumata) sind die Zeiträume kürzer. Da Kleinstverletzungen jedoch häufig ohne spürbare Beeinträchtigung und oft auch ohne Schmerzen heilen, kann bei wiederholt verfrühter Wiederaufnahme hoher Trainingsbelastungen mit der Zeit ein Überlastungsschaden eintreten. Daher ist es wichtig, bei neu auftretenden Schmerzen und nach ungewohnten, hoch belastenden Trainingseinheiten ausreichende Regenerationszeiten einzuhalten, damit der Körper Mikroschäden auskurieren kann. Auch nach längeren Wochen harten Aufbautrainings sollte man Trainingsphasen mit geringerer Belastung (Regenerationstraining) oder zumindest Phasen ohne weitere Belastungssteigerungen (Plateauphasen) einplanen.

Da die Muskulatur aufgrund ihres extrem hohen Stoffwechsels sehr schnell Kraft und Masse aufbauen kann, die anderen durch Training belasteten Gewebestrukturen (insbesondere Sehnen, Bänder und Gelenkknorpel) jedoch einen langsameren Stoffwechsel haben, kann die Leistungsfähigkeit der Muskulatur die Anpassungsreaktionen der anderen Gewebe überfordern und dort zu Überlastungsschäden führen, wenn ununterbrochen und in schneller Folge die Trainingsintensitäten gesteigert werden. Deshalb sollte, über einen längeren Zeitraum betrachtet, die Leistungsfähigkeit der Muskulatur nicht die einzige Bezugsgröße für die Festlegung der Trainingsbelastung darstellen.

12.1 Welche Verletzungen/Überlastungsschäden kommen vor?

Die akuten, großen Verletzungen sind im normalen Krafttraining sehr selten. Insbesondere im Fitnesstraining und Bodybuilding kann man ein sehr risikoarmes Training durchführen, so dass es kaum zu Schädigungen kommen muss. Mehrere wissenschaftliche Studien weisen auf die geringe Verletzunghäufigkeit bei einem solchen Krafttraining hin [84, 174, 179, 231].

Deutlich häufiger kann es dabei allerdings zu Überlastungsschäden kommen. Nur wenn das Ziel des Kraftsportlers das Bewegen maximaler Lasten ist, z.B. im Gewichtheben oder Powerlifting, kommt es auch hier häufiger zu Verletzungen in Training oder Wettkampf. Auch im Schnell- und Sprungkrafttraining sind die Belastungen des Bewegungsapparates durch die Beschleunigungskräfte deutlich erhöht. Tabelle 48 zeigt die Spitzenbelastungen, die bei verschiedenen Bewegungsaufgaben als Bodenreaktionskräfte auf den Muskel-Skelettapparat einwirken, z.B. als Stauchungskraft auf die Wirbelsäule und die Gelenke der unteren Extremität. Die Werte verdeutlichen zwar auch die Bedeutung einer sauberen, »weichen« Landung, um die Belastung des Bewegungsapparates gering zu halten.

Tab. 48: Spitzenwerte der Bodenreaktionskräfte bei verschiedenen Bewegungsaufgaben gemessen bei einem 78-kg-schweren Fitnesssportler.

Bewegungsaufgabe	Spitzenwert der Bodenreaktionskräfte in Newton (1 Newton = 0,981 Kilopond)
Stehen	765 N
Gehen, normales Tempo, ca. 3 km/h	887 N
Seilspringen	3581 N
Counter-Movement-Jump, Abdruckphase	1780 N
Counter-Movement-Jump, Landung	3093 N
Landung aus 30 cm Höhe, normal abgefedert	3018 N
Landung aus 30 cm Höhe, schlecht abgefedert	4628 N
Landung aus 30 cm Höhe, sehr gut abgefedert	2169 N
Landung aus 30 cm Höhe auf eine 16,5 cm starke Schaumstoffmatte	1795 N
Tiefsprung aus 30 cm Höhe, kurzer DVZ (mit anschließendem Sprung in die Höhe)	4484 N
Umsetzen mit 30 kg-Langhantel	1513 N
Schulterdrücken mit 30-kg-Langhantel	1338 N

Es ist im Schnell- und Sprungkrafttraining jedoch genau das Ziel, in kurzer Zeit große Kraftstöße zu entwickeln, wodurch hohe Belastungen des Bewegungsapparates in Kauf genommen werden müssen. Ein Sprungkrafttraining auf weichen Matten würde dem Sportler kaum einen Gewinn an Schnellkraft einbringen. Der Sprungsportler muss also hohe Belastungsspitzen produzieren, um effektiv zu trainieren. Dies kann insbesondere im Kinder- und Jugendtraining oder bei unzureichendem Trainingszustand zu Verletzungen und Überlastungsschäden am Bewegungsapparat führen.

Je nachdem, welche Kraftsportart betrieben wird, sind unterschiedliche Bereiche des Körpers von Schädigungen betroffen. Die Schulter ist beim Fitness-Krafttraining und Bodybuilding der Männer mit Abstand die am häufigsten von schmerzhaften Beschwerden betroffene Region. In einer eigenen Untersuchung an 110 männlichen Fitnesstrainierenden in einem Kraftraum der Uni Göttingen betrug der Anteil der Schulterbeschwerden am Gesamtaufkommen der trainingsinduzierten Verletzungen und Überlastungsschäden 38,3%, gefolgt von Problemen an der Lendenwirbelsäule sowie an Hand- und Ellbogengelenken [170].

Bei einer umfangreicheren Studie erhob Lange (1996) ebenfalls, dass Probleme bei Bodybuildern und Powerliftern überwiegend im Schulterbereich zu finden sind [125]. Auf den weiteren Plätzen rangierten in seiner Untersuchung Knieschmerzen und Wirbelsäulenprobleme. Die Verletzungsrate insgesamt liegt beim Powerlifting deutlich höher als beim Bodybuilding und Fitness-Krafttraining [74]. Bei jugendlichen Powerliftern mit noch wenig Trainingserfahrung dominieren Rückenbeschwerden vor den Beschwerden in der oberen Extremität [30].

Diagramm 5: Verteilung von Verletzungen und Überlastungsschäden auf verschiedene Körperbereiche bei 110 männlichen Fitnesstrainierenden.

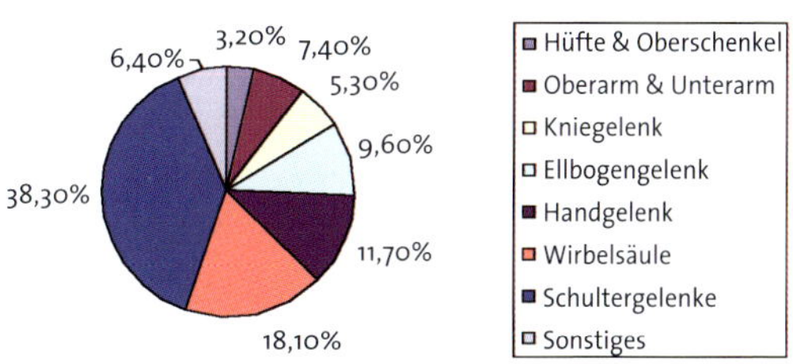

Bei Frauen im Fitnessbereich und Bodybuilding ist der Hauptbeschwerdebereich, anders als bei ihren männlichen Trainingskollegen, das Kniegelenk [125, 170]. Für weibliche Powerlifterinnen kam die Untersuchung von Goertzen und Kollegen (1989) zu dem gleichen Ergebnis [74]. Hierbei spielen einerseits anatomische Faktoren eine Rolle, andererseits – vor allem im Fitnessbereich – die Trainingsvorlieben, die bei Männern zu forciertem Oberkörpertraining, bei Frauen zu vermehrtem Training der unteren Extremitäten führen [22]. Frauen haben aufgrund des breiteren Beckens eine andere Beinachse, die für das gehäufte Auftreten von Kniebeschwerden bei Kraftsportlerinnen verantwortlich sein könnte [69].

Beim Gewichtheben wird durch die spezielle Technik des Hebens in vollständiger Kniebeuge im Stoßen und Reißen ebenfalls das Kniegelenk sehr stark belastet [50]. Häufig kommt es beim Aufstehen aus der Hocke mit maximalem Gewicht zu unfunktionellen Belastungen der Knie, wenn die normale Bewegungsachse verlassen wird. Somit sind es insbesondere Technikfehler, Selbstüberschätzung oder ungenügendes Aufwärmen, die zu Knieverletzungen im Gewichtheben führen, weniger die sportartspezifische Belastung an sich [162]. Knieverletzungen rangierten in einer Schweizer Studie in der Häufigkeit der Verletzungen im Gewichtheben mit 25% vor Schulterverletzungen (22%) und Problemen an Wirbelsäule (21%), Handgelenken (12%) und Ellbogen (6%) [122].

Teilt man die trainingsinduzierten Schädigungen nach Gewebetypen ein, ist die Muskulatur dasjenige Gewebe, das am häufigsten von Verletzungen betroffen ist. Danach kommen die Überlastungssyndrome an den Sehnen und Sehnenansätzen. Etwa 84% aller Verletzungen und Überlastungsschäden beim Krafttraining sind im Muskel- oder Sehnengewebe zu finden [30, 74].

12.1.1 Verletzungen

An Krankheitsbildern finden wir bei krafttrainingsinduzierten Verletzungen, also akut eingetretenen Schädigungen, vor allem Muskelzerrungen und Muskelfaserrisse. Eine Zerrung ist eine neuronale Fehlsteuerung als Reaktion auf eine Überdehnung des Muskels, die zu einer Muskelspannungsstörung führt. Eine Muskelzerrung ist daher kein echter Gewebeschaden. Bei Missachtung der Warnsignale einer Zerrung (»Ziehen«, »krampfartiger Schmerz«) kann es allerdings bei weiterer Belastung zu einem Gewebeschaden kommen [161]. Häufig wird in Studien zum Verletzungsprofil im Krafttraining der Begriff der Muskelzerrung jedoch im Sinne eines Gewebeschadens aufgefasst und begrifflich nur aufgrund des geringeren Ausmaßes der Schädigung vom so genannten Faserriss getrennt.

Ein Muskelfaserriss ist eine echte Schädigung des Muskelgewebes durch akute Überlastung. Hierbei ist jedoch von entscheidender Bedeutung, wie viele Muskelfasern gerissen sind. Im Extremfall kommt es zu einem kompletten Muskelriss. Eine besonders unangenehme Verletzung ist diesbezüglich der Abriss des großen Brustmuskels, der fast ausschließlich beim Bankdrücken vorkommt. Ein kompletter Riss des Muskelbauches ist allerdings selten, meist reißt der Muskel am Muskel-Sehnen-Übergang oder am Übergang der Sehne zum Knochen [197]. Auch Bizepsrisse von Kraftsportlern werden häufiger berichtet.

Im Schultergelenk kann es zu Gelenkverrenkungen (Luxationen) kommen, z.B. bei einem Kontrollverlust über die Hantel bei Überkopfübungen. Es wird allerdings auch ein Fall berichtet, wo eine beidseitige Schulterluxation beim Bankdrücken durch eine zu breite Trainingsbank auftrat, durch die die Oberarme nach vorne »gehebelt« wurden [44].

Akute Verletzungen beim Krafttraining entstehen häufig durch Ermüdung, Konzentrationsmangel, Selbstüberschätzung, schlechte Technik oder eine mangelhafte Vorbereitung auf hohe Belastungen. Neben dem individuellen Verhalten spielen auch die verwendeten Trainingsgeräte, die räumlichen Gegebenheiten sowie andere äußere Faktoren eine Rolle.

Der Schutz vor akuten Verletzungen ist in folgenden Maßnahmen zu suchen:

- sorgfältiges Aufwärmen vor dem Training
- maximale Hebeversuche nur bei Übungen, die technisch beherrscht werden
- maximale Hebeversuche nur unter voller Konzentration durchführen
- kein Training bei Krankheit oder Erschöpfung
- kein Training unter Einfluss von Drogen oder Alkohol
- Überwachung des Trainings durch erfahrene Trainer
- nach längeren Trainingspausen (> 2 Wochen) oder Verletzungen die Trainingsgewichte reduzieren
- bei maximalen Hebeversuchen beim Bankdrücken, Nackendrücken oder in der Kniebeuge mit Helfern arbeiten, die den Hebevorgang notfalls unterstützen

- bei Kontrollverlust über die Hantel (z.B. beim Reißen oder Stoßen) die Hantel fallenlassen (kein Rettungsversuch!)
- festes, geeignetes Schuhwerk tragen
- Gewichtsscheiben auf der Hantelstange durch Verschlüsse gut fixieren
- auf ausreichend freie Flächen, insbesondere im Freihanteltraining achten
- keine Kleingeräte o.ä. auf dem Boden herumliegen lassen (Stolpergefahr!)
- beim Reißen, Umsetzen, Stoßen etc. möglichst gummierte Gewichtsscheiben benutzen (die man fallen lassen kann, wenn das Gewicht zu schwer wird)
- kein Explosivkrafttraining mit Zusatzlasten und kein Tiefsprungtraining bei Trainierenden ohne angemessene Vorerfahrung bzw. Vorbereitung
- Schwere Kniebeugen sollten in einem speziellen Kniebeugenständer mit Seitenstangen zum Abfangen der Hantel bei Kontrollverlust ausgeführt werden.

Diese Liste erhebt keinen Anspruch auf Vollständigkeit, entspricht aber den häufigsten Empfehlungen von Praktikern und Trainern, wie sich Krafttrainierende vor akuten Verletzungen schützen können [5, 86, 151, 170, 206].

Eine wichtige Prophylaxe von Schädigungen im Rückenbereich ist das Erlernen der korrekten Einstellung von Becken und Wirbelsäule beim Bewegen schwerer Lasten. Dies schützt nicht nur vor akuten Verletzungen, sondern auch vor längerfristigen Schädigungen. Insbesondere im Kinder- und Jugendtraining, wenn die Wirbelsäule noch sensible (Wachstums-)Zonen aufweist, sollten die Betreuer auf die Technik der Wirbelsäulenhaltung großen Wert legen. Die Wirbelsäule sollte grundsätzlich gerade gehalten werden, wenn die Arme, die Beine oder Grundübungen mit Ganzkörperbelastung trainiert werden. Ein gerader Rücken bedeutet, dass die Wirbelsäule gemäß ihren natürlichen Schwingungen eingestellt wird, denn sie ist von Natur aus nicht gerade wie ein Stock, sondern s-förmig gebogen. Bei sehr schweren Lasten ist es sogar zweckmäßig, die Wirbelsäule in leicht überstreckter Position einzustellen.

Eine korrekte Positionierung des Beckens als »Basis der Wirbelsäule« ist eine grundsätzliche Voraussetzung für die optimale Stellung der Wirbelsäule, insbesondere im Bereich der Lendenwirbel. Muskelverkürzungen im Bereich der unteren Extremität, z.B. eine zu kurze »Hamstrings-Muskulatur« (hintere Oberschenkelmuskeln), können die Beckenbeweglichkeit derart einschränken, dass eine optimale Einstellung der Lendenwirbelsäule für das Heben schwerer Lasten nicht möglich ist. Abbildung 82 zeigt eine korrekt eingestellte Wirbelsäule beim Anheben der Hantel. Diese Haltung vermeidet Spitzenbelastungen an Bandscheiben, Wirbelbögen und Wirbelkörpern, da die auftretenden Kräfte gleichmäßig verteilt werden.

Abb. 82: Beim Heben schwerer Lasten muss auf einen geraden Rücken geachtet werden.

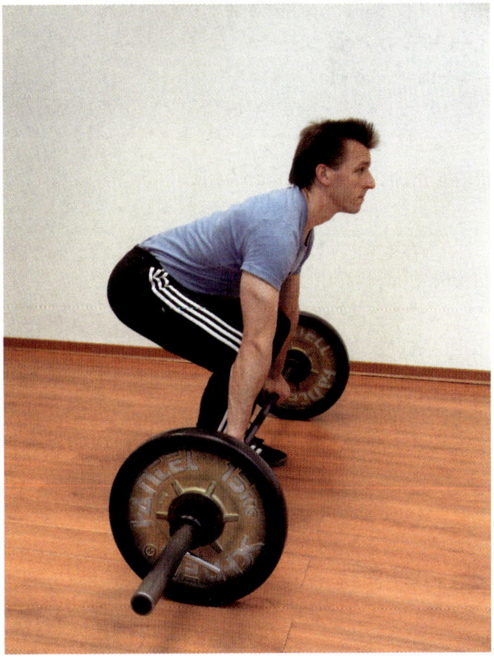

Bei speziellen Übungen zum Rumpfmuskeltraining ist von der »Goldenen Regel« des geraden Rückens in vielen Fällen abzusehen, denn hier ist das Training in die Beugung (Bauchmuskeln), Streckung (Rückenmuskeln), Seitneigung oder Rotation der Wirbelsäule häufig erwünscht. Kraftsportler sollten immer gezielt die Rumpfmuskulatur trainieren, um Verletzungen und Überlastungsschäden vorzubeugen. Weniger verbreitet aber mindestens ebenso bedeutsam ist das präventive Training der Rotatorenmuskeln im Schultergelenk. Nur ein angemessenes und ausgewogenes Kraftniveau dieser »unsichtbaren« Muskeln, die vom Schulterblatt zum Oberarm ziehen, kann die Schultern beim Freihanteltraining des Oberkörpers oder bei Überkopfarbeit (Gewichtheben!) stabilisieren und diesen »wunden Punkt« des Kraftsportlers schützen. Übungen für die Rumpfstabilität und das Training der Rotatorenmanschette sind in Kap. 10.4.2 dargestellt.

12.1.2 Verletzungsprophylaxe durch Hebergürtel?

Viele erfahrene Trainer und Athleten empfehlen für das Heben schwerer Lasten im Training (und Wettkampf) so genannte Hebergürtel. Insbesondere im Kraft-Dreikampf, Bodybuilding und Gewichtheben werden sie zur Vorbeugung von Verletzungen der Wirbelsäule eingesetzt. Als Mechanismen der Schutzwirkung werden vor allem eine verminderte Druckbelastung der Wirbelsäule, eine Entlastung der Rumpfmuskulatur und eine Reduzierung von Scherkräften diskutiert [116, 129, 159, E4]. Die wissenschaftlichen Befunde zur mechanischen Entlastung der Wirbelsäule durch Hebergürtel sind allerdings nicht eindeutig, so dass keine generelle Empfehlung für ihren Einsatz ausgesprochen werden kann. Von einem unsystematischen Einsatz ist sogar eher abzuraten.

Ein Hebergürtel erhöht beim Heben den Druck in der Bauchhöhle, wodurch ein Druckkissen entsteht, das von Zwerchfell, Beckenboden, Bauchwand und unterer Wirbelsäule umgeben ist.

Durch diese Erhöhung des Bauchrauminnendrucks soll die Wirbelsäule bei schweren Lasten besser stabilisiert werden können und die Kompressionskraft auf Wirbel und Bandscheiben geringer ausfallen als ohne Hebergürtel. Der Beitrag des Bauchrauminnendrucks zur Stabilisierung der Wirbelsäule soll nach Meinung einiger Experten allerdings insgesamt betrachtet relativ gering ausfallen [75, 160]. Eine entscheidende Rolle bei der Stabilisierung spielen in jedem Fall die Bauch- und Rückenmuskeln, die bei Kraftsportlern immer speziell trainiert werden sollten. Im Zusammenspiel mit weiteren Spannmuskeln der thorakolumbalen Faszie, z.B. Gluteus maximus und Latissimus dorsi, und dem erhöhten Bauchrauminnendruck ergibt sich eine komplexe »Umpackung« der Wirbelsäule, die eine hohe Stabilität gegen Scherkräfte (= schräg angreifende Kräfte) erzeugt und somit die gewünschte Position fixiert. Ein Hebergürtel kann in diesem System offenbar unterstützend wirken [116, 159]. Insbesondere bei den Übungen Kniebeugen und Kreuzheben, in denen extrem hohe Lasten in vorgeneigter Position bewegt werden, erscheint der Einsatz von Hebergürteln sinnvoll und hat sich in der Praxis bewährt.

Neben der erhöhten Stabilisierung der Wirbelsäule durch die genannten, internen Mechanismen soll das erhöhte Rückenteil eines Hebergürtels zudem eine Überstreckung der Lendenwirbelsäule bei Überkopfarbeit verhindern. Dies wird bei Übungen wie Nackendrücken oder Frontdrücken mit schweren Lasten als sinnvoll erachtet, wo eine Überstreckung der Wirbelsäule bei muskulärer Ermüdung oder Verlust der Kontrolle über die Hantel vorkommen kann. Ein weiterer Vorteil bei der Anwendung von Hebergürteln könnte darin liegen, dass der Gürtel den Athleten an eine saubere Technik »erinnert«. Eine Änderung der Einstellung von Becken und Wirbelsäule beim Heben wird durch einen festsitzenden Gürtel schneller spürbar, so dass eine Korrektur erfolgen kann.

Es sind neben den genannten Vorteilen auch mögliche Nachteile des Hebergürtels zu berücksichtigen: Der Hebergürtel fördert eventuell eine höhere Risikobereitschaft schwere Lasten aufzulegen, da der Sportler sich »sicher« fühlt, was zu Überforderung und Verletzung führen kann. Ferner steigt der Blutdruck beim Heben mit Gürtel höher an, da der Blutstrom durch die verstärkte Gefäßkompression behindert wird. Die Folge können Kreislaufkomplikationen sein [E 4].

Die häufig geäußerte Befürchtung, das Tragen eines Hebergürtels würde die Entwicklung einer kräftigen Rumpfmuskulatur verhindern, ist dagegen nur berechtigt, wenn der Hebergürtel ständig getragen wird. Hiervon ist in jedem Fall abzuraten.

Insgesamt betrachtet halte ich das Anlegen eines Hebergürtels in folgenden Situationen für sinnvoll:

- bei Hebeversuchen im schweren Lastbereich (> 70% MVC) in den Übungen Kreuzheben und Kniebeugen
- bei Überkopfarbeit, wo ein Verlust der Wirbelsäulenkontrolle möglich ist
- bei Athleten aus Sportarten, bei denen eine hohe Rumpfkraft und eine saubere Hebetechnik nicht vorausgesetzt werden kann, und dennoch schwere oder explosive Hantelübungen durchgeführt werden

Wenn man im hohen Lastbereich mit Hebergürteln trainieren möchte, sollte man dies zunächst im niedrigeren Lastbereich ausprobieren, denn der Gürtel verändert das komplexe muskuläre Zusammenspiel für die Stabilisierung beim Heben. Wenn man an das Trainieren mit Gürtel gewöhnt ist, kann sein Einsatz auf den Lastbereich über 70% MVC beschränkt werden. Ein an den Gürtel gewöhnter Heber sollte (aus den eben genannten Gründen) im hohen Lastbereich nicht ohne vorbereitendes Training auf den Gürtel verzichten. Umgekehrt sollte ein Heber, der bislang ohne Gürtel trainiert hat, ihn nicht »spontan« für maximale Hebeversuche anlegen.

12.1.3 Überlastungsschäden

Bei den krafttrainingsinduzierten Überlastungsschäden dominieren Schmerzen und Entzündungen der Sehnenansätze am Knochen. Insbesondere Reizungen der Supraspinatussehne oder Bizepssehne am Schultergelenk oder der Patellasehne am Kniegelenk kommen häufig vor. Schmerzen an der Rückseite der Kniescheibe durch Knorpelschädigungen oder chronische Entzündungen der Sehnenansätze im Ellbogenbereich (»Werfer-Ellbogen«, »Tennis-Ellbogen«) sind weitere Problembereiche. Spezifisch für das Bodybuilding und Gewichtheben ist ein Überlastungsschaden am Schultereckgelenk, das von Schlüsselbein und Schulterblatt gebildet wird. Chronische Entzündungen bis hin zu Arthrose und Knochenauflösungen (Osteolyse) erzeugen starke Schmerzen, insbesondere beim Bankdrücken, bei Liegestütz, Dips oder am Latissismus-Zug [36, 203]. Andere typische Beschwerden im Kraftsport, die durch ein übermäßiges Dickenwachstum bestimmter Muskeln ausgelöst werden, sind Nervenkompressionssyndrome, z.B. ein Supinator-Syndrom [69] oder Carpaltunnelsyndrom [149]. Die hypertrophierte

Muskulatur drückt auf die Nerven und kann deren Funktion einschränken. Symptome eines Nervenkompressionssyndroms können Schmerzen, Kraftverlust, Kribbeln oder Taubheit sein. Aus eigener Praxis ist mir ein Fall bekannt, wo eine geplante beidseitige Carpaltunnel-Operation allein durch das längerfristige Absetzen von Bizepscurls verhindert werden konnte. Überlastungsschäden am Knochen kommen vor allem in Form von Spaltbildungen am Wirbelbogen (Spondylolyse) vor. Dies wird auf das Heben schwerster Lasten unter Überstreckung der Wirbelsäule zurückgeführt und kann zu Instabilitäten und zu einem Wirbelgleiten (Spondylolisthese) führen. Spaltbildungen und Wirbelgleiten führen allerdings nicht zwangsläufig zu Beschwerden [177].

Überlastungsschäden entstehen häufig durch eine mangelhafte Technik, Fehler im langfristigen Trainingsaufbau (Periodisierung), einseitiges Training (Übungsauswahl), fehlendes oder zu kurzes Aufwärmen oder durch ein Ignorieren von Muskel- und Gelenkschmerzen. Auch die Einnahme leistungssteigernder Substanzen, z. B. Anabolika, kann das Entstehen von Überlastungsschäden begünstigen [170].

Ein möglicher Schutz vor Überlastungsschäden ist in folgenden Maßnahmen zu suchen:

- Unterweisung und Überwachung von Trainingsanfängern durch erfahrene Trainer
- Erlernen einer sauberen Bewegungstechnik bevor hohe Lasten bewegt werden
- Eine vernünftige, langfristige Periodisierung des Trainings mit Wechsel der Trainingsintensität, der Belastungsumfänge und Einplanen von Regenerationsphasen
- Angemessenes Aufwärmen vor dem Training
- Verletzungen vollständig auskurieren und Gelenkschmerzen nicht ignorieren
- Alle großen Muskelgruppen des Körpers ausgewogen trainieren, insbesondere die Antagonisten der Hauptleistungsmuskulatur
- Einbeziehen der gelenkstabilisierenden Muskulatur, z. B. des Schultergelenks (Rotatorenmanschette) und der Wirbelsäule (Bauch- und Rückenmuskulatur) in das Training
- Tiefsprungtraining, »High-Intensity-Training« und andere hochintensive Methoden nur phasenweise im Trainingsprozess einsetzen
- Auf eine gute Beweglichkeit der großen Körpergelenke achten, insbesondere Schultergürtel, Hüfte und Wirbelsäule

Trotz dieser Maßnahmen werden sich Überlastungsschäden bei intensivem Training nicht immer vermeiden lassen. Wichtig ist, angemessen darauf zu reagieren und dem Körper ausreichend Zeit zu geben, die Schäden zu heilen.

Ein komplettes Absetzen des Trainings ist in der Regel nicht notwendig, jedoch eine Umgestaltung des Trainingsplans durch eine Übungsauswahl, die die betroffenen Regionen nur gering oder gar nicht belastet. Es ist allerdings häufig sinnvoll, den Stoffwechsel im betroffenen Bereich anzuregen. Eine Stoffwechselanregung fördert im weiteren Verlauf die Heilungsprozesse. Dies kann z. B. dadurch erreicht werden, dass man gezielte Übungen für den betroffenen Bereich auswählt, die schmerzfrei durchführbar sind. Man wählt für ein solches Training geringe Intensitäten (10–20% der Maximalkraft) und hohe Umfänge (z. B. 4 Serien zu je 30 Wiederholungen). Chronische Sehnenerkrankungen an Ellbogen oder Kniegelenk können in einigen Fällen durch ein exzentrisches Training therapiert werden (Kap. 6.4.3).

12.1.4 Muskelkater

Als Muskelkater bezeichnet man muskuläre Schmerzen, die meist 8 bis 24 Stunden nach einer ungewohnten Muskelbeanspruchung auftreten. Der Muskel schmerzt bei Bewegung und ist druckempfindlich, häufig ist das Gewebe angeschwollen. Die Symptome verschwinden nach spätestens 5–7 Tagen von selbst. Besteht ein Muskelkater länger als sieben Tage, ist an ernstere Muskelverletzungen zu denken, die einen Arztbesuch erforderlich machen können. Die Schmerzen beim Muskelkater resultieren aus mikroskopisch kleinen Verletzungen in der Binnenstruktur der Muskelfibrillen (Kap. 5.1). Diese Kleinstverletzungen heilen jedoch vollständig aus, so dass nach Abschluss des Heilungsprozesses die vollständige Funktion wieder erreicht wird. Muskelkater ist also harmlos. Eine verkaterte Muskulatur sollte jedoch keinem intensiven Training ausgesetzt werden. Allerdings führt eine lockere Aktivität der schmerzenden Muskeln zu einem schnelleren Verschwinden der Symptome. Außerdem helfen auch warme Wannenbäder und andere die Durchblutung fördernde Maßnahmen, den Muskelkater schneller wieder loszuwerden. Massagen sind bei Muskelkater eher ungünstig, man kann allerdings durch sanftes Dehnen die Muskelsteifigkeit lindern. Keinesfalls sollte man die betroffenen Muskeln intensiv Dehnen oder Stretchen.

Muskelkater tritt vermutlich durch Koordinationsprobleme im Muskel bei ungewohnten Kraftbelastungen auf. Besonders muskelkaterträchtig sind so genannte exzentrische Kontraktionen der Muskulatur, z.B. beim Absenken von Lasten, beim Bergabgehen oder bei Sprungbelastungen. Dass die Milchsäurebildung im Muskel ein Auslöser von Muskelkater beim Krafttraining ist, gilt als widerlegt.

Man kann sich nicht wirklich vor Muskelkater schützen, wenn ungewohnte Belastungen auftreten. Dehnungsübungen sind nicht wirksam. Vorbeugend erscheint lediglich, Trainierende sanft und langsam an neue Übungen und ungewohnte Bewegungen zu gewöhnen. Eventuell spielt auch ein sorgfältiges Aufwärmen vor ungewohnten Belastungen eine Rolle. Dies wird häufig empfohlen, ist aber wissenschaftlich nicht gesichert. In neuerer Zeit wird die Einnahme antioxidativer Substanzen diskutiert. Diese sollen die Schmerzsymptome lindern und die Funktion schneller wieder herstellen können [41].

Dass ein Training nur effektiv sei, wenn ein Muskelkater auftritt, ist ein Märchen. Allerdings kann man beim Auftreten von Muskelkater nach dem Training sicher sein, dass der Trainingsreiz intensiv genug war, um Anpassungsprozesse auszulösen. Da ein Muskelkater allerdings zu einer Trainingspause zwingt, ist dieser »positive Aspekt« zweifelhaft.

Dass ein Muskelkater erst viele Stunden nach der Belastung auftritt, liegt vermutlich daran, dass die schmerzauslösenden Abfallstoffe der Entzündungsreaktion erst eine Weile brauchen, um aus der Muskelzelle in die äußeren Gewebeschichten einzuwandern, die Schmerzrezeptoren besitzen. Zudem kommt es durch den erhöhten Druck im Gewebe aufgrund einer Ödembildung (= Schwellung) zu einer Reizung von Schmerzrezeptoren [21].

Anhang

Verzeichnis der zitierten Quellen

Literatur

[1] American Diabetes Association (2010). Standards of Medical Care in Diabetes. In: Diabetes Care 33. Supplement. S. S11–S61.
[2] Andersen, R.E. et al. (1999). Effects of Lifestyle Activities versus Structured Aerobic Exercises in Obese Women. In: JAMA 281. S. 335–340.
[3] Arokoski, J.P.A. et al. (1999). Back and hip extensor muscle function during therapeutic exercises. In: Archives of Physical Medicine and Rehabilitation 80. S. 842–850.
[4] Ayan, S. (2009). Bewegung für den Geist. In: Gehirn & Geist. Heft 5. S. 31–39.
[5] Baker, G. (1994). Safety Considerations in Teaching the Overhead Lifts. In: Strength & Conditioning 16. S. 40–43.
[6] Bauer, K. & Felder, H. (2008). Sporttherapie bei depressiven Erkrankungen. In: Zeitschrift für Physiotherapeuten 60. S. 16–25.
[7] Baum, K., Rüther, T., Essfeld, D. (2003). Reduction of blood pressure response during strength training through intermittent muscle relaxations. International Journal of Sports Medicine 24. S. 441–445.
[8] Baum, K. & Schuster, S. (2008). Der Energieumsatz in der Nachbelastungsphase: Ein wesentlicher Beitrag zur Gewichtsreduktion? In: Dtsch Z Sportmed 59. S. 110–114.
[9] Baumann, F.T. & Bloch, W. (2010). Evaluierte Trainingsinterventionen während und nach Tumortherapie. Eine Review-Analyse. In: Dtsch Z Sportmed 61. S. 6–10.
[10] Becker, H. (1992). Deutsche Turnbewegung. In: Röthig, P. (Hg.). Sportwissenschaftliches Lexikon. 6., völlig neu bearb. Aufl. Schorndorf: Hofmann. S. 534–535.
[11] Beckedorf, N. & Gsöllpointner, M. (1995). Frauen und Fitness: Eine empirische Untersuchung über Frauen, ihr Selbstbild und ihre Motive, Sport zu treiben. In: Krüger, A. & Wedemeyer, B. (Hg.). Kraftkörper- Körperkraft. Zum Verständnis von Körperkultur und Fitness gestern und heute. Göttingen: Universitätsdruckerei. S. 65–75.
[12] Begerow, B., Dietzel, R., Bollert, G. (2009). Leitlinie Bewegungstherapie und Physiotherapie bei Osteoporose – Methoden und Ergebnisdarstellung. In: Bewegungstherapie und Gesundheitssport 25. S. 149–154.
[13] Begerow, B. & Beccard, R. (2009). Die Bedeutung der funktionellen Muskel-Knochen-Einheit für Bewegungstherapie und Assessment. In: Bewegungstherapie und Gesundheitssport 25. S. 169–170.
[14] Berendonk, B. (1992). Doping. Reinbek bei Hamburg: Rowohlt.
[15] Beyschlag, R. (2006). Altengymnastik und kleine Spiele. 9. Auflage. München: Urban & Fischer.
[16] Bizzini, M. (2000). Sensomotorische Rehabilitation nach Beinverletzungen. Stuttgart: Thieme.
[17] Bjarnason-Wherens, B. et al. (2004). Einsatz von Kraftausdauertraining und Muskelaufbautraining in der kardiologischen Rehabilitation. In: Zeitschrift für Kardiologie 93. S. 357–370.
[18] Bjarnason-Wherens, B. (2007). Trainingsformen und ihre Anwendungen. In: Rauch, B. et al. (Hg.). Kardiologische Rehabilitation. Stuttgart, New York: Thieme. S. 78–89.
[19] Bjarnason-Wehrens, B., Rauch, B., Halle, M. (2009). Leitlinie körperliche Aktivität zur Sekundärprävention und Therapie kardio-

vaskulärer Erkrankungen. In: Clinical Research in Cardiology. Band 4. Suppl. 3. S. 1–44.
[20] Boeckh-Behrens, W.U. & Buskies, W. (2005). Fitness-Krafttraining. Die besten Übungen und Methoden für Sport und Gesundheit. Reinbeck bei Hamburg: Rowohlt.
[21] Böning, D. (2002). Muskelkater. In: Deutsches Ärzteblatt 99. A 372–375.
[22] Borgmann, R., Hermanns, S., Pauls, J. (1995). Das Training im Fitness-Studio im Hinblick auf die Motivation der Trainierenden und die Rolle des Trainingspersonals. In: Krüger, A. & Wedemeyer, B. (Hg.). Kraftkörper- Körperkraft. Zum Verständnis von Körperkultur und Fitness gestern und heute. Göttingen: Universitätsdruckerei. S. 52–64.
[23] Bös, K. (2001). Handbuch Motorische Tests. 2., vollst. überarb. Aufl. Göttingen: Hogrefe.
[24] Bös, K. (2003). Motorische Leistungsfähigkeit von Kindern und Jugendlichen. In: Schmidt, W. (Hrsg.). Erster Deutscher Jugendsportbericht. Schorndorf: Karl Hofmann. S. 85–109.
[25] Bös, K. et al. (2008). Motorik-Modul (MoMo): Normwerte zur motorischen Leistungsfähigkeit von Kindern und Jugendlichen in Deutschland. In: Haltung und Bewegung 28. S. 5–50.
[26] Bredenkamp, A. (1990). Trainieren im Sportstudio. Bünde: Fitness-Contur-Verlag.
[27] Bredenkamp, A., Krägermann, A., Urbansky P. (1993). Auf den Spuren der starken Männer. Bünde: Fitness Contur Verlag.
[28] Breitenstein, B. & Hamm, M. (1996). Bodybuilding. Reinbek bei Hamburg: Rowohlt.
[29] Broocks, A. & Sommer, M. (2005): Psychische Sportwirkungen. In: Dtsch Z Sportmed 56. S. 393–394.
[30] Brown, E.W. & Kimball, R.G. (1983). Medical History Associated with Adolescent Powerlifting. In: Pediatrics 72. S. 636–644.
[31] Bührle, M. & Werner, E. (1984). Das Muskelquerschnittstraining der Bodybuilder. In: Leistungssport 14. S. 5–9.
[32] Bung, P. (1996). Körperliche Aktivitäten und Sport in der Schwangerschaft (Teil I). Physiologische Modifikationen treffen aufeinander. In: TW Sport + Medizin 8. S. 19–28.
[33] Burstein, A.H. & Wright, T.M. (1997). Biomechanik in Orthopädie und Traumatologie. Stuttgart: Thieme.
[34] Buskies, W. & Boeckh-Behrens, W.U. (1999). Probleme bei der Steuerung der Trainingsintensität im Krafttraining auf der Basis von Maximalkrafttests. In: Leistungssport 29. S. 4–8.
[35] Buskies, W. & Boeckh-Behrens, W.U. (2005). Krafttraining. Welche Belastung ist sinnvoll? In: Trainer. Heft 4. S. 48–51.
[36] Cahill, B.R. (1992). Atraumatic Osteolysis of the distal Clavicle. A Review. In: Sports Medicine 13. S. 214–222.
[37] Carpinelli, R.N. & Otto, R.M. (1998). Strength Training. Single versus Multiple Sets. In: Sports Medicine 26. S. 73–84.
[38] Cauza, E. et al. (2005). The relative benefits of endurance and strength training on the metabolic factors and muscle function of people with Type 2 Diabetes mellitus. In: Archives of Physical Medicine and Rehabilitation 86. S. 1527–1533.
[39] Cissik, J.M. (1998). An Introduction to Olympic-Style Weightlifting. 2. Auflage. New York u. a.: The McGraw-Hill Companies, Inc. Primis Custom Publishing.
[40] Colcombe, S. & Kramer, A.F. (2003). Fitness Effects on the Cognitive Function of Older Adults. In: Psychological Science 14. S. 125–130.
[41] Connolly, D.A., McHugh, M.P., Padilla-Zakour, O.I. (2006). Efficacy of a tart cherry juice blend in preventing the symptoms of muscle damage. In: British Journal of Sports Medicine 40. S. 679 –683.
[42] Conroy, B.P. & Earle, R.W. (1994). Bone, Muscle and connective tissue adaptations to physical activity. In: Baechle, T.R. (Hg.). Essentials of Strength Training and Conditioning. Champaign: Human Kinetics. S. 51 –66.
[43] Cressey, E.M., West, C.A., Tiberio, D.P., Kraemer, W.J., Maresh, C.M. (2007). The Effects of Ten Weeks of Lower-Body Unstabile Surface Training on Markers of Athletic Performance. In: Journal of Strength and Conditioning Research 21. S. 561–567.
[44] Cresswell, T.R. & Smith, R.B. (1998). Bilateral anterior shoulder dislocations in bench pressing: an unusual cause. In: British Journal of Sports Medicine 32. S. 71–72.
[45] Decker, W. (1995). Sport in der griechischen Antike. München: Ch. Beck-Verlag.
[46] DeMareés, H. (1996): Sportphysiologie. Köln: Sport & Buch Strauss.
[47] Denner, A. (2001). Medizinische Trainingstherapie für die Wirbelsäule. In: Kügelgen, B. & Hildebrandt, J. (Hg.). Leitlinien zum modernen Rückenmanagement. München, Bern, Wien, New York: Zuckschwerdt. S. 89–112.
[48] Deutscher Turnerbund (Hg.) (2005). Bewegungs- und Gesundheitsförderung für Hochaltrige. Frankfurt: Frankfurter Societäts-Druck.

[49] Diem, C. (1960). Weltgeschichte des Sports und der Leibeserziehung. Stuttgart: Cotta.

[50] Dörr, B. & Pförringer, W. (1981). Gewichtheben. In: Pförringer, W. (Hg.). Sporttraumatologie. Erlangen: Perimed-Spitta. S. 63–71.

[51] Drosselmeyer, N., Müller, S., Schröer, K., Baumann, F.T. (2008). Krafttraining während der Chemotherapie – ein Widerspruch? In: Bewegungstherapie und Gesundheitssport 24. S. 197–201.

[52] Ehrsam, R. & Zahner, L. (1996). Kraft und Krafttraining im Alter. In: Denk, H. (Hg.): Alterssport. Schorndorf: Hofmann.

[53] Fiatarone, M.A., Marks, E.,N., Meredith, C.N., Lipsitz, L.A., Evans, W.J. (1990). High-intensity strength training in nonagenariens. In: JAMA 263. S. 3029–3034.

54 Fleck, S.J. & Kraemer, W.J. (1997). Designing Resistance Training Programs. 2. Aufl. Champaign: Human Kinetics.

[55] Freiwald, J., Starischka, S., Engelhardt, M. (1993). Rehabilitatives Krafttraining. In: Dtsch Z Sportmed 44. S. 368–377.

[56] Freiwald, J. et al. (1999). Dehnen. Neuere Forschungsergebnisse und deren praktische Umsetzung. In: Manuelle Medizin 37. S. 3–10.

[57] Freiwald, J., Greiwing, A., Engelhardt, M. (2003). Bewegung und Sport bei Arthrose. In: Sportorthopädie – Sporttraumatologie 19. S. 197–206.

[58] Friedmann, B. (2007). Neuere Entwicklungen im Krafttraining. Muskuläre Anpassungsreaktionen bei verschiedenen Krafttrainingsmethoden. In: Dtsch Z Sportmed 58. S. 12–18.

[59] Froböse, I., Nellessen, G., Verdonck, A. (2003). Einsatz isokinetischer Geräte in der Therapie. In: Froböse, I., Nellessen, G., Wilke, C. (Hg.). Training in der Therapie. 2., überarb. Aufl. München, Jena: Urban & Fischer. S. 81–99.

[60] Froböse, I. & Fiehn, R. (2003). Das Training in der Therapie – Grundlagen. In: Froböse, I., Nellessen, G. Wilke, C. (Hg.): Training in der Therapie . Grundlagen und Praxis, 2. überarb. Aufl. München, Jena: Urban & Fischer. S. 11–26.

[61] Fröhlich, M. et al. (2009). Outcome-Effekte verschiedener Periodisierungsmodelle im Krafttraining. In: Dtsch Z Sportmed 60 (10), S. 307–314.

[62] Fröhlich, M. & Schmidtbleicher, D. (2008): Trainingshäufigkeit im Krafttraining – ein metaanalytischer Zugang. In: Dtsch Z Sportmed 59. S. 4–11.

[63] Fröhlich, M. et al. (2003). Metabolische und kardiovaskuläre Beanspruchung bei spezifisch trainierten und untrainierten Männern im Kraftausdauertraining. In: Dtsch Z Sportmed 54. S. 355–360.

[64] Fröhner, G. (1993). Die Belastbarkeit als zentrale Größe im Nachwuchstraining (Deutscher Sportbund Bundesausschuss Leistungssport: Trainerbibliothek 30). Münster: Philippka.

[65] Fröhner, G. (1995). Altersbezogene medizinische Aspekte des Krafttrainings. In: Leichtathletiktraining 1995. S. 34–39.

[66] Frontera, W.R. et al. (1988). Strength Conditioning in older men: Skeletal Muscle Hypertrophy and improved function. I: J Appl Physiol 64. S. 1038–1044.

[67] Frontera, W.R. et al. (2008). Muscle fiber size and function in elderly humans: a longitudinal study. In: J Appl Physiol 105. S. 637–642.

[68] Gaines, C. & Butler, G. (1984): Bodybuilding der Meisterklasse. München: Heyne.

[69] Geiger, L. von (1997). Überlastungsschäden im Sport. München, Wien, Zürich: BLV.

[70] Gettmann, L., Culter, L., Strathmann, T. (1980). Physiologic changes after 20 weeks of isotonic vs isokinetic circuit training. In: Journal of Sports Medicine 20. S. 265–274.

[71] Gießing, J. (2000). Das Heavy-Duty-Konzept. In: Leistungssport 30. S. 19–23.

[72] Gießing, J. (2006). HIT – Hochintensitäts-Training. Das optimale System für rapiden Muskelaufbau. Arnsberg: novagenics.

[73] Gisler, T. (1998): Differenzierungen im Beweglichkeitstraining. Stuttgart, New York: Thieme.

[74] Goertzen, M. et al. (1989). Verletzungen und Überlastungsschäden beim Bodybuilding und Powerlifting. In: Sportverletzung – Sportschaden 3. S. 32–36.

[75] Gottlob, A. (2009). Differenziertes Krafttraining mit Schwerpunkt Wirbelsäule. 3. Aufl. München: Urban & Fischer.

[76] Gottlob, A. (2007): Der Klimmzug – überholtes Relikt oder erneute Herausforderung? In: Fitness Tribune 109. 30–33.

[77] Granacher, U. et al. (2007). Auswirkungen von sensomotorischem Training im Alter auf die Maximal- und Explosivkraft. In: Dtsch Z Sportmed 58 (12). S. 446–451.

[78] Granacher, U. et al. (2009). Neuromuskuläre Auswirkungen von Krafttraining im Kindes- und Jugendalter: Hinweise für die Trainingspraxis. In: Dtsch Z Sportmed 60. S. 41–49.

[79] Graves, J.E. et al. (1990). Quantitative Assessment of Full Range-of-Motion Isometric Lumbar Extension Strength. In: Spine 15. S. 289–294.

[80] Greiwing, A. (2007). Einsatz-, Mehrsatz- und High-Intensity Training. Ein Vergleich dreier Trainingsmethoden auf Muskelwachstum, Maximalkraft und Kraftausdauer. Saarbrücken: Dr. Müller.
[81] Grosch, G. (1990). Kurze Geschichte der Krankengymnastik. In: Cotta, H. et al. (Hg.). Krankengymnastik. Band 2: Psychologie, Gruppenbehandlung, Berufslehre, Massage. 2., neu bearb. und erw. Aufl. Stuttgart, New York: Thieme. S. 66–88.
[82] Groth, Lothar (1985). Die starken Männer. Eine Geschichte der Kraftakrobatik. Berlin: Henschelverlag Kunst und Gesellschaft.
[83] Güllich, A. & Schmidtbleicher, D. (1999). Struktur der Kraftfähigkeiten und ihrer Trainingsmethoden. In: Dtsch Z Sportmed 50. 223–234.
[84] Hamill, B.P. (1994). Relative Safety of Weightlifting and Weight Training. In: Journal of Strength & Conditioning Research 8. S. 53–57.
[85] Hänel, A. (2004). Krafttraining (Zusammenfassung des Vortrags von Prof. D. Schmidtbleicher beim IAOM-Symposium in Nürnberg 2003). In: IAOM Europe Newsletter, 20. Ausgabe (März 2004).
[86] Harmann, E. (1994). Weight Training Safety: A Biomechanical Perspective. In: Strength & Conditioning 16. S. 55–60.
[87] Heeboll-Nielsen, K. (1982). Muscle strength of boys and girls, 1981 compared to 1956. In: Scandinavian Journal of Sports Science 4. S. 37–43.
[88] Helmhout, P.H. et al. (2004). Comparison of high-intensity and a low-intensity lumbar extensor training program as minimal intervention treatment in low back pain: a randomized trial. In: European Spine Journal 13. S. 537–547.
[89] Hewett, T.E. (1999). The Effect of Neuromuscular Training on the Incidence of Knee Injury in Female Athletes. In: The American Journal of Sports Medicine 27. S. 699–706.
[90] Hill, J.O. & Wyatt, H.R. (2005). Role of physical acitivity in preventing and treating obesity. In: J Appl Physiol 99. S. 765–770.
[91] Heinonen, A. et al. (1994). Bone Mineral Density of Female Competitive Athletes in Seven Sports. In: Medicine & Science in Sports and Exercise 26. Supplement S. 560.
[92] Hides, J.A., Richardson, C.A., Jull, G.A. (1996). Multifidus muscle recovery is not automatic after resolution of acute, first-episode low back pain. In: Spine 21. S. 2763–2769.
[93] Hildebrandt, J. et al. (Hg.) (2003). Göttinger Rücken-Intensiv-Programm (GRIP). Das Manual. Berlin: Congress Compact Verlag. S. 97–130.
[94] Hinrichs, T. (2009). Die Tendinopathie der Patellarsehne. Teil 1: Ätiologie, Pathologie und Diagnostik. In: Zeitschrift für Physiotherapeuten 61. S. 59–61.
[95] Hinrichs, T. (2009). Die Tendinopathie der Patellarsehne. Teil 2: konservative Therapiemöglichkeiten. In: Zeitschrift für Physiotherapeuten 61. S. 155–160.
[96] Hodges, W. & Richardson, C.A. (1999). Altered Trunk Muscle Recruitment in People With Low Back Pain With Upper Limb Movement at Different Speeds. In: Archives of Physical Medicine and Rehabilitation 80. S. 1005–1012.
[97] Hollmann, W. & Hettinger, T. (2000). Sportmedizin. Grundlagen für Arbeit, Training und Präventivmedizin. 4., völlig neu bearb. Aufl. Stuttgart: Schattauer.
[98] Hollmann, W. & Strüder, H. (2003). Gehirngesundheit, -leistungsfähigkeit und körperliche Aktivität. In: Dtsch Z Sportmed 54. S. 265–266.
[99] Horstmann, T. & Venter, C. (2004). Isokinetik. In: Banzer, W., Pfeifer, K., Vogt, L. (Hg.). Funktionsdiagnostik des Bewegungssystems in der Sportmedizin. Berlin & Heidelberg: Springer. S. 108–115.
[100] Jakicic, J.M. et al. (2001). Appropriate Intervention Strategies for Weight Loss and Prevention of Weight Regain for Adults. I: Medicine and Science in Sports and Exercise 33. S. 2145–2156.
[101] Jakicic, J.M. & Otto, A.D. (2005). Physical treatment considerations of the treatment and prevention of obesity. In: The American Journal of Clinical Nutrition 82. S. 2265–2295.
[102] Janda, V. (1994). Manuelle Muskelfunktionsdiagnostik. 3., überarbeitete Auflage. Berlin: Ullstein Mosby.
[103] Janitschek, H. (2003). Arnold von Kalifornien. Wien: Molden.
[104] Jerosch, J., Castro, W.H.M., Jantea, C. (1989). Eine zweiseitige Ruptur der langen Bizepssehne und doppelseitige Ruptur des M. pect. Major. Fallbeschreibung und Sichtung der Literatur. In: Dtsch Z Sportmed 40. S. 288–291.
[105] Jerosch, J., Ritchen, M., Marquardt, M. (1989). Sonographische Befunde an Schultergelenken von Bodybuildern. In: Dtsch Z Sportmed 40. S. 437–442.
[106] Jordan, A. et al. (1998). Intensive Training, Physiotherapy, or Manipulation for Patients With Chronic Neck Pain. In: Spine 23. S. 311–319.

[107] Kapandji, I.A. (1999). Funktionelle Anatomie der Gelenke, 3 Bände, 3., unveränd. Aufl. Stuttgart: Hippokrates.
[108] Karlsson, M.K., Johnell, O., Obrant, K.J. (1995). Is Bone Mineral Density Advantage Maintained Long-Term in Previous Weight Lifters? In: Calcified Tissue International 57. S. 325–328.
[109] Kayser, D. (1992). Fitneß (fitness). In: Röthig, P. (Hg.). Sportwissenschaftliches Lexikon. 6., völlig neu bearb. Aufl. Schorndorf: Hofmann. S. 165.
[110] Kemmler, W. et al. (2005). Trainingssteuerung im Gesundheitssport. Lastvorgabe versus subjektive Intensitätswahl im präventivsportlichen Krafttraining. In: Dtsch Z Sportmed 56. S. 165–171.
[111] Kemmler, W. et al. (2009). Körperliches Training und Frakturparameter. In: Bewegungstherapie und Gesundheitssport 25. S. 162–168.
[112] Kempf, H.D. & Strack, A. (1999). Krafttraining mit dem Theraband. Reinbek b. Hamburg: Rowohlt.
[113] Kieser, W. (1998). Wieviele Sätze beim Krafttraining? In: Leistungssport 28. S. 50–51.
[114] Kieser, W. (1999). Die Seele der Muskeln. 5. Auflage. Zürich, Düsseldorf: Walter.
[115] Killing, W. (2008). Besonderheiten im Training von Frauen. In: Leistungssport 38. S. 6–12.
[116] Kingma, I. et al. (2006). Effect of a Stiff Lifting Belt on Spine Compression During Lifting. In: Spine 31. S. 833–839.
[117] Kjaer, M. (2004). Anpassungen der Sehnen an körperliche Belastung. In: Dtsch Z Sportmed 55. S. 148–151.
[118] Knobloch, K. (2007). Eccentric training in Achilles tendinopathy: is it harmful to tendon microcirculation? In: British Journal of Sports Medicine 41. S. 184.
[119] Knyrim, H. & Heilmeyer, P. (2009). Diabetes – körperliche Aktivität als große Chance zur Prävention. In: Bewegungstherapie und Gesundheitssport 25. S. 50–53.
[120] Korsten-Reck, U., Marquardt, K., Wurster, K.G. (2009). Schwangerschaft und Sport. In: Dtsch Z Sportmed 60. S. 117–121.
[121] König, D. et al. (2006). Bewegungstherapie bei Diabetes mellitus Typ II – metabolische Grundlagen und evidenzbasierte Empfehlungen. In: Dtsch Z Sportmed 57. S. 242–246.
[122] König, M. & Biener, K. (1990). Sportartspezifische Verletzungen im Gewichtheben. In: Schweizer Zeitschrift für Sportmedizin 38. S. 25–29.
[123] Krüger, A. & Wedemeyer, B. (Hg.). Kraftkörper – Körperkraft. Zum Verständnis von Körperkultur und Fitness gestern und heute (Begleitheft zur Ausstellung in der Eingangshalle der neuen Universitätsbibliothek 3.7. – 31.7. 1995). Göttingen: Universitätsdruckerei.
[124] Landers, D.M. & Arent, S.M. (2007). Physical Activity and Mental health. In: Tenenbaum, G. & Eklund, R.C. (Hg.). Handbook of Sports Psychology. 3. Aufl. Hoboken (New Jersey): John Wiley & Sons. S. 469–487.
[125] Lange, G. (1996). Verletzungsprofile im Bodybuilding und Powerlifting (Dissertation an der Medizinischen Fakultät der Universität Düsseldorf). Düsseldorf.
[126] Lehmann, G.J. (2007). An unstable support surface is not a sufficient condition for increases in muscle activity during rehabilitation exercises. In: Journal of the Canadian Chiropractic Association 51. S. 139–143.
[127] Letzelter, M. & Letzelter, H. : Krafttraining (1986). Theorie Methoden Praxis. Reinbek bei Hamburg: rororo.
[128] Letzelter, M. (1978): Trainingsgrundlagen. Training Technik Taktik. Reinbek bei Hamburg: rororo.
[129] Leyland, T. (2007). Spine Mechanics for Lifters. In: CrossFit Journal Issue 63.
[130] Lindner, O. (2007). Effektivität von exzentrischem Training bei chronischer Achillodynie. In: Manuelle Therapie 11. S. 2–9.
[131] Lippmann, J. (1991). Strukturelle Komponenten und Erfordernisse der Leistungsentwickklung im Gewichtheben. In: Deiß, D. & Pfeiffer, U. (Hg.). Leistungsreserven im Schnellkrafttraining. Berlin: Sportverlag Berlin.
[132] Liu, Y. Et al. (2007). Satellitenzellaktivierung beim Krafttraining. In: Dtsch Z Sportmed 58. S. 6–11.
[133] Löllgen, H. (2004). Das Anstrengungsempfinden (RPE, Borg-Skala). In: Dtsch Z Sportmed 55. S. 299–300.
[134] Lötzerich, H. (1991). Bau und Funktionen des Bewegungsapparates. In: Röthig, P. & Größing, S. (Hg.). Sportbiologie (Kursbuch 1). 3., neu bearb. Aufl. Wiesbaden: Limpert. S. 9–38.
[135] Lowis, H. et al. (2002). Krafttraining in der kardialen Rehabilitation. In: Gesundheitssport und Sporttherapie 18. S. 44–52.
[136] Lübs, E.D. (1991). Physiologie der sportlichen Leistung. In: Röthig, P. & Größing, S. (Hg.). Sportbiologie (Kursbuch 1). 3., neu bearb. Aufl. Wiesbaden: Limpert. S. 39–94.

[137] Ludwig, O., Mazet, D., Schmitt, E. (2003). Haltungsschwächen bei Kindern und Jugendlichen. In: Gesundheitssport und Sporttherapie 19. S. 165–171.
[138] MacDougall, J.D. et al. (1985). Arterial blood pressure response to heavy resistance exercise. In: J Appl Physiol 58. S. 785–790.
[139] Madsen, N. & McLaughlin, T. (1984). Kinematic factors influencing performance and injury risk in the bench press exercise. In: Medicine and Science in Sports and Exercise 16. S. 376–381.
[140] Maibaum, S. et al. (2001). Therapielexikon der Sportmedizin. Behandlung von Verletzungen des Bewegungsapparates. Berlin, Heidelberg: Springer.
[141] Malisoux, L. et al. (2006). Stretch-shortening cycle exercises: an effective training paradigm to enhance power output of human single muscle fibers. In: J Appl Physiol 100. S. 771–779.
[142] Mandell, R. D. (1986). Sport. Eine illustrierte Kulturgeschichte. München: Nymphenburger Verlagshandlung.
[143] Manniche, C. (1996). Clinical benefit of intensive dynamic exercises for low-back pain. In: Scandinavian Journal of Medicine and Science in Sports 6. S. 82–87.
[144] Mannion, A.F. et al. (1999). A Randomized Clinical Trial of Three Active Therapies for Chronic Low Back Pain. In: Spine 24. S. 2435–2448.
[145] Markovic, G. (2007). Does Plyometric Training improve vertical jump height? A meta-analytic review. In: British Journal of Sports Medicine 41. S. 349–355.
[146] Marschall, F. & Fröhlich, M. (1999). Überprüfung des Zusammenhangs von Maximalkraft und maximaler Wiederholungszahl bei deduzierten submaximalen Intensitäten. In: Dtsch Z Sportmed 50. S. 311–315.
[147] Martin, Dietrich (1988). Training im Kindes- und Jugendalter (Studienbrief der Trainerakademie Köln des Deutschen Sportbundes 23). Schorndorf: Hofmann.
[148] Martin, D., Carl, K., Lehnertz, K. (1993): Handbuch Trainingslehre (Beiträge zur Lehre und Forschung im Sport 100). Schorndorf: Hofmann.
[149] Mauer, U.M. et al. (1991). Bodybvuilding – Einfluss auf die Nervenleitgeschwindigkeit des N. medianus im Carpaltunnel. In: Zeitschrift für Orthopädie 129. S. 319–321.
[150] Mayer, F. et al. (1997). Reaktionen während und nach exzentrischer Kraftbelastung – Auswirkungen auf die konservative Therapie. In: Dtsch Z Sportmed 48. S. 342–348.
[151] Mazur, L.J. , Yetman, R.J., Risser, W.L. (1993). Weight-Training Injuries. In: Sports Medicine 16. S. 57–63.
[152] McGill, S.M. & Kapowicz, A. (2009). Exercises for spinal stabilization: motion/ motor patterns, stabilility progress and clinical technique. In: Archives of Physical Medicine and rehabilitation 90. S. 118–126.
[153] Meier, H. (1997). Medizinische Trainingstherapie in der Praxis. Mühlhausen: Medicon.
[154] Meinel, K. & Schnabel, G. (1987). Bewegungslehre – Sportmotorik. 8., stark überarb. Aufl. Berlin: Volk und Wissen.
[155] Mello Meirelles, C. de & Chagas Gomes, P.S. (2004). Acute Effects of resistance exercise on energy expenditure: revisiting the impact of the training variables. In: Rev Bras Med Esporte 10. S. 131–138.
[156] Merk, J. et al. (2008). Gelenkfunktion und Kraft bei Patienten vor und nach der Implantation einer Kniegelenksprothese. In: Dtsch Z Sportmed 59. S. 136–140.
[157] Meusel, H. (2004). Bewegung und Sport. In: Kruse, Andreas & Martin, Mike (Hg.): Enzyklopädie der Gerontologie. Bern: Hans Huber. S. 255–272.
[158] Meyer, K. & Foster, C. (2004). Muskelaufbau im Zentrum des kardiovaskulären Trainings. In: Dtsch Z Sportmed 55. S. 70–74.
[159] Morlock, M. (2005). Biomechanik. In: Hildebrandt, J., Müller, G. & Pfingsten, M. (Hg.). Lendenwirbelsäule. Ursachen, Diagnostik und Therapie von Rückenschmerzen. München: Elsevier. S. 150–164.
[160] Müller, G. & Lühmann, D. (2005). Prävention. In: Hildebrandt, J., Müller, G. & Pfingsten, M. (Hg.). Lendenwirbelsäule. Ursachen, Diagnostik und Therapie von Rückenschmerzen. München: Elsevier. S. 165–186.
[161] Müller-Wohlfarth, H.W. & Montag, H.J. (2005). Verletzt ... was tun? Pfaffenweiler: wero press.
[162] Namey, T.C. & Carek, P.J. (1994). Power Lifting, Weight Lifting and Bodybuilding. In: Fu, F.H. & Stone, D.A. (Hg.). Sports Injuries. Mechanisms, Prevention, Treatment. Baltimore: Williams & Wilkins. S. 515–529.
[163] National Strength and Conditioning Association (1989). Strength training for female athletes: A position paper: Part I. In: NSCA Journal 11. S. 43–51.
[164] Nelson, M.E. et al. (1994). Effects of high-intensity training on mutiple risk factors for osteoporotic fractures. In: JAMA 272. S. 1909–1914.
[165] Nelson, B.W. et al. (1995). The Clinical Effects of Intensive Specific Exercise on Chronic

Low Back Pain: A Controlled Study of 895 Consecutive Patients with 1-Year-Follow-Up. In: Orthopedics 18. S. 971–981.
[166] Nelson, M.E. et al. (2007). Physical activity and Public Health in Older Adults. Recommendation from the American College of Sports Medicine and the American Heart Association. In: Medicine and Science in Sports and Exercise 39. S. 1435–1445.
[167] Ormsbee, M.J. et al. (2009). Regulation of fat metabolism during resistance exercise in sedentary lean and obese men. In: J Appl Physiol 106. S. 1529–1537.
[168] Ottosson, A. (2010). Als Orthopäden noch Physiotherapeuten waren, oder warum es Physiotherapeuten an Geschichtsbewusstsein mangelt – Verhältnis von Orthopädie und Physiotherapie in Schweden im 19. Jahrhundert. Teil 1. In: Manuelle Therapie 14. S. 14–21.
[169] Pampus, B. (2001). Schnellkrafttraining. Theorie Methoden Praxis. Aachen: Meyer & Meyer.
[170] Pauls, J. & Lucan, S. (2003). Trainingstherapie. In: Hildebrandt, J. et al. (Hg.). Göttinger Rücken-Intensiv-Programm (GRIP). Das Manual. Berlin: Congress Compact Verlag. S. 97–130.
[171] Pauls, J. (1999). Überlastungsschäden an Schultergelenk und Schultergürtel von Krafttrainierenden im Fitnesstraining und Bodybuilding (Magisterarbeit an der Georg-August-Universität Göttingen). Göttingen.
[172] Pette, D. (1999). Das adaptive Potential des Skelettmuskels. In: Dtsch Z Sportmed 50. S. 262–270.
[173] Pfingsten, M. et al. (2005). Interdisziplinäre Konzepte – Functional Restoration. Das Göttinger Rücken-Intensiv-Programm. In: Hildebrandt, J., Müller, G. & Pfingsten, M. (Hg.). Lendenwirbelsäule. Ursachen, Diagnostik und Therapie von Rückenschmerzen. München: Elsevier. S. 524–540.
[174] Powell, K.E. et al. (1998). Injury rates from walking, gardening, weightlifting, outdoor bicycling, and aerobics. In: Medicine and Science in Sports and Exercise 29. S. 1246–1256.
[175] Praet, S.F. & van Loon, L.J. (2007). Optimizing the therapeutic benefits of exercise in Type-2-diabetes. In: J Appl Physiol 103. S. 1113–1120.
[176] Radlinger, L. et al. (1998). Rehabilitatives Krafttraining. Stuttgart, New York: Thieme.
[177] Reeves, R.K., Laskowski, E.R., Smith, J. (1998). Weight Training Injuries. Part 2: Diagnosing and Managing Chronic Conditions. In: The Physician and Sportmedicine 26. S. 54–63.
[178] Reis, E. (2008). Periodisierung von Krafttraining unter Berücksichtigung der Hormonlage im ovulatorischen Zyklus bei Frauen. In: Leistungssport 38. S. 26–30.
[179] Requa, R.K., deAvilla, L.N., Garrick, J.G. (1993). Injuries in recreational adult fitness activities. In: American Journal of Sports Medicine 21. S. 461–467.
[180] Richardson, C.A. & Jull, G.A. (1995). Muscle control – pain control. What exercises would you prescribe? In: Manual Therapy 1. Seite 2–10.
[181] Risser, W.L., Risser, J.M.H., Preston, D. (1990). Weight-Training Injuries in Adolescents. In: Sports Medicine 144. S. 1015–1018.
[182] Robert-Koch-Institut (Hg.) (2006). Gesundheit in Deutschland (Gesundheitsberichterstattung des Bundes in Zusammenarbeit mit dem Statistischen Bundesamt). Berlin: Agit-Druck.
[183] Rosenbaum, D. & Hennig, E.M. (1997). Veränderung der Reaktionszeit und Explosivkraftentfaltung nach einem passiven Stretchingprogramm und 10minütigem Aufwärmen. In: Dtsch Z Sportmed 48. S. 95–99.
[184] Roth, D. et al. (2000). Female Athlete Triad. Diagnose, Therapie und Prävention von gestörtem Essverhalten, Amenorrohoe und Osteoporose. In: Schweizerische Zeitschrift für Sportmedizin und Sporttraumatologie 48. S. 119–132.
[185] Sahrmann, S. (2002). Muskeldysfunktion. In: Zeitschrift für Physiotherapeuten 54. S. 208–216.
[186] Sale, D.G. (1994). Neurale Adaptationen im Verlaufe eines Krafttrainings. In: Komi, P.V. (Hg.). Kraft und Schnellkraft im Sport. Köln: Deutscher Ärzteverlag. S. 249–263.
[187] Sandow, E. (1993). Kraft und wie man sie erlangt (Reprint der Originalausgabe von 1904; Reihe: Klassiker der Sportliteratur Band 3). Hannover: Verlag Thomas Schäfer.
[188] Schlumberger, A. & Schmidtbleicher, D. (1999). Einsatz-Training als trainingsmethodische Alternative – Möglichkeiten und Grenzen. In: Leistungssport 29. S. 9–11.
[189] Schlumberger, A. (2005). Medizinische Trainingstherapie. In: Hildebrandt, J., Müller, G. & Pfingsten, M. (Hg.). Lendenwirbelsäule. Ursachen, Diagnostik und Therapie von Rückenschmerzen. München: Elsevier. S. 393–412.
[190] Schlumberger, A. & Schmidtbleicher, D. (2004). Grundlagen der Kraftdiagnostik. In: Banzer, W., Pfeifer, K., Vogt, L. (Hg.). Funkti-

onsdiagnostik des Bewegungssystems in der Sportmedizin. Berlin & Heidelberg: Springer. S. 88–106.
[191] Schmid, C. & Geiger, U. (2001). Rehatrain. Übungen mit dem Theraband. München, Jena: Urban & Fischer.
[192] Schmidtbleicher, D. (1992). Isokinetisches Krafttraining. In: Röthig, P. (Hg.). Sportwissenschaftliches Lexikon. 6., völlig neu bearb. Aufl. Schorndorf: Hofmann. S. 221–222.
[193] Schmidtbleicher, D. (1994). Training in Schnellkraftsportarten. In: Komi, P.V. (Hg.). Kraft und Schnellkraft im Sport. Köln: Deutscher Ärzteverlag. S. 375–385.
[194] Schmidtbleicher, D. & Hemmling, G. (1994). Die Auswirkungen eines Trainings mit einer Kombination von maximalen Muskelaktionen auf die Explosiv- und Maximalkraft. In: Leistungssport 24. S. 4–10.
[195] Schneider, D. (2007). Die bewegte Seele. In: Geo Wissen. Band 39. S. 167–168.
[196] Schöler, J.H. (2005). Über die Anfänge der Schwedischen Heilgymnastik in Deutschland – ein Beitrag zur Geschichte der Krankengymnastik im 19. Jahrhundert (Inaugural-Dissertation zur Erlangung des doctor medicinae der Medizin. Fakultät der Westfäl. Wilhelms-Universität Münster). Münster.
[197] Schunck, A. et al. (1997). Die Ruptur des Musculus pectoralis major – Fallstudie und Literaturübersicht. In: Zeitschrift für Orthopädie 135. S. 535–538.
[198] Schünke, U., Schulte, E., Schumacher, U. (2007). Prometheus. Lernatlas der Anatomie. 2. Aufl. Stuttgart, New York: Thieme.
[199] Schwan, U. (2009). Training mit Herzpatienten. In: Bewegungstherapie und Gesundheitssport 25. S. 108–116.
[200] Schwarzenegger, Arnold (1998). The new encyclopedia of modern bodybuilding (The Bible of Bodybuilding, fully updated and revised, with Bill Dobbins). New York: Simon & Schuster.
[201] Schwender, U. (2008). Der Militärchirurg Joseph Clément Tissot – ein früher Verfechter der Krankengymnastik und Bewegungstherapie. In: Dtsch Z Sportmed 59. S. 43–45.
[202] Semler, J. (2009). Osteoporose kann jeden treffen! In: Bewegungstherapie und Gesundheitssport 25. S. 142–145.
[203] Slawski, D.P. & Cahill, B.R. (1994). Atraumatic Osteolysis of the Distal Clavicle. Results of Open Surgical Excision. In: American Journal of Sports Medicine 22. S. 267–271.
[204] Smekal, G. (2009). Der muskuläre Energiestoffwechsel unter besonderer Berücksichtigung der Herzinsuffizienz. In: Pokan, R. et al. (Hg.). Kompendium der kardiologischen Prävention und Rehabilitation. Wien: Springer. S. 99–113.
[205] Staron, R.S. et al. (1994). Skeletal muscle adaptations during early phase of heavy-resistance training in men and women. In: J Appl Physiol 76. S. 1247–1255.
[206] Stone, M. H. (1994). Injury Potential and Safety Aspects of Weightlifting. In: Strength & Conditioning 16. S. 15–21.
[207] Strack, A. (2001). Belastungsdauer – als zentrale Steuerungsgröße des Belastungsumfangs im Krafttraining. In: Trainer. Heft 4. S. 20–34.
[208] Strack, A. (2002). Individuelles Krafttraining im Personal Training. In: Trainer. Heft 3. S. 43–45.
[209] Strack, A. & Eifler, C. (2005). The individual lifting performance method – a practical method for fitness- and recreational strength training. In: Giessing, J., Fröhlich, M., Preuss, P. (Hg.). Current results of Strength Training Research. Göttingen: Cuvillier. S. 153–163.
[210] Sullivan, D.H. et al. (2001). Progressive Resistance Muscle Strength Training of Hospitalized Frail Elderly. In: American Journal of Physical Medicine and Rehabilitation 80. S. 503–509.
[211] Tabata, I. et al. (1996). Effects of moderate-intensity endurance and high-intensity intermittent training on anaerobic capacity and VO2max. In: Medicine and Science in Sports and Exercise 28. S. 1327–1330.
[212] Tesch, P.A. (1994). Training im Bodybuilding. In: Komi, P.V. (Hg.). Kraft und Schnellkraft im Sport. Köln: Deutscher Ärzteverlag. S. 365–373.
[213] Tidow, G. & Wiemann, K. (1993). Zur Interpretation und Veränderbarkeit von Kraft-Zeit-Kurven bei explosiv-ballistischen Krafteinsätzen. Teil I. In: Dtsch Z Sportmed 44. S. 92–103.
[214] Tidow, G. & Wiemann, K. (1993). Zur Interpretation und Veränderbarkeit von Kraft-Zeit-Kurven bei explosiv-ballistischen Krafteinsätzen. Teil II. In: Dtsch Z Sportmed 44. S. 137–149.
[215] Tittel, K. & Wutscherk, H. (1994). Anthropometrische Faktoren. In: Komi, P.V. (Hg.). Kraft und Schnellkraft im Sport. Köln: Deutscher Ärzteverlag. S. 183–198.
[216] Tulder, M.W., Koes, B.W., Bouter, L.M. (1997). Conservative Treatment of Acute and Chronic Nonspecific Low Back Pain. In: Spine 22. S. 2128–2156.

[217] Umminger, Walter (2000). Sport Chronik. 5000 Jahre Sportgeschichte. München: Alinea.
[218] Unger, Edgar: Handbuch für Kraftsport und Bodybuilding. Meyer & Meyer, Aachen 4. Aufl. 1999.
[219] Verstegen, M. & Williams, P. (2006). Core Performance. Das revolutionäre Workout-Programm für Körper und Geist. München: riva.
[220] Wedemeyer, Bernd (1994). Bodybuilding in Germany in the Late Nineteenth and Early Twentieth Centuries. In: Iron Games History 3. S. 4–7.
[221] Wedemeyer, Bernd (1996): Starke Männer, starke Frauen. München: Ch. Beck.
[222] Weineck, J. (2007). Optimales Training. Leistungsphysiologische Trainingslehre unter besonderer Berücksichtigung des Kinder- und Jugendtrainings (15. Auflage). Balingen: Spitta.
[223] Welsch, S. (2010). Präventions- und Gesundheitstrainer. Aktivitäts- und Bewegungsförderung bei übergewichtigen Kindern. In: Zeitschrift für Physiotherapie 62. S. 66–67.
[224] Wiemann, K. & Klee, A. (2000). Die Bedeutung von Dehnen und Stretching in der Aufwärmphase vor Höchstleistungen. In: Leistungssport 30. S. 5–9.
[225] Wilke, C. & Froböse, I. (2003). Sensomotorisches Training in der Therapie: Grundlagen und praktische Anwendung. In: Froböse, I., Nellessen, G. Wilke, C. (Hg.): Training in der Therapie . Grundlagen und Praxis, 2. überarb. Aufl. München, Jena: Urban & Fischer. S. 139–174.
[226] Willardson, J.M., Fontana, F.E., Bressel, E. (2009). Effect of surface stability on core muscle activity for dynamic resistance exercises. In: International Journal of Sports Physiology and Performance 4. S. 97–109.
[227] Winchenbach, H. (2003). Welche Bedeutung hat die Kraft für die Haltung? In: Gesundheitssport und Sporttherapie 19, S. 173–174.
[228] Wirth, K., Atzor, K.R., Schmidtbleicher, D. (2007): Veränderungen der Muskelmasse in Abhängigkeit von Trainingshäufigkeit und Leistungsniveau. In: Dtsch Z Sportmed 58. S. 178–183.
[229] Wonisch, M., Hofmann, P., Pokan, R. (2009). Krafttraining in der kardiologischen Rehabilitation. In: Pokan, R. et al. (Hg.). Kompendium der kardiologischen Prävention und Rehabilitation. Wien: Springer. S. 353–371.
[230] Zatsiorsky, Vladimir M.: Krafttraining. Praxis und Wissenschaft. Meyer & Meyer, Aachen 1996.
[231] Zemper, E.D. (1990). Four-year study of weightroom injuries in a national sample of college football teams. In: National Strength and Conditioning Association Journal 12. S. 32–35.

Abkürzungen:

J Appl Physiol	Journal of Applied Physiology
Dtsch Z Sportmed	Deutsche Zeitschrift für Sportmedizin
JAMA	Journal of the American Medical Association

Elektronische Quellen (Internet)

[E 1] Deutsche Adipositas Gesellschaft (2007). Evidenz-basierte Leitlinie zur Therapie und Prävention der Adipositas. Internet: www.adipositas-gesellschaft.de/Leitlinien/Evidenzbasierte-Leitlinien-Adipositas.pdf (Zugriff am 26.10.2010).

[E 2] Faigenbaum, A.D. (ohne Jahr). Youth Resistance Training. Internet: www.nsca-lift.org/HotTopic/download/Youth%20Hot%20Topics.pdf (Zugriff am 13.12.2009).

[E 3] Maxick (1914). Muskel-Beherrschung oder Körperentwicklung durch Willenskraft. Leipzig: Grethlein-Verlag (Elektronische Version: Zugriff 25.02.2010 unter www.maxalding.co.uk/mc-book-germany/mc-g-intro.htm).

[E 4] McGill, S.M. (2005) On the Use of Weight belts. Internet: www.backfitpro.com/articles/weight%20belts.pdf (Zugriff am 05.12.2009).

[E 5] National Strength and Conditioning Association (ohne Jahr). Position Statement. Strength training for the female athletes (www.nsca-lift.org/Publications/Strength%20Training%20for%20Female%20Athletes.pdf (Zugriff am 30.11.2010).

[E 6] Schmidtbleicher, D. et al. (2009). Vergleich unterschiedlicher Kniebeugentechniken zur Entwicklung der Schnellkraft. In: BISp-Jahrbuch Forschungsförderung 2008/2009 [Elektronische Version unter www.bisp.de]. S. 97–102.

[E 7] Todd, J. (1993). «Strength is Health" – George Barker Windship and the First American Weight Training Boom. In: Iron Game History 3 [Elektronische Version]. S. 3–14. Internet: www.l84foundation.org/SportsLibrary/IGH/IGH0301/IGH301c.pdf (Zugriff am 16.10.2010).

[E 8] Todd, J. (1994). The Origins of Weight Training for Female Athletes in North America. In: Iron Game History 2 [Elektronische Version]. Internet: www.la84foundation.org/SportsLibrary/IGH/IGH0202/IGH0202c.pdf (Zugriff am 29.03.2010).

[E 9] Todd, J. (1995). From Milo to Milo: A History of Barbells, Dumbells, and Indian Clubs. In: Iron Game History 3 [Elektronische Version]. Internet: www.la84foundation.org/SportsLibrary/IGH/IGH0306/IGH0306c.pdf (Zugriff am 28.03.2010).

[E 10] Todd, T. (1990). Steroids: An Historical Perspective. In: Iron Game History 1. Internet: www.1a84foundation.org/SportsLibrary/IGH/IGH0102/IGH0102a.pdf; Zugriff am 28.03.2010).

[E 11] Verhoshansky, Y. (1998). The End of »Periodization« in the Training of High Peformance Sport [Elektronische Version]. Internet: www.athleticscoaching.ca/UserFiles/File/Sport%20Science/Planning%20&%20Periodization/General%20Concepts/Verhoshansky%20The%20End%20of%20Periodization.pdf (Zugriff am 10.05.2010).

[E 12] Willardson, J.M. (ohne Jahr). Unstable resistance exercise. Internet: www.nsca-lift.org./HotTopic/download/Unstable%20Resistance%20Exercise.pdf (Zugriff am 09.11.2010).

[E 13] www.bvdk.de (Zugriff am 15.09.2009)

[E 14] www.crossfit.com (Zugriff am 27.06.2010)

[E 15] www.dbfv.de (Zugriff am 15.06.2009)

[E 16] www.iwf.net (Zugriff am 06.11.2010)

[E 17] www.powerlifting.ch (Zugriff am 22.09.2010)

[E 18] www.powerlifting-ipf.com (Zugriff am 02.11.2010)

[E 19] www.sportabzeichen.de (Zugriff am 14.02.2010)

[E 20] www.strenflex.org (Zugriff am 11.10.2009)

Danksagung

Mein besonderer Dank gilt Rainer Junge und dem Team der Medizinischen Trainingstherapie/ Sportphysiotherapie des Göttinger Rehazentrums.

Ich danke auch Prof. Dr. Jan Hildebrandt, Prof. Dr. Arnd Krüger und dem Team der Schmerzambulanz der Uniklinik Göttingen.

Des Weiteren allen ein herzliches Dankeschön, die mir für dieses Buch mit Rat und Tat zur Seite gestanden haben.

Bildnachweis

Alle Abbildungen und Vorlagen aus dem Archiv des Verfassers und des Verlags außer:
Umschlag: Janusz Z. Kobylanski/Fotolia.com
Seite 45: aus Egon Sandow, 1993; mit frdl. Genehmigung des Verlags Th. Schäfer
Seite 52: Privatbesitz David Walli
Seite 54/55: erstellt nach Vorlagen des BVDG

Schlagwortverzeichnis

Abfälschungsprinzip 79
Abs, Carl 42
Abwärmen (Cool-Down) 100
Adoleszenz 127
Anabolika 47, 192
Antagonist 75
Arteriosklerose 28
Arthrose 33
Aufwärmen 99
Aufwärmen, allgemein 99
Aufwärmen, speziell 99
August der Starke 40
Ausdauerkraft 81
Ausdauertraining 28
Automobilisation 142

Bankdrücken 16, 32, 58,165
Barren 183
Bauchmuskel-Crunch 170
Bauchrauminnendruck 134, 190
Beanspruchung 185
Beinpresse 16
Beanspruchung 185
Belastbarkeit 185
Belastung 185
Belastung, exzentrisch maximale 84
Belastungsempfinden, subjektives 19
Blockperiodisierung 105
Bodenreaktionskräfte 186
Body-Mass-Index 151
Blutdruck 27
Bluthochdruck 132, 138
Bodybuilding 44, 47, 48

Cholesterinspiegel 27
Christoph der Starke 39
Compound-Moves 30
Core-Training 89, 90
Counter-Movement-Jump 87
Crossfit 62–63

Deckeneffekt (Stagnation) 104
Definitionsphase 110
Dehnübungen 101
Dehnungs-Verkürzungs-Zyklus 13, 84–85
Deuserband 180
Dipgürtel 181
Doppelpyramide 96–97
Dynamic Tension 46

Einbein-Kniebeuge 159, 170
Einsatz-Training 72
Eisenschuhe 181
Elastischer Stab 182
Elektromyographie 17
Endorphine 32
Energieverbrauch 120, 151–152
Erholungszeiten (Regeneration) 102–103
Ernährung 31, 111
Expander 180
Explosivkraft 13

Fettabbau 31
Fitness 115
Frontaltraining 74
Frontkniebeuge 157

Galenus 38
Gehirndurchblutung 28
Geierhals-Stellung 31
Gehirnleistungsfähigkeit 28
Gewichtheben 42, 47, 187
Gewichtsklassen 51, 53, 61
Gewichtsmanschetten 180
Gewichtswesten 181
Glykogen 23, 66
Griechenland, antikes 35
Grundumsatz 120
Gummizüge 183
Gymnasium 36-37
Gymnastik, schwedische 41

Handstellung (Liegestütz) 159–160
Haney, Lee 52
Hackenschmidt, Georg 45
Hackenschmidt-Kniebeuge 158
Hanteln 173
Hebetechnik 189
Heilgymnastik 36, 49
Herodikos von Selymbria 36
Hieronymus Mercurialis 39
High-Intensity-Training 80, 102, 110
Highland-Games 38, 62
Hook'sches Gesetz 179
Hüftabduktion 168
Hüftadduktion 168
Hypertrophie, sarkoplasmatische 23
Hypertrophie, myofibrilläre 23
Hypoglykämie (Unterzuckerung) 134, 149

IFBB 47, 51
ILB-Trainingsystem 117
Iliosakralgelenk 145
Insulin 149
Intensität 71
Intensivwiederholungen 78

Isolationsübungen 109
Isometrie, maximale 92
Isometrie, totale 92

Ketten (im Hanteltraining) 183
Kettlebells (Kugelhanteln) 174
Keule (als Trainingsgerät) 40
Kieser-Training 93
Klettern 124–125, 183
Kletterseil 183
Klimmzug 165
Klimmzug, einarmig 164
Kniebeschwerden 187
Kniebeuge 58, 112, 114
Kniebeuge, ganze 155
Kniebeuge, halbe 155
Knieliegestütz 161
Knochenbruch 141
Kollagen 25
Kontrazeptiva 122
Koordination, intermuskuläre 30, 75
Koordination, intramuskuläre 30, 75
Körperfettanteil 24, 30
Körperhaltung 31
Kraft (Definition) 11
Kraft, exzentrische 11
Kraft, isometrische 11
Kraft, konzentrische 11
Kraftausdauer 12, 22
Kraftausdauertest, dynamischer 16
Kraftgrade 18
Kraftkurve, physiologische 179
Krafttraining, desmodromisches 176
Krafttraining, isometrisches 132
Krafttraining, propriozeptives 89
Krafttraining, sanftes 116
Krafttraining, zyklusgesteuertes 121–122
Kraftübungen 100
Kraft-Zeit-Kurve 13
Kraftzuwachs 21–22
Kreuzheben 59, 114, 165
Kreuzheben, rumänisches 112, 114
Kurzhanteln 173

Laktat 81
Langhanteln 173
Liegestütz 169
Liegestütz, einarmig 161
Ling, Per Henrik 41

Makrozyklus 104
Maximalkraft 12, 21
Maximalkrafttest, dynamischer 16, 18
Maximalkrafttest, isometrischer 15
Medizinball 183
Mehrsatz-Training 72, 110
Mesozyklus 104
Mikrozyklus 104
Milon von Kroton 36
Miss Olympia 52
Mister Olympia 52
Motorische Einheit 66
Muskelarbeit, exzentrisch 11
Muskelarbeit, isometrisch 11
Muskelarbeit, konzentrisch 11
Muskelfasern, weiße 23, 67, 83, 130
Muskelfasern, rote 23, 67
Muskelfaserriss 188
Muskelzerrung 188
Muskulatur, Dickenzunahme der 23
MVC (Maximal Voluntary Contraction) 18
Myofibrillen 65

Nachermüdung 80
Nackenkniebeuge 164
Negativwiederholungen 79
Nervenkompressionssyndrome 191

Olympische Spiele 37
One-Repetition-Maximum 18, 71
Osteoporose 24
Osteopenie 24, 149

Parcourstraining 74, 126
Periodisierung 71
Periodisierung, lineare 105–106
Periodisierung, wellenförmige 105
Pilates, Joseph 46
Posing 30, 51, 109
Pressatmung 27
Pubeszenz 127
Puls 26, 99, 100
Pyramide, klassische 95–96
Pyramidenspitze 96–97
Pyramidenstumpf 96–97

Rasenkraftsport 62
Reaktivkraft 13, 85
Reduktionssatz 78
Rehabilitation 23, 50, 73, 107
Reißen 53–54, 112
Rest-Pause-Training 79
Rezazadeh, Hossein 55
Riegentraining 74
Ringen 42, 62
Risikopatienten 139
Römer 38
RPE-Skala 19
Rückenstrecken, diagonal 171
Rückenstreckmaschine 167
Rudern 165
Rumpfrotation 167
Rumpfseitneigung 168

Sandow, Eugen 44–45
Sarkomer 65
Sarkopenie 129
Satellitenzellen 66
Satz 71
Sauerstoffaufnahme, maximale 26
Schildkröten-Liegestütz 161
Schnellkraft 12, 22
Schnellkraftmethode 82–83
Schulteraußenrotation 168
Schulterbeschwerden 187
Schulterdrücken 165
Schulterinnenrotation 168
Schwarzenegger, Arnold 48–49, 52
Sehnenerkrankungen 95, 191
Seitstütz mit Hüftabduktion 170
Selbstwertgefühl 32
Serie 71
Serien, Anzahl der 72
Serienpause 72
Sick, Max 43
Sitzball 182
Spezifität der Anpassung 70
Split-Training 101, 109
Sport (in England) 41
Spotter 115
Sprossenwand 183
Standumsetzen (Power Clean) 166
Standweitsprung 14
Startkraft 13
Stationstraining 73
Steiner, Matthias 55
Stoffwechselaktivität, Verbesserung der 142
Stoßen 53–55, 112
Strenflex (Sportart) 62, 161, 164
Strong-men-Wettbewerbe 62
Sturzprophylaxe 129, 150
Superkompensation 69
Supersätze 80
Synergist 75
SZ-Stangen 174

Teilwiederholungen 79
Testosteronspiegel 127
Theraband 179
Tiefkniebeuge 156
Tiefsprünge 85
Titinfilamente 28, 65
Training (Definition) 68
Training, schmerzadaptives 141
Training, sensomotorisches 89
Trainingseffekt, langzeitig verzögerter 105
Trainingsgeräte, isokinetische 176
Trainingsprinzipien 69
Trocken-Schwimmer 170
Tubes 180
Turnbank 183
Turnen, deutsches 41
Turnkasten 183
Typ-I-Fasern 67
Typ-2-Diabetes 148-149
Typ-II-Fasern 67

Übergangsperiode 103
Überkopf-Kniebeuge 157
Überlastungsschaden 185
Ultraschalluntersuchungen 17
Umfangsmessungen 17

Valsalva-Manöver 27, 28, 135, 138
Vena-Cava-Syndrom 135
Verbundsätze 80
Verletzung 185
Viertelkniebeuge 156
Vorbereitungsperiode 103
Vorermüdung 80

Wachstumszonen 128
Wadenheben 171
Wettkampfperiode 103
Weider, Joe und Ben 46
Wiederholung 71
Wiederholungen-Maximum-Test 19
Wiederholungenpause 71, 132, 138
Wundheilungsphasen 140

Yates, Dorian 52, 72

Zirkeltraining 26, 73–74, 126, 127